·临床医师临床资料丛书

# 手把手教你学 CT 诊断

## ·第四版·

名誉主编　延　宏

主　　编　单裕清　王雁冰　王　超　潘曰峰

副 主 编　林凡霞　赵　娜　刘林成　蒋双升

　　　　　王海宇　咸会斋　刘　雪　王海燕

编　　者　尹相媛　穆乃文　李佳存　何晓宁

　　　　　林苏霞　冯正芬　苏　晓　秦洪志

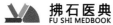
辽宁科学技术出版社
LIAONING SCIENCE AND TECHNOLOGY PUBLISHING HOUSE

拂石医典
FU SHI MEDBOOK

## 内容简介

本书第四版在延续"手把手"教学精髓的基础上，全面升级知识体系与教学维度。全书以解剖－病理－影像三维联动的教学框架，系统构建 CT 诊断思维模型。

特别设置的"临床误诊案例解析"单元，通过典型误诊病例的系统剖析，揭示诊断偏差的根源并重构正确诊断路径。"比较影像学及临床诊断"模块，创新性地将 CT 与 MRI、PET－CT 进行同病例影像组学对比，帮助读者建立多维影像诊断思维。针对临床实践痛点，特别设置急重症与危急值识别专章，强化危急征象的快速判断能力。

本书既可作为影像科医师的案头工具书，亦是临床各科医师提升影像读片能力的进阶指南，特别适合住院医师规范化培训及医学影像专业教学使用。

**图书在版编目（CIP）数据**

手把手教你学 CT 诊断／单裕清等主编. －－4 版. －－沈阳：辽宁科学技术出版社，2025.5

ISBN 978－7－5591－1981－0

Ⅰ.①手… Ⅱ.①单… Ⅲ.①计算机 X 线扫描体层摄影－医疗器械－使用方法－资格考试－自学参考资料 Ⅳ.①R814.42

中国版本图书馆 CIP 数据核字（2021）第 041801 号

出版发行：辽宁科学技术出版社
　　　　　北京拂石医典图书有限公司
　　　　　地址：北京海淀区车公庄西路华通大厦 B 座 15 层
联系电话：010-88581828/024-23284376
E - mail：fushimedbook@163.com
印 刷 者：三河市春园印刷有限公司
经 销 者：各地新华书店

幅面尺寸：185mm×260mm
字　　数：503 千字　　　　　　　印　张：20.75
出版时间：2025 年 5 月第 1 版　　印刷时间：2025 年 5 月第 1 次印刷

责任编辑：陈 颖 方菊花　　　　　责任校对：梁晓洁
封面设计：潇 潇　　　　　　　　　封面制作：潇 潇
版式设计：天地鹏博　　　　　　　　责任印制：丁 艾

如有质量问题，请速与印务部联系 联系电话：010-88581828

定　　价：89.00 元

# 前 言

　　CT 诊断技术在现代医学领域占据着举足轻重的地位，它为疾病的精准诊断提供了关键依据，极大地推动了医学的发展。然而，对于许多医学从业者尤其是初学者而言，掌握 CT 诊断并非易事。在学习过程中，他们常面临诸多困惑，比如难以理解复杂的成像原理，不知如何将解剖知识与影像表现相结合，在疾病诊断和鉴别诊断时缺乏清晰的思路等。鉴于此，我们编写了《手把手教你学 CT 诊断》这本书，希望能为大家提供一套系统、全面且实用的学习指南。

　　本书从 CT 成像基础讲起，详细介绍了 CT 的发展史、成像基本原理，让读者对这项技术的起源和运作机制有深入了解，为后续学习奠定坚实的理论基础。同时，还阐述了 CT 的检查方法、应用范围、临床意义以及诊断和鉴别诊断要点等内容，帮助读者建立起 CT 诊断的整体思维框架。

　　考虑到对比剂在 CT 检查中的重要性，书中不仅介绍了对比剂的种类、给药方法，还对其不良反应的分度、预防及处理进行了细致讲解，旨在帮助读者在临床实践中安全、有效地使用对比剂。另外，CT 辐射及安全性也是大家关注的焦点，本书对此进行了客观分析，让读者正确认识 CT 辐射，在保障患者安全的前提下合理应用这项技术。

　　在各系统疾病的阐述中，从颅脑、五官到胸部、腹部，再到脊柱、泌尿生殖系统和运动系统等，本书都按照正常解剖、疾病类型、临床诊断案例精选以及诊断报告示范的顺序进行编排。这种编排方式，能够让读者先熟悉正常的解剖结构，再通过对各类疾病的学习，掌握不同疾病在 CT 影像上的特征表现。临床诊断案例精选则选取了具有代表性的病例，详细剖析诊断过程，帮助读者将理论知识应用于实际病例分析中。诊断报告示范为读者提供了规范的报告书写模板，使大家能清晰了解如何准确、规范地书写 CT 诊断报告。

　　学习 CT 诊断并非一蹴而就，需要不断积累知识和经验。希望本书能成为广大医学从业者学习 CT 诊断的得力助手，帮助大家逐步攻克学习中的难题，提升 CT 诊断水平。同时，也希望读者能在实践中不断探索、总结，为医学影像诊断事业的发展贡献自己的力量。由于医学技术在不断进步，书中内容难免存在不足之处，欢迎各位读者批评指正。

单裕清

2025 年 2 月

# 目 录
CONTENTS

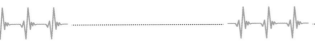
# 第一章　CT 成像基础

CT 即计算机断层扫描术（computed tomography），是 1967 年由英国工程师 Godfley N. Hounsfield 所发明，1972 年问世，是 20 世纪 70 年代医学上最重大的成就之一，为此 Hounsfield 获得了 1979 年度诺贝尔医学奖。现在临床应用已有近 60 年，由于 CT 可提供人体断面像且密度分辨率高，给诊断提供了大量信息，使一些不易确诊的疾病得到了准确的诊断，已成为临床各学科不可或缺的重要检查方法。在临床应用中，由影像科医生根据 CT 影像结合临床症状作出 CT 诊断，临床医生根据影像诊断结合相关检查，作出更加全面的临床诊断及诊疗评估等的决策。

医学影像学正从单模态成像向多模态成像发展，从二维成像向三维成像演进，从低分辨率向高分辨率成像进化，从形态学成像向功能及代谢成像拓展，在临床疾病诊疗中发挥着重要作用。

## 第一节　CT 的发展史及成像基本原理

### 一、发展简史

1895 年，德国物理学家伦琴在研究阴极射线时，偶然发现了一种能够穿透物体并能使荧光物质发光、胶片感光的射线，因当时不知其性质，故命名为"X"射线。伦琴为其夫人拍摄了世界上第一张手的 X 线照片，标志着人类无需解剖就可以对活体观察体内结构。该发现创造了一门新的医学学科——放射学（radiology）。1901 年，伦琴也成为首位诺贝尔物理学奖获得者。

传统的体层扫描机诞生于 20 世纪 30 年代初，生成了第一批没有出场叠加的人体切面图形。

1971 年英国科学家豪斯菲尔德制造了第一台用于人脑扫描的 CT 机，并获得了 1979 年的诺贝尔生理学或医学奖。

1987 年末，出现了滑环技术，滑环技术的出现为螺旋 CT 的诞生奠定了坚实的基础。

CT 演变史见图 1 - 1 - 1。

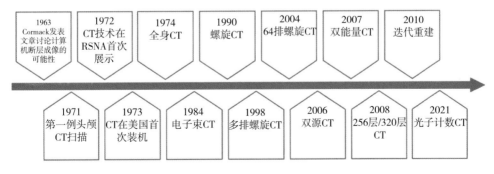

图 1 - 1 - 1　CT 演变史

## 二、成像原理

CT 成像原理是应用 X 线束对人体检查部位且具有一定厚度的层面进行扫描,由探测器接收,透过该层面上各个不同方向的人体组织的 X 线,经模/数转换输入计算机,通过计算机后处理得到扫描断层组织衰减系数的数字矩阵。再将矩阵内的数值通过数/模转换,用黑白不同的灰度等级在荧光屏上显示出来,即构成 CT 图像。

根据检查部位的组成成分和密度差异,CT 图像重建要使用合适的数学演算方式,常用的有标准演算法、软组织演算法和骨演算法等。图像演算方式选择不当,会降低图像的分辨率。

1. CT 图像是由一定数目由黑到白不同灰度的像素按矩阵排列所构成。这些像素反映的是相应体素的 X 线吸收系数。不同 CT 装置所得图像的像素大小及数目不同。大小可以是 $1.0$ cm $\times 1.0$ mm,$0.5$ cm $\times 0.5$ mm 不等;数目可以是 $256 \times 256$,$320 \times 320$,$512 \times 512$,$1024 \times 1024$ 等。显然,像素越小,数目越多,构成图像越细致,即空间分辨力(spatial resolution)高。CT 图像的空间分辨力不如 X 线图像高。

2. CT 图像是以不同的灰度来表示,反映器官和组织对 X 线的吸收程度。因此,与 X 线图像所示的黑白影像一样,黑影表示低吸收区,即低密度区,如肺部;白影表示高吸收区,即高密度区,如骨骼。CT 与 X 线图像相比,CT 的密度分辨力高(density resolution)。因此,人体软组织的密度差别虽小,吸收系数虽多接近于水,也能形成对比而成像。这是 CT 的突出优点。所以,CT 可以很好地显示由软组织构成的器官,如脑、脊髓、纵隔、肺、肝、胆、胰以及盆部器官等,并在良好的解剖图像背景上显示出病变的影像。

3. X 线图像可反映正常与病变组织的密度,如高密度和低密度,但没有量的概念。CT 图像不仅以不同灰度显示其密度的高低,还可用组织对 X 线的吸收系数说明其密度高低的程度,具有一个量的概念。实际工作中,不用吸收系数,而换算成 CT 值,用 CT 值说明密度,单位为 HU(Hounsfield unit)。

水的吸收系数为 10,CT 值定为 0 HU,人体中密度最高的骨皮质吸收系数最高,CT 值定为 $+1000$ HU,而空气密度最低,定为 $-1000$ HU。人体中密度不同,各种组织的 CT 值则居于 $-1000$ HU 到 $+1000$ HU 的 2000 个分度之间。

人体各种常见组织的 CT 值见表 1-1-1。

4. 部分容积效应:在同一扫描层面内含有两种不同密度横行而又互相重叠的物质时,所测得的 CT 值不能如实反映其中任何一种物质的真实 CT 值,这种现象称为容积效应或部分容积现象。

5. 噪声:指在均匀物体的影像中,CT 值在平均值上、下随机涨落,使影像呈现颗粒性,因此均质的组织在一定范围内呈常态曲线分布,即同一组织的 CT 值在一定范围内变化。

6. 伪影:扫描过程中病人移动、呼吸、肠道蠕动等均可造成移动性伪影,多呈条状低密度影,与扫描方向一致。人体内外的金属异物、术后银夹、枕骨粗隆、鸡冠等可产生放射状高密度条状影,双侧岩骨间呈高低密度相间的横带状伪影,机器本身发生故障出现的伪影等,均可影响图像质量,因此扫描时应该尽量避免伪影的出现。

表1-1-1 人体各种常见组织的CT值

| 组织 | CT值（HU） | 图像特点 | |
|---|---|---|---|
| 气体 | -1000 | | 由黑到白的不同灰阶 |
| 脂肪 | -120~-80 | | |
| 水 | 0 | | |
| 软组织 | 20~50 | | |
| 骨及钙化 | 100~1000 | | |

# 第二节 CT的检查方法及应用

## 一、平扫

平扫亦称普通扫描或非增强扫描，是指不用对比剂增强或造影的扫描。CT检查一般先做平扫。扫描方式分螺旋扫描和非螺旋扫描。

## 二、增强扫描

1. 增强扫描是指静脉注射水溶性有机碘对比剂后的扫描。分为常规增强扫描与双期和多期增强扫描。常规增强扫描操作简单，增强效果较好，但不能观察强化过程的动态变化；双期和多期增强扫描在肝脏、胰腺及肾脏中应用较广。

2. 动态增强扫描（dynamic enhanced scan）是指静脉团注注射对比剂后在短时间内对感兴趣区进行快速连续扫描。可以分为进床式动态扫描及同层动态扫描。前者扫描整个受检器官，以发现病灶为主；后者是对同一感兴趣区连续进行多次扫描，获取时间-密度曲线，观察该层病变血供动态变化特点。

3. 延迟增强扫描（delay enhanced scan）是指一次大剂量注射对比剂后延迟4~6h后的增强扫描，主要用于肝内小病灶的检出。

## 三、CT灌注成像（CT perfusion imaging，CTPI）

CT灌注成像实际上是一种特殊形式的动态扫描，是指在静脉注射对比剂的同时对选定的层面行连续多次动态扫描，以获得该层面内每一体素的时间-密度曲线，然后根据曲线利用不同的数学模型计算出组织血流灌注的各项参数，并可通过色阶赋值形成灌注图像，以此来评价组织器官的灌注状态。CTPI能够反映组织的血管化程度及血流灌注情况，反映的是生理功能的变化，属于功能成像范畴。CTPI早期主要用于脑灌注，用来常规扫描无法显示的超早期脑梗死以及脑肿瘤的鉴别诊断。近年来开始应用于心、肝、肾和胰腺等器官，取得了较好的效果。

## 四、定量 CT(quantitative CT,QCT)

是指利用 CT 检查来测定某一感兴趣区内特殊组织的某一种化学成分含量的方法。目前定量 CT 技术的应用主要有三个方面,一是骨密度测定,二是冠状动脉钙化积分分析,三是能谱 CT 定量分析、骨代谢异常定量分析、肝脏代谢异常(铜代谢)分析等。其中能谱 CT 定量分析还处于发展阶段。

# 第三节　CT 的临床应用

CT 的应用范围非常广泛,遍及全身各个部位,其临床应用价值可体现在以下几个方面:

1. 发现和排除病变:例如在脑卒中患者中,颅脑 CT 平扫可有效分辨出血性卒中与非出血性卒中,明确出血位置、出血量及周围组织压迫情况。

2. 明确病变性质和类型:例如颅脑外伤患者通过 CT 检查可以明确颅脑损伤的类型,以利于后续诊疗方案的制订。

3. 明确疾病的分期:例如通过观察肿瘤的形态、范围、与邻近组织的关系,及淋巴结及远处转移情况,来明确肿瘤分期。

4. 评估疗效,观察疾病的转归:例如脑卒中患者病情的观察,尤其是对出血性卒中患者;及对肿瘤患者治疗效果的评价等。

5. 高危人群随访与健康查体,可以发现早期病变:例如对肺结节的筛查。

# 第四节　CT 的诊断和鉴别诊断

在 CT 诊断方面,首先要了解扫描的技术条件,是平扫还是增强扫描,应对每帧图像进行观察。结合一系列图像,可立体地观察器官的大小、形状和器官的解剖关系。根据病变密度及所在器官的密度差而分为高密度、低密度和等密度病变。如果密度不均匀,则为混杂密度。发现病变要分析病变的位置、大小、形状、数目和边缘,还可测定 CT 值以了解其密度的高低。如进行增强扫描,则应分析病变有无密度的高低。如进行增强,则应分析病变有无密度上的变化,即有无强化。依据强化程度不同,分为均匀、不均匀强化,周边强化及环状强化。对强化区行 CT 值测量,并与平扫的 CT 值比较,可了解强化的程度。此外,还要观察邻近器官和组织的受压移位和浸润、破坏。

综合分析器官大小、形态的变化,病变的表现以及邻近器官受累情况,就有可能对病变的位置、大小、数目、范围及病理性质作出判断。和其他成像技术一样,还需要与临床资料结合,并与其他影像诊断综合分析,根据影像学特点和临床资料作出诊断和鉴别诊断。

## 第五节　CT对比剂的种类及给药方法

### 一、CT对比剂的种类

目前临床应用的造影剂,按理化性质分为离子型造影剂和非离子型造影剂两大类,根据渗透压分为高渗、次高渗和等渗。离子型对比剂常用泛影葡胺;非离子型对比剂以次高渗对比剂应用较多,例如碘海醇、碘帕醇、碘佛醇、碘比醇、碘普罗胺、碘美普尔。

### 三、给药方法

根据不同检查部位及病变特性,给药方法不同。目前临床使用方法很多,主要有快速大量团注法、静脉推注法、静脉滴注法,现在大多数医院使用高压注射器,按一定的速率注射,以保证图像质量。在给药之前一定要做过敏试验,掌握适应证和禁忌证,以保证医疗安全。

## 第六节　CT对比剂不良反应的分度及预防、处理

### 一、CT对比剂不良反应分度

分为轻、中、重三类。
1. 轻度　主要表现为皮肤发红、荨麻疹、恶心、头晕、喉咙发热发痒、打喷嚏。
2. 中度　主要表现为全身大量荨麻疹、轻微喉头水肿、血压一过性下降等。
3. 重度　主要表现为血压明显下降,休克,严重的气管、支气管水肿痉挛,严重的喉头水肿,甚至可能引起死亡。非离子型造影剂的不良反应率明显低于离子型。现代新型非离子型造影剂不良反应的发生率更低。

### 二、造影剂不良反应的预防

1. 严格掌握适应证与禁忌证。
2. 用药后密切观察病人反应。
3. 做好急救准备工作。
在上述初步处理的同时应迅速与有关科室联系,以便作进一步处理或准备转科治疗,以防危及病人生命。

### 三、对比剂不良反应的预防

1. 询问过敏史(食物过敏史、药物过敏史、既往对比剂过敏史)、手术史(肾脏相关手术史)、近期服药情况(经肾代谢药物、双胍类等)、肾功能情况。
2. 碘过敏试验,除对比剂说明书中明确进行试验的,不推荐。

# 第七节 CT 检查的注意事项

## 一、检查前注意事项

1. 检查前须将详细病史及各种检查结果告知 CT 医生,如有自己保存的 X 线片、磁共振片和以前的 CT 片等资料需交给 CT 医生以供参考。

2. 去除检查部位衣物包括带有金属物质的内衣和各种物品,如头饰、发夹、耳环、项链、玉佩、钱币、皮带和钥匙等。

3. 颅脑、脊柱、骨关节、肺脏、纵隔等部位常规扫描不需要任何准备。

4. 肝脏、胆囊、脾脏、胰腺、肾脏、肾上腺、盆腔扫描前 3 ~ 7 天内不做胃肠道造影,不吃含金属的药物。扫描前 4 小时禁食水。扫描前 10 ~ 15 分钟按操作人员嘱咐口服阳性或阴性对比剂 500 ~ 800ml,以充盈胃腔和上部小肠。对于禁饮食患者应提前与医生联系,并在申请单上注明,以免影响病人的临床治疗。

5. 盆腔扫描患者需要憋尿,充盈膀胱,必要时扫描前 6 小时口服 1.5% 复方泛影葡胺 800 ~ 1200 ml,以使盆腔内肠道充盈,明确显示病变的全貌。

6. 要向医生说明有无药物过敏情况,是否患有哮喘、荨麻疹等过敏性疾病。

7. CT 增强扫描要进行预约,并于检查前 2 小时禁食水,且需要亲属陪同。我们所用药品均为非离子型对比剂,如 Ultravist、Omnipaque,不良反应少。医护人员要求患者和家属签订增强扫描知情同意书。

8. 如做 CT 增强扫描,或儿童、神志不清者,需有健康人陪同。

## 二、检查时注意事项

1. 检查时听从技术人员的指导,保持体位不动,配合检查进行平静呼吸、屏气、不吞口水、不眨眼睛等。

2. CT 机上配有对讲机,在检查中如有不适或发生异常情况,应立即告知医生。

# 第八节 CT 辐射及安全性

最近几年,在医学文献和大众出版物的文章中对 CT 扫描提出了质疑,他们提出大量利用 X 射线进行 CT 扫描存在风险,高剂量的 X 射线会损伤细胞内部的 DNA。

国际辐射防护委员会(ICRP)研究证实,做一次 CT 全身扫描体检,会使受检者辐射致癌的危险性增加约 8%。辐射致癌及遗传性疾患是剂量线性无阈的,也就是说受照射越多,患致死性癌症及遗传性疾患的可能性越大。目前,滥用 CT 检查现象屡见不鲜,病人稍有问题即做 CT 检查,有人甚至在 1 个月内检查数次,这样不仅会造成经济上的浪费,且有可能引起辐射损伤。尤其是多期螺旋 CT 扫描技术的应用(动脉期、静脉期、延迟期),病人的辐射量成倍增加,损害健康、诱发癌症的概率也明显增高。特别是儿童对 X 线较成人敏感,更易受到伤害。

然而,CT 扫描的好处远远大于低剂量辐射带来的风险。CT 医学应用软件技术在近 10 年发

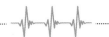

展飞速,所有 CT 系统都可以配备自动辐射控制体系。这些有助于确保患者不会接受到超过比他们本身需要更多的辐射剂量,CT 扫描中 X 射线带来的危害是非常小的。但在医疗过程中应避免暴露在一些不必要的辐射下,尤其是对于年龄偏小及有特殊需求的儿童。

江苏省放射学会主任委员、江苏省医学影像科医疗质量控制中心主任滕皋军教授指出:全国的公众不必为此紧张,应该科学客观地看待 CT 检查,需要强调的是应避免不必要的 CT 检查,尤其是孕妇、儿童等特殊人群以及做 CT 时对甲状腺、性腺等特殊部位要进行相应的防护,在 X 射线未影响身体并符合治疗需要的情况下,尽可能使用低的辐射剂量。因此,科学合理运用 CT 诊疗疾病是非常安全的,公众对此要有正确认识。

鉴于 CT 检查的辐射问题,建议不论医护人员还是普通民众,都应该学习一点防护辐射的知识,严格掌握 CT 检查的适应证,尤其注意育龄妇女、孕妇及婴幼儿更要尽量避免 CT 检查。防患于未然,减少辐射对人类造成的伤害。

# 第九节　如何学习 CT 诊断

CT 诊断学是把医学和电子工程技术相结合的新兴学科,可非侵入性地获取活性器官以及各组织有关的精确断层解剖图、器官的三维构建及研究大体病理形态学变化,从而使一些疾病得到早期诊断和治疗。它在医学影像学中占重要地位,因此我们学习医学影像一定要掌握好 CT 诊断学。学习 CT 诊断学要学习的基础学科包括:电子学和医学工程学、解剖学、病理学等,而且还要学习临床专业知识,与临床紧密联系。CT 物理基础、原理、主要技术以及各个系统的常见病、多发病等内容都要熟练掌握。如在中枢神经系统,主要看胶质瘤的 CT 表现,其中星形细胞瘤 CT 的表现最为重要。分析时应根据浸润性生长、容易坏死和囊变、肿瘤血管多少与分化程度、增强扫描的强化表现,同时注意病变部位、发病年龄、症状及体征,要求从解剖、病理、影像学表现和临床表现考虑。

CT 诊断学能通过横断面扫描对人体进行诊断,因此一定要说明 CT 解剖的不同位置、人体组织以及人体结构的差异,也就是通过图像推断病因。我们首先要掌握好正常 CT 征象,再结合临床表现,便可得到恰当的 CT 诊断结果。我们要把影像学征象和病理改变相结合,从病理角度解释每一种征象,并结合每种疾病的病史特点及重要体征,以求全面地掌握疾病,正确地作出诊断与鉴别诊断。本书主要介绍各个系统的常见病、多发病的 CT 诊断及鉴别诊断,并罗列出正常及主要病变的报告模板,举例说明部分病变误诊的原因及诊断思路等,对于初学者具有较高的学习价值。

## 第二章　中枢神经系统

# 第一节　颅脑解剖

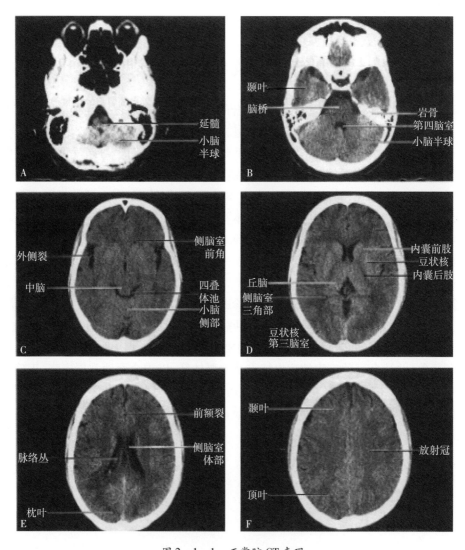

图 2-1-1　正常脑 CT 表现

A. 延髓层面；B. 脑桥层面；C. 中脑层面；D. 丘脑层面；E. 侧脑室体部层面；F. 放射冠层面

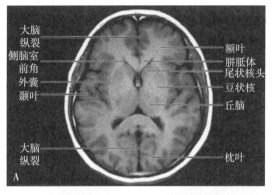
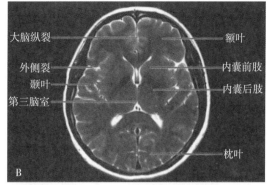

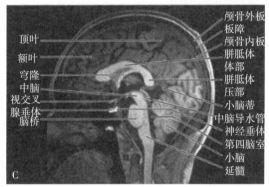
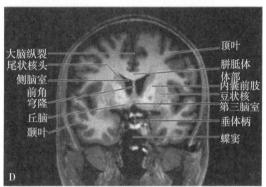

图2-1-2　正常脑MRI表现

A. 横断位 T1WI；B. 横断位 T2WI；C. 矢状位 T1WI；D. 冠状位 T1WI

# 第二节　脑血管疾病及脑外伤

## 一、脑梗死

定义：脑梗死是指因脑部血液循环障碍导致脑组织缺血、缺氧性坏死，出现相应神经功能缺损。包括脑血栓形成和脑栓塞等。

【典型病例1】

患者，男，77岁，主因言语不清，左侧肢体活动不利3天就诊（图2-2-1）。

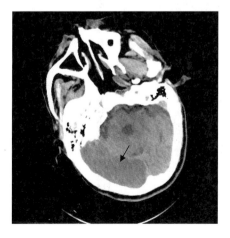
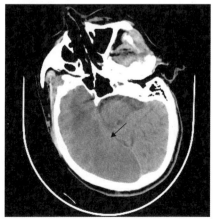

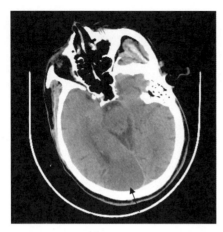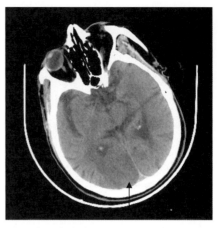

图 2 - 2 - 1    CT(细黑箭头)示:右侧颞叶内侧、枕叶见大片状密度减低,累及皮髓质,邻近脑沟消失

【典型病例2】

患者,男,58 岁,主因头痛 5 天来诊(图 2 - 2 - 2)。

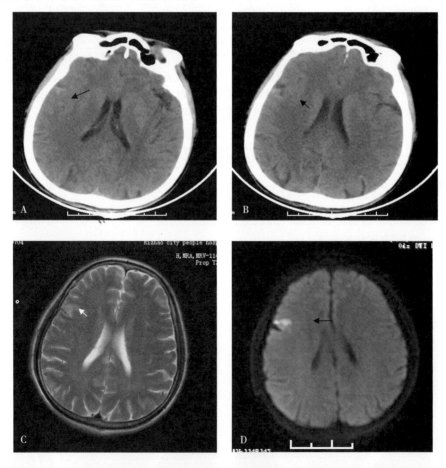

图 2 - 2 - 2    CT 示右侧额叶皮髓交界区见片状低密度影,并见片状高密度影(图 A、B,细黑箭头);轴位 $T_2$ 相同位置见片状长 $T_2$ 信号(图 C,细白箭头);DWI 相同部位见片状高信号影(图 D,细黑箭头)

**【典型病例三】**

患者,男,28岁,主因饮酒后突发撕裂样胸痛、大汗淋漓2小时就诊(图2-2-3)。

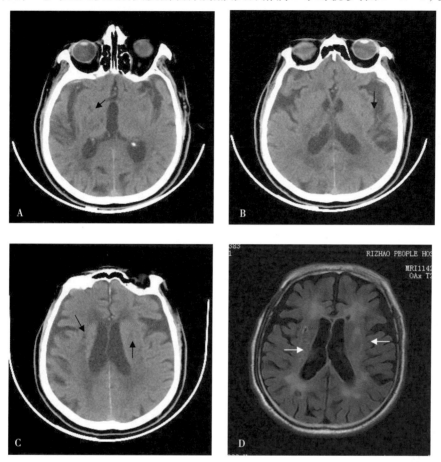

图2-2-3 CT示双侧基底节及放射冠区多发低密度影,边界欠清(图A、B、C,细黑箭头);MRI-flair图示双侧放射冠区多发高信号影(图D,细白箭头)

**【CT诊断要点】**

1. 缺血性脑梗死 早期脑灰白质界限消失,脑沟裂变浅、消失,动脉致密征、岛带征,脑组织密度减低;之后梗死密度进一步减低。

2. 出血性梗死 在低密度缺血区内出现高密度出血灶。发生率3%~5%。

3. 腔隙性梗死 丘脑、基底节、内囊及脑桥区5~15 mm的低密度灶。

**【比较影像学与临床诊断】**

1. CT检查 对于早期的梗死,CT不如MRI敏感,DWI序列能发现发病2小时内的梗死;病后24小时逐渐显示低密度梗死灶,病后2~15天见均匀片状和楔形低密度灶;病后2~3周"模糊效应",CT难以分辨病灶,MRI多序列、多参数成像能发现各期病灶;大面积脑梗死伴脑水肿和占位效应,出血性梗死呈混杂密度。颅脑CT检查简单、便捷,且能提供24小时急诊是其他检查无可比拟的。

2. MRI检查 能清晰显示早期缺血性梗死,DWI发病2小时内可显示病变,此点优于CT,

梗死后数小时,$T_1WI$ 低信号、$T_2WI$ 高信号病灶,出血性梗死呈混杂 $T_1WI$ 高信号,增强后见斑片状强化。MRI + MRA 检查组合在不注射造影剂的情况下能显示颅内动脉血管,在排除大血管性梗死方面具有明显优势。

3. DSA　能发现血管狭窄和闭塞部位;显示动脉炎、Moyamoya 病、动脉瘤、动静脉畸形,是血管病变诊断的"金标准",较 CTA、MRA 具有明显优势。但不能显示脑梗死范围及其他间接征象。

脑梗死包括脑血栓形成、脑栓塞和腔隙性脑梗死。它们病理表现相同,但起病形式有所区别。脑血栓形成多于安静或睡眠中发病,局灶性体征在发病后 10 余小时或 1 ~ 2 天达高峰;脑栓塞常于活动中突然发病,可立即或数小时内达到高峰;腔隙性脑梗死可毫无征兆或有轻度症状体征。脑梗死均可有 TIA 前驱症状,如言语不清、肢麻、无力等。梗死发生后一般意识清楚,基底动脉或大面积脑梗死可出现意识障碍。

## 二、脑出血

定义:非外伤引起的脑实质内的出血称为脑出血,占所有脑血管病的 20% ~ 30%,80% 发生在大脑半球,20% 发生于脑干、小脑和脑室。高血压性脑出血是最常见的原因,高血压常合并小动脉硬化、微动脉瘤或者微血管瘤。其他原因包括脑血管畸形、脑膜动静脉畸形、淀粉样脑血管病、囊性血管瘤、颅内静脉血栓形成、特异性动脉炎、真菌性动脉炎、烟雾病和动脉解剖变异、血管炎、瘤卒中等。

【典型病例 1】

患者,男,47 岁,高血压 3 期,查体 CT 扫描图见图 2 - 2 - 4。

【典型病例 2】

患者,女,6 岁,头痛、呕吐 2 天(图 2 - 2 - 5)。

【CT 诊断要点】

1. 脑实质内高密度影,周围脑实质、脑室可有受压改变。

2. 血肿可破入脑室系统或蛛网膜下腔,引起脑室积血和蛛网膜下腔出血。

3. 血肿还可压迫周围脑实质出现水肿、梗死等表现。

4. 随着血肿吸收,血肿可呈等密度,仅有占位效应,之后血肿进一步吸收,直至液化。

【鉴别诊断】

1. 对于出血量较大的血肿,影像诊断明确;当出血较少时,尤其对发生于苍白球区的少量出血,要注意跟苍白球生理性钙化鉴别。苍白球生理性钙化,基本为对称分布,且大小一致,当一侧范围较对侧大时应注意鉴别,可加做 MRI 检查,如出血则可出现异常信号。

2. 对于处于等密度期的血肿,此时因只有占位效应,可出现假肿瘤征。此时可加做增强 CT 扫描,肿瘤一般有不同程度强化,血肿无强化。也可做 MRI 检查,血肿信号特异,一般都能作出鉴别诊断。

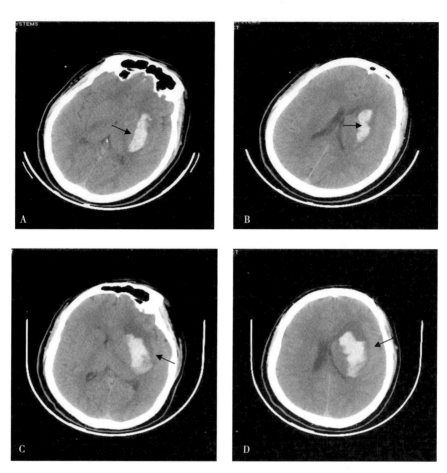

图2-2-4 左侧外囊区见片状高密度影,边缘清晰(图 A、B,细黑箭头);1天后复查,左侧外囊区高密度影增大,周围见环状低密度水肿(图 C、D,细黑箭头)

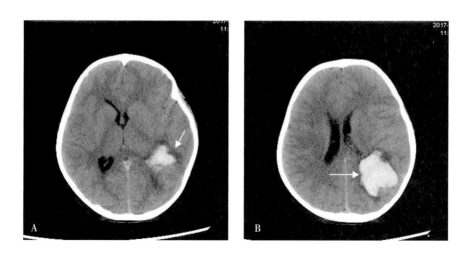

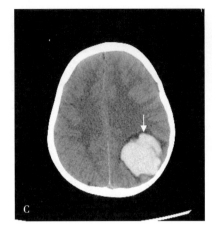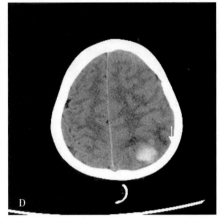

图 2-2-5  左侧颞顶叶见大片状高密度影,边界清,周围见低密度环绕(图 A、B、C、D,细白箭头)

**【比较影像学与临床诊断】**

1. 颅脑 CT  是确诊脑出血的首选检查方法,急性期 CT 显示高密度影,之后血肿吸收,密度变淡,最后形成软化灶。CT 除可显示出血部位外,还可粗略估算出血量,显示中线移位,是否破入蛛网膜下腔及脑室等间接征象,有助于指导治疗和判断预后。

2. 颅脑 MRI  对脑出血敏感,可明确出血部位、范围,脑水肿及脑室情况。MRI 的表现取决于血肿所含血红蛋白量的变化。此检查耗时较长,不如 CT 简便、快捷,但对幕下出血优于 CT。

3. 脑血管造影(DSA、MRA、CTA)  可显示血管走行移位,发现脑动脉瘤、血管畸形及 Moyamoya 病等病因。

脑出血多发生于 50 岁以上有高血压病史且控制不良的患者,常发生于活动状态或情绪激动时。突然发病,数分钟至数小时症状达高峰。发病时血压明显升高,常有头痛、呕吐、肢体瘫痪、失语、意识障碍等。临床表现轻重取决于出血量和出血部位。出血量小者,可表现某一单纯症状或体征,全脑症状轻或无;出血量大者,立即昏迷,全脑症状明显,出现脑水肿甚至脑疝。

## 三、硬膜外血肿

约占各种颅脑外伤血肿的 1/3。它是指外伤后在硬脑膜与颅骨之间发生的出血或血栓形成,大多数是骨折引起脑膜中动脉破裂所致,少数为静脉窦破裂所致。临床上部分病例有典型的意识表现,即外伤后发生原发性昏迷—中间意识清醒—继发性昏迷。

**【典型病例 1】**

患者,男,20 岁,头外伤来诊(图 2-2-6)。

**【CT 诊断要点】**

特征性改变为:颅骨内板下凸形高密度影。

1. 颅骨内板下双凸形高密度影,血肿内可见气泡,边界锐利。

2. 常伴有骨折。

3. 范围较局限,通常不跨越颅缝。

4. 占位效应较轻。

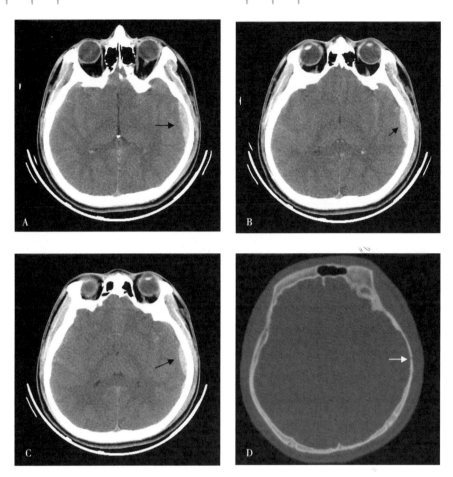

图 2-2-6　轴位 CT 示左侧颞部颅板下见凸形高密度影,边界清(图 A、B、C,细黑箭头);
骨窗示左侧颞骨见透亮线影(图 D,细白箭头)

**【鉴别诊断】**

与硬膜下血肿鉴别:硬膜下血肿多由脑挫伤引起,出血原因多为脑皮层动脉损伤进而引发
的出血,多与脑挫伤、颅内血肿并发,病灶数量较多,少数患者也可有桥静脉损伤而引发的出血,
血肿位于硬膜下腔,血肿与硬膜下腔的走行趋势相符。硬膜下血肿的 CT 影像特征为颅骨内板
下见半月形或新月形高密度阴影,以及面积较广的双凸形高密度阴影。出血量较少的颅内血肿
易出现诊断混淆。若血肿出现在蛛网膜下腔或脑挫伤病灶区域处则多为硬膜外血肿。若非此
种情况,而血肿位于或靠近骨折线则多为硬膜外血肿。一些硬膜下出血情况为颅板内假性增
厚、板内显影不清晰。这种情况血肿厚度一般不超过 3 mm,则容易被误诊为硬膜外出血。

**【比较影像学与临床诊断】**

CT 影像能够清晰、有效地显示颅内血肿的主要特征,并给予区分,可作为临床对颅脑硬膜
外血肿的常规诊断手段之一。X 线对颅骨骨折的诊断有一定价值,但不能对颅内血肿、颅脑损
伤进行很好地显示,现已基本不对颅脑损伤病人进行此种检查。MRI 检查能对颅脑损伤病人做
出很好的评价,如对 CT 显示正常的脑挫裂伤病人,无明显骨折线的颅骨损伤病人,但 MRI 检查
耗时长,急性期颅脑损伤病人不能很好配合,且对安放支架、起搏器的病人有检查禁忌。CT 扫

描速度快、流程简洁,能很好地显示颅骨、颅内血肿及脑挫裂伤等,是临床颅脑外伤首选的检查方法。

### 四、硬膜下血肿

发生在硬脑膜与蛛网膜之间,为脑外伤较常见的一种病变。根据血肿形成的时间及临床表现可将硬膜下血肿分为急性、亚急性及慢性三型。

【典型病例1】

患者,男,58 岁,2 个月前车祸伤及头部,无不适(图 2 - 2 - 7)。

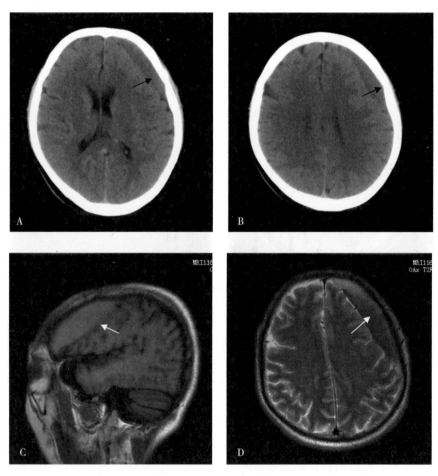

图 2 - 2 - 7  CT 示左侧额部颅板下见带状等密度影,邻近脑实质受压变平(图 A、B,细黑箭头);MR 图示左侧额部稍短 $T_1$、稍短 $T_2$ 信号,脑实质受压(图 C、D,细白箭头)

【典型病例2】

患者,男,52 岁,因头颅外伤来诊(图 2 - 2 - 8)。

【CT 诊断要点】

特征性的影像表现是颅骨内板下新月形高密度影。

1. 颅骨内板下新月形影,几乎均为高密度,但严重贫血者,或蛛网膜破裂,脑脊液进入血肿者为等密度或低密度。

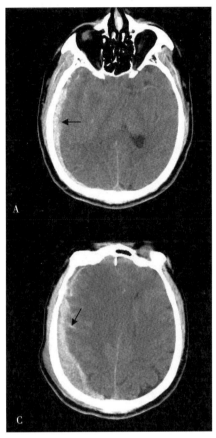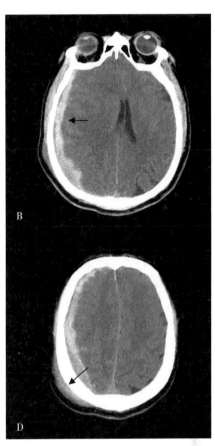

图2-2-8　CT示右侧大脑颅板下见带状高密度影,右侧大脑脑沟见多发线状高密度影,右侧顶部皮下血肿(图A、B、C、D,细黑箭头)

2. 血肿范围较广,可跨越颅缝,甚至可覆盖一侧整个大脑半球。

3. 半数并发脑挫裂伤,少数与硬膜外血肿并存。

4. 占位效应较明显。

【鉴别诊断】

与硬膜外血肿鉴别:硬膜外血肿位于硬脑膜与颅骨内板之间,大多合并颅骨骨折,出血通常为脑膜动脉或其分支撕裂性损伤进而出血。血肿好发于颞顶部和额颞部,血肿不跨越颅缝,CT影像特征为颅骨内板下见半月形或新月形高密度阴影,以及面积较广的双凸形高密度阴影,可见明显的中线移位。而硬膜下血肿多为范围较广的新月形高密度影,且血肿一般跨越颅缝。

【比较影像学与临床诊断】

CT影像能够清晰、有效地显示颅内血肿的主要特征,并给予区分,可作为临床对颅脑硬膜外血肿的常规诊断手段之一。X线诊断价值有限,一般不作为参考检查。MRI检查可发现无明显外伤史或临床症状的慢性硬膜下血肿,但对急性期颅脑损伤病人、安放支架或起搏器的病人有检查禁忌。CT图像清晰、扫描速度快、流程简洁,一般能很好地满足临床需求。

### 五、蛛网膜下腔出血

指颅内血管破裂后血液流入蛛网膜下腔所致,占急性脑血管病的 7% ～15% 。临床上可将其分为外伤性与自发性两类。

【典型病例】

患者,女,68 岁,头痛 3 天,病程中有一过性意识不清(图 2 – 2 – 9)。

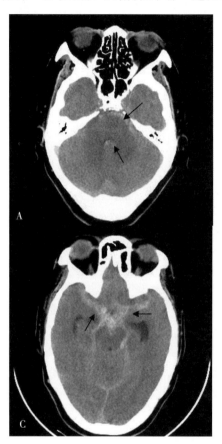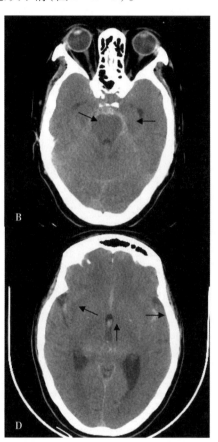

图 2 – 2 – 9  CT 示桥前池、环池、基底池、外侧裂池见铸型高密度影,第三、四脑室内见少量积血(图 A、B、C、D、细黑箭头)

【CT 诊断要点】

特征性改变为:脑沟、脑池内线状、铸型高密度影。

1. 典型表现:基底池、侧裂池及脑沟内呈广泛高密度铸型,一般在出血内 1 周显示率高。

2. 可伴有脑内血肿、脑室内血肿或硬膜下血肿。

3. 可伴发脑积水,约占 20% 。与脑室内积血有关。

4. 可伴有脑梗死。

【鉴别诊断】

本病影像表现特异,大多诊断明确,但个别应与以下情况鉴别。

1. 扫描图像小脑幕或大脑镰增宽,此种情况应对图像进行减薄,做 MPR 处理,如为真性增宽,且邻近脑沟见线状高密度影充填,则可能为蛛网膜下腔出血,如为假性增宽,则为正常。

2. 应与脑表面走行小血管鉴别,当小血管走行于脑沟内,且扫描层面示条状高密度影时,与蛛网膜下腔鉴别困难,对外伤病人,可随访复查除外蛛网膜下腔出血。

【比较影像学与临床诊断】

蛛网膜下腔出血(SAH)有外伤性和自发性。外伤性一般有明确外伤史,加之特异的影像学表现,诊断不难。自发性蛛网膜下腔出血,颅内动脉瘤(51%)、高血压动脉硬化(15%)和动静脉畸形最多见。可发生于任何年龄,成人多发,其中30～50岁年龄组发病率最高。

蛛网膜下腔出血发生后,病人一般临床症状、体征明显,CT 成像速度快、流程简单,且表现特异,一般作为首选检查方法。CT 不仅能确诊蛛网膜下腔出血,且对出血部位可作大致判断:大脑前动脉破裂,血液多积聚于视交叉、侧裂前部;大脑中动脉破裂,血液积聚于外侧裂附近;颈内动脉破裂以后,出血也以大脑外侧裂为多;椎－基底动脉破裂血液主要积于脚间池和环池。CT 可发现90%的24小时内 SAH。对于急性期的蛛网膜下腔出血,MRI 检查敏感性不如 CT,但对亚急性期、慢性期的出血,MRI 检查敏感性要优于 CT。DSA 检查主要应用于怀疑蛛网膜下腔出血由脑血管病变引起者。

# 六、脑挫裂伤

指颅脑外伤所致脑组织的器质性损伤,常由旋转力作用所致。常表现局部脑水肿、坏死、液化和多发小出血灶。出血量超过15 ml 可形成脑内血肿。常伴发外伤性蛛网膜下腔出血及颅板骨折。

【典型病例】

患者,男,73 岁,因头部外伤来诊(图2－2－10)。

【CT 诊断要点】

1. 损伤局部脑水肿表现为低密度。

2. 小出血灶表现为低密度区中散在点状高密度。

3. 脑内血肿以高密度区为主。

4. 水肿和出血导致同侧侧脑室受压,中线结构移位。

5. 常合并蛛网膜下腔出血,表现为大脑纵裂池、脑池脑沟密度增高。

6. 可合并存在脑梗死。

【鉴别诊断】

当有明确的外伤病史、体征,且 CT 检查有水肿、出血、骨折等外伤表现,确诊较易。对于外伤史不明确的病人,当脑内有水肿表现时,应与颅内低密度肿瘤、转移瘤鉴别。肿瘤一般有占位效应,还可进一步增强扫描检查,有条件的可以做灌注、波谱等检查加以鉴别。对于颅内高密度出血病例,应鉴别出血的原因,是挫裂伤引起的出血还是血管畸形、高血压、动脉瘤等原因引起的出血,亦或是梗死后由于缺血再灌注损伤引起的出血。

【比较影像学与临床诊断】

CT 对有明确脑实质出血、水肿的病例确诊较易,但对于一些外伤较轻,脑实质水肿、出血表现不明确的病例,诊断较难,可随诊复查,待血肿吸收或脑挫裂伤水肿加重后,再作确诊。MRI 检查扫描速度慢,耗时较长,急诊病人一般很难完成检查,但 MRI 图像通过多序列、多参数扫描,

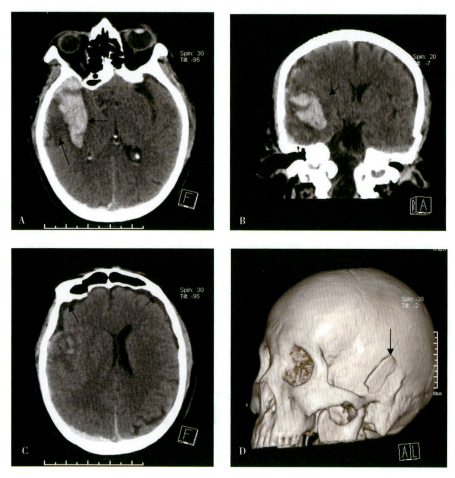

图 2 - 2 - 10　CT 轴位、冠状位示右侧颞叶内见大片状高低混杂密度影,双侧额部颅板下见带状液性密度影,右侧颞枕部颅板下见带状高密度影(图 A、B、C,细黑箭头);颅骨 VR 图示左侧颞骨骨折(图 D,细黑箭头)

对脑实质的显示明显优于 CT,尤其对于隐匿型的脑挫裂伤,MRI 检查表现出明显的优势,能清晰显示早期出血、轻的水肿等异常。

脑挫裂伤是脑挫伤和脑裂伤的统称,两者通常同时存在,区别只在于何者重、何者轻。挫裂伤多在暴力打击的部位和对冲的部位,尤其是后者,总是较为严重并常以额、颞前端和底部为多,这是由于脑组织在颅腔内的滑动及碰撞所引起的。脑实质内的挫裂伤,则常因脑组织的变形和剪性应力引起,往往见于不同介质的结构之间,并以挫伤及点状出血为主。脑挫裂伤病人往往有意识障碍,常给神经系统检查带来困难。对有神经系统阳性体征的病人,可根据定位征象和昏迷情况,判断受损部位和程度。凡意识障碍严重,对外界刺激反应差的病人,即使有神经系统缺损存在,也很难确定。尤其是有多处脑挫裂伤或脑深部损伤的病人,定位诊断困难,常需依靠 CT 扫描及其他必要的辅助检查作出确切的诊断。

## 七、硬膜下积液

又称硬膜下水瘤,是指由于外伤引起蛛网膜撕裂,脑脊液流入硬膜下隙所致,占颅脑损伤的

0.5%~1%。急性型在伤后数小时或数日内形成,较少见;慢性型在伤后数个月甚至数年后形成,相对比较多见。常发生在老年人和儿童,双侧多见。

【典型病例】

患者,男,26岁,头外伤来诊(图2-2-11)。

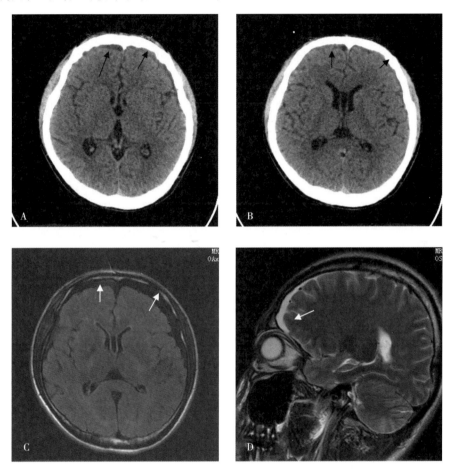

图2-2-11 CT示双侧额部颅板下见带状略高密度影(图A、B,细黑箭头);MR-flair图示双侧额部颅板下见带状异常信号影(图C,细白箭头);MR图示额部颅板下长$T_2$信号影(图D,细白箭头)

【CT诊断要点】

1. 位于颅骨内板下,呈新月形。

2. 密度较均匀一致,接近脑脊液密度。

3. 脑实质受压。

4. 无或只有轻微的占位征象。

5. 发生在老年人,应与脑萎缩鉴别。

【鉴别诊断】

1. 蛛网膜囊肿 属于先天性良性脑囊肿病变,是由于发育期蛛网膜分裂异常所致。囊壁多为蛛网膜、神经胶质及软脑膜,囊内有脑脊液样液体。囊肿位于脑表面、脑裂及脑池部,不累及脑实质。多为单发,少数多发。本病多无症状,体积大者可同时压迫脑组织及颅骨,可产生神经症状及颅骨发育改变。本症多见于儿童及青少年,男性较多,左侧较右侧多见。CT 表现为颅骨内板下边界清楚的囊性低密度影,呈脑脊液密度,病变多局限。而硬膜下积液多较广泛,邻近脑实质有受压改变。

2. 脑萎缩　指由各种原因导致脑组织本身发生器质性病变而产生萎缩的一种现象。病理上表现为脑组织体积缩小,细胞数目减少,脑室和蛛网膜下腔扩大。本病多发生于 50 岁以上,病程可达数年至数十年,男性多于女性,可分为弥漫性脑萎缩(包括皮层萎缩、小脑萎缩及皮层、小脑、脑干萎缩)及局限性脑萎缩。CT 表现为脑组织体积缩小,脑沟、裂、池增宽、加深,对于老年患者,应注意与本病鉴别。

3. 慢性硬膜下血肿　血肿 $T_1$ 和 $T_2$ 一般为高信号,积液与脑脊液信号一致,表现为 $T_1$ 低信号,$T_2$ 高信号,即可鉴别。

【比较影像学与临床诊断】

硬膜下积液表现为颅板下带状液性密度影,邻近脑实质受压变平,CT 值同脑脊液密度,CT一般能确诊。但对于慢性硬膜下血肿,部分也表现为近脑脊液密度,CT 很难鉴别。

## 八、神经系统报告模板及实例

### (一)报告模板

1. 描述　脑实质密度未见明显异常。双侧脑室对称,第三、四脑室形态、大小及位置正常,诸脑池、沟显示清楚。中线结构居中。

2. 结论　颅脑 CT 平扫未见明显异常。

### (二)实例

1. 基本资料　女,56 岁,脑梗死病史,失眠。

CT 图像如图 2 - 2 - 12。

2. CT 报告　右侧枕叶见片状低密度灶影,边缘清晰,右侧丘脑区见点状低密度影,边缘较清,两侧侧脑室对称,第三、四脑室形态、大小及位置正常,诸脑池、沟显示清楚。中线结构无移位。

3. CT 结论　①右侧枕叶软化灶;
　　　　　　②右侧丘脑腔隙性梗死灶。

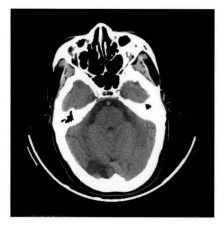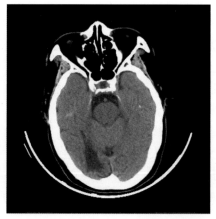

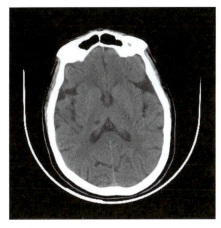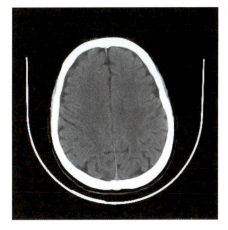

图 2 - 2 - 12

**（三）漏诊病例**

1. 基本资料 男,62 岁,突发昏迷。

CT 图像如图 2 - 2 - 13。

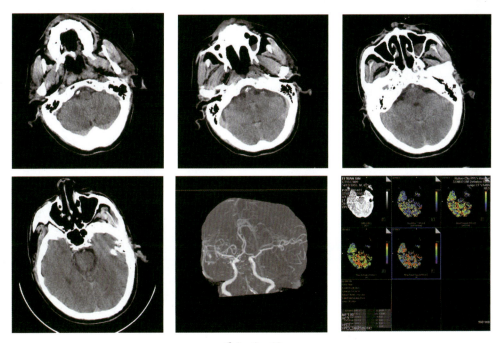

图 2 - 2 - 13

提示双侧大脑后动脉急性闭塞。因此对于 CT 表现阴性,但临床症状比较重,与 CT 表现不一致时,一定建议行进一步相关检查,否则极易漏诊。

2. CT 报告 脑实质密度未见明显异常。双侧脑室对称,第三、四脑室形态、大小及位置正常,诸脑池、沟显示清楚。中线结构居中。

3. 结论 颅脑 CT 平扫未见明显异常。

4. 漏诊分析 本例 CT 平扫未见明显异常密度影,但临床表现为昏迷,提示可能有病变,但

CT 无法显示出来,因此可建议脑灌注成像加血管成像,在血管图像中显示基底动脉远端及双侧大脑后动脉闭塞,灌注成像也显示双侧大脑后动脉异常灌注,

# 第三节　颅内肿瘤

## 一、星形细胞瘤

【典型病例】

1. 女,8 岁,头痛、恶心、呕吐 1 周(图 2 - 3 - 1)。

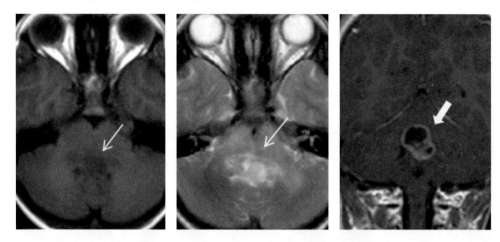

图 2 - 3 - 1　毛细胞型星形细胞瘤,WHO Ⅰ级

MRI 示小脑蚓部类圆形长 $T_1$ 长 $T_2$ 信号影(细箭头),增强扫描呈不规则环状强化(粗箭头)。

2. 男,56 岁,癫痫发作(图 2 - 3 - 2)。

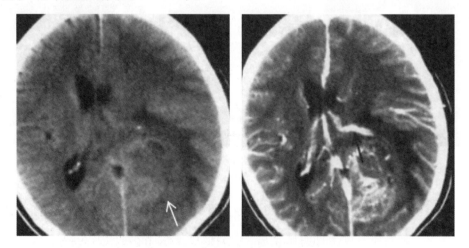

图 2 - 3 - 2　弥漫性星形细胞瘤,WHO Ⅱ级

CT 平扫左侧顶枕叶混杂低密度灶(白箭头),同侧侧脑室三角部受压闭塞;增强扫描呈明显不均匀强化,同侧脉络丛向前移位(黑箭头)。

3. 男,48 岁,头晕、头痛半天(图 2 – 3 – 3)。

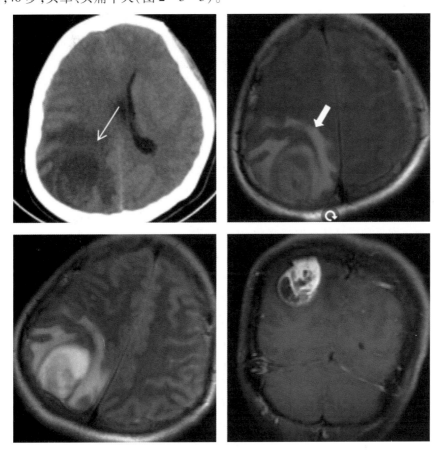

图 2 – 3 – 3　间变性星形胶质瘤,WHO Ⅲ级

CT 示右侧顶叶囊实性密度灶,占位效应显著,周围见低密度水肿区(细箭头),MRI 示等长 $T_1$、长 $T_2$ 信号改变,内信号欠均;增强扫描病灶实性部分呈不均匀明显强化,囊性部分未见强化(粗箭头)。

4. 女,32 岁,头痛恶心,逐渐加重 1 周(图 2 – 3 – 4)。

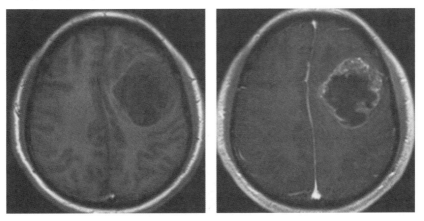

图 2 – 3 – 4　多形性胶质母细胞瘤,WHO Ⅳ级

MRI $T_1$WI 显示左额叶混杂低信号占位,增强显示肿瘤呈花环样强化。

**【诊断要点】**

1. Ⅰ（分化良好）、Ⅱ（交界性）级星形细胞瘤　Ⅰ级毛细胞型好发于小脑,常伴有不同程度的囊变,平扫呈明显低密度,增强后囊壁不强化或轻度强化,壁结节及实性部分呈明显强化。Ⅱ级弥漫性多数病灶周围无水肿带,增强一般不强化或轻度强化。

2. Ⅲ、Ⅳ（均分化不良）级星形细胞瘤　Ⅲ级间变性表现为低密度、等或混杂密度影,水肿较重,边界不清,占位效应明显,增强后多数不均匀强化。Ⅳ级多形性胶质母细胞瘤多数与邻近组织分界不清,平扫多呈高低不等混杂密度影,易出血,常有重度水肿;增强后肿瘤呈花环状强化,实性部分常明显强化,不强化部分常代表坏死和囊变。MRI $T_1WI$ 呈以低信号为主的混杂信号,间以更低或高信号;$T_2WI$ 呈不均匀高信号,增强呈斑块状、花环状强化,坏死或出血区不强化。

**【鉴别诊断】**

1. 脑梗死　符合一定的血管分布区,增强扫描呈脑回状强化。

2. 脑脓肿　增强扫描呈环形厚壁强化,内壁光滑。

3. 单发脑转移瘤　多有原发肿瘤病史,"小病灶大水肿"表现。

4. 脑炎　病灶往往为双侧、多发,可累及大小脑半球各部位,皮层及白质均可受累,病灶可表现为片状及团片状,一般无占位效应,增强扫描可有多种表现。颞叶有占位效应且临床表现不典型的病毒性脑炎与偏良性的星形细胞瘤的区别常较困难,磁共振波谱（MRS）能够提供重要的信息。

**【比较影像学与临床诊断】**

本病是颅内原发肿瘤最常见类型,成人多见于幕上,儿童多见于幕下,手术为本病最常见治疗方案,但易复发。局灶性或全身性癫痫发作是星形细胞瘤最重要的临床表现,确诊数年前就可出现。神经功能障碍和颅内压增高常常在病变后期出现。CT 和 MRI 对星形细胞瘤定性准确率达 85% 及以上,显示幕下肿瘤,MRI 优于 CT。

## 二、少突胶质细胞肿瘤

**【典型病例】**

男,36 岁,右侧肢体无力 1 天（图 2 - 3 - 5）。

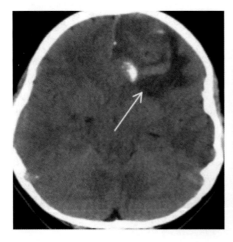
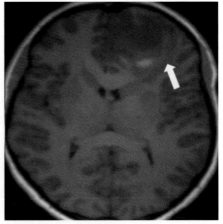

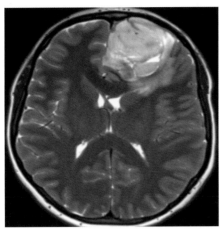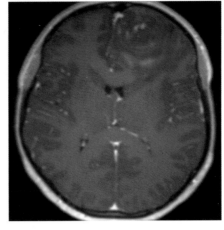

图 2 - 3 - 5 CT 示左侧额叶混杂密度灶,边缘见条片状钙化灶,周围见低密度水肿区(细箭头),MRI 示等长 $T_1$、长 $T_2$ 信号类圆形混杂信号灶,边缘见长 $T_1$ 短 $T_2$ 低信号改变,增强扫描病灶轻度强化(粗箭头)

【诊断要点】

1. CT 表现

- 平扫多数呈略低密度,少数呈略高密度。
- 高达 70% 以上的少突胶质瘤有钙化,呈弯曲条带状钙化灶。
- 边界清楚,瘤周水肿轻或无,肿瘤占位效应较轻。
- 增强后扫描大多无强化,少数呈轻度强化。

2. MRI 表现

- $T_1WI$ 上呈低或等信号,$T_2WI$ 上呈高信号。
- 弯曲条带状、斑片状钙化在 $T_1WI$、$T_2WI$ 上均呈低信号。
- 边界清楚,瘤周水肿无或轻度,占位效应较轻。
- 增强后扫描大多无强化,少数呈轻度强化。

【鉴别诊断】

1. 毛细胞型星形细胞瘤 常发生于颞叶,囊变机会多,发生于顶枕叶者可伴钙化。

2. 室管膜瘤 好发于儿童、青少年,发生于脑室外者,以颞顶枕交界处多见,可见钙化和囊变。

3. 脑膜瘤 偶可见类似少突胶质瘤的钙化,增强后明显强化可以区别。

4. 血管瘤 可见钙化,CT 平扫很难与少突胶质瘤区别,增强扫描有助于鉴别;MRI 上可见血管瘤内流空的血管影,血管造影及 MRA 可作为诊断依据。

5. 斯德奇 - 韦伯综合征(Sturge - Weber 综合征) CT 平扫显示颞顶枕区广泛脑回状的或粗或细的弧形钙化灶为其特征性表现。

6. 结核瘤 边界清楚、孤立的钙化灶,增强后无强化。

7. 脑囊虫病 多发小钙化灶。

【比较影像学与临床诊断】

少突胶质细胞肿瘤包括少突胶质细胞瘤和间变性少突胶质细胞瘤。本病好发于成人,病程进展缓慢,以癫痫及神经功能障碍为主要表现。肿瘤多发生于幕上,CT 表现以混杂密度多见,水肿轻,强化程度低,钙化是本病的特征,表现为局限点片状、弯曲条带状、不规则团块状。MRI 在 $T_1WI$ 上为低信号,在 $T_2WI$ 上为高信号。间变性少突胶质细胞瘤钙化少,水肿重,可有囊变、出血,强化明显。由于少突胶质细胞肿瘤钙化多见,而 CT 显示钙化比 MRI 直观,因此目前对肿瘤的定性诊断 CT 要优于 MRI。

### 三、室管膜瘤

【典型病例】

男,10 岁,阵发性头痛 1 年(图 2 – 3 – 6)。

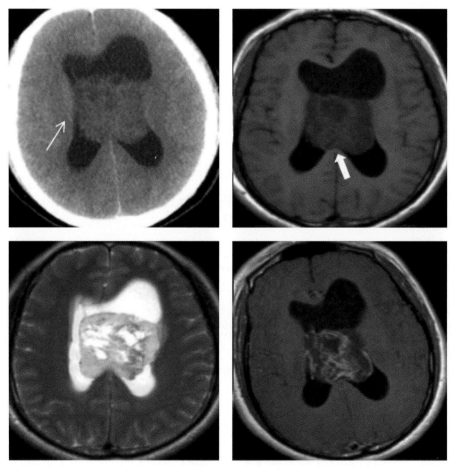

图 2 – 3 – 6　CT 示双侧脑室不对称性扩张,内见不均匀软组织肿块影,(细箭头),MRI 示团块状稍长 $T_1$、稍长 $T_2$ 信号影,可见多发椭圆形囊变区,增强扫描见明显不规则线样、花环形强化影(粗箭头)

【诊断要点】

CT 表现为等或稍高及低密度,低密度区为囊变,约半数可见斑点状钙化,10% 病例可见不同程度出血。增强扫描肿瘤多为均匀或不均匀轻中度强化。

MRI 表现为脑室内不均质信号肿物及脑积水,肿瘤实性部分为 $T_1WI$ 等或低信号、$T_2WI$ 高信号。肿瘤血管显示为低信号,增强后明显强化,囊变区则无强化。

【鉴别诊断】

1. 脉络丛乳头状瘤　幕上以儿童常见(成人第四脑室常见),常伴脑积水,"桑葚"状改变,增强后明显强化。

2. 髓母细胞瘤　位于小脑蚓部或半球,常较均匀,呈稍高密度及 $T_1$ 等或稍低信号、$T_2$/FLAIR 等 – 高信号,DWI 高信号,明显及较均匀强化。

3. 星形细胞瘤　多位于小脑偏中线区,易囊变,肿瘤实性部分或壁结节明显强化。

4. 脑干胶质瘤　可向后凸入第四脑室,其特点是易包绕基底动脉,罕见钙化。

5. 脑室内脑膜瘤　常见于中老年女性,侧脑室三角区常见,增强后明显强化。

【比较影像学与临床诊断】

本病多见于小儿及青少年,颅内高压及定位体征不定。临床表现常有头痛、恶心、呕吐、共济失调和眼球震颤等。肿瘤多位于第四脑室,亦可见于侧脑室、第三脑室及脑实质内。CT 平扫肿瘤为等、高密度,散在小低密度区及点状钙化,多有强化。小儿及青少年脑实质内的肿瘤易发生大的囊变及钙化;MRI 显示肿瘤 $T_1$WI 为低、等信号,$T_2$WI 为高信号,增强明显强化,易囊变。CT 和 MRI 对幕上肿瘤均有较好的诊断价值。幕下肿瘤(特别是靠近颅后窝底)可选 MRI 检查。

## 四、髓母细胞瘤

【典型病例】

男,6 岁,头痛、呕吐 1 周(如图 2 – 3 – 7)。

【诊断要点】

1. CT 表现　肿瘤常位于小脑蚓部,突入第四脑室,边界清楚。平扫多表现为略高密度影,内部密度不均,部分坏死囊变较多者可呈低密度影,周围边界较清楚。增强扫描多表现为均匀的中度或明显强化,内部多发囊变区无强化。

2. MRI 表现　肿瘤 $T_1$WI 上呈等或稍低信号,$T_2$WI 呈稍高或等信号,增强扫描表现缺乏特异性,肿瘤实质部分大多表现不均质强化。

【鉴别诊断】

1. 毛细胞型星形细胞瘤　多为囊性,囊壁可伴或不伴壁结节,增强扫描呈花环状或不规则强化,强化程度不及髓母细胞瘤。

2. 室管膜瘤　第四脑室内最多见,常伴有交通性脑积水,瘤周可见脑脊液呈环形线状包绕,多有钙化。

3. 血管网状细胞瘤　典型者呈大囊小结节型,壁结节内及瘤周见流空血管影,增强扫描壁结节明显强化。

【比较影像学与临床诊断】

儿童颅后窝中线区实体性肿块,增强明显均匀强化,多为髓母细胞瘤。病人以头痛、头晕、恶心、呕吐为常见症状,多数患者表现为神志淡漠、行走不稳、视力下降、共济失调。肿瘤易压迫阻塞第四脑室,引起脑脊液循环障碍而产生脑积水。

CT 平扫肿瘤大多数为稍高密度,46% 周围有水肿,增强常呈均匀显著强化。CT 及 MRI 对髓母细胞瘤的定位和定性均匀很高的价值,评估肿瘤与脑干关系时 MRI 要优于 CT。

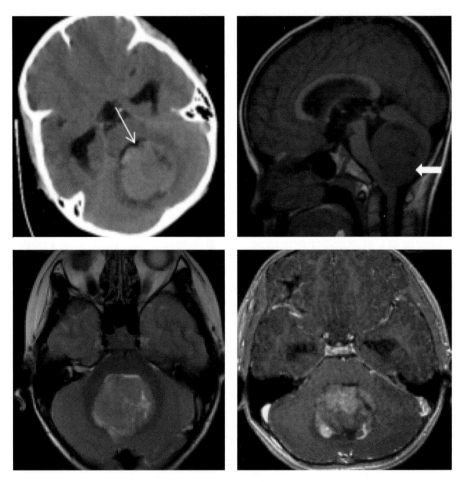

图 2-3-7 CT 示小脑蚓部突入第四脑室后方肿块影,密度不均,局部见钙化及低密度灶(细箭头),第四脑室受压变窄,幕上脑室系统扩张;MRI 示长 $T_1$、长 $T_2$ 信号改变,内信号欠均(粗箭头),其内见小斑片状更长 T2 信号影,增强扫描病灶实性部分呈不均匀明显强化,幕上脑室扩张积水

## 五、脑膜瘤

【典型病例】

女,71 岁,枕大神经痛一周(如图 2-3-8)。

【诊断要点】

1. CT 与硬脑膜宽基底相连,60% 高于脑实质呈高密度影,少数呈等密度影,可有钙化。相邻骨质增生,少数吸收破坏。增强扫描明显均匀强化(除特殊类型),可见脑膜尾征。

2. MRI 大多数病灶在 $T_1WI$ 与灰质相比呈等/稍低信号,$T_2WI$ 与灰质相比呈等/稍高信号,DWI 可受限,增强扫描明显均匀强化,可见脑膜尾征;灌注呈高灌注。

【鉴别诊断】

1. 血管外皮瘤 常呈分叶状,常有坏死和囊变,周围流空血管影较明显,以窄基底与硬脑膜相连,骨质破坏较常见。

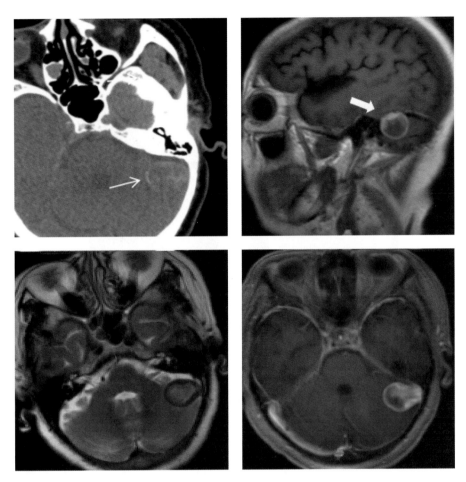

图2-3-8 CT示左侧小脑半球外侧混杂密度灶,邻近小脑半球受压(细箭头),MRI示长 $T_1$、长 $T_2$ 信号影,内信号欠均,周围见线样短 $T_1$ 短 $T_2$ 信号,周围脑组织受压,增强扫描病灶明显环形强化,壁厚薄不均,内部未见强化,周围脑膜见线样强化(粗箭头)

2. 星形细胞瘤 大脑凸面脑膜瘤需与此病鉴别,其强化程度不如脑膜瘤明显,密度或信号不均匀。

3. 垂体瘤 鞍上脑膜瘤需与此病鉴别,垂体瘤从鞍内向鞍上生长,密度/信号欠均匀,出血、坏死及囊变较常见。

【比较影像学与临床诊断】

①脑膜瘤多见于中老年女性。②好发于大脑凸面、矢状窦旁、蝶骨嵴。③定位于脑外非常重要,主要依据:以宽基底与硬脑膜相连,周围见脑脊液环绕,皮质塌陷。④病灶密度均匀,一般在 CT 图像上呈稍高密度,出血、坏死少见,钙化常见,周围骨质常见增生性改变;MR 平扫信号均匀, $T_1WI$ 呈等或稍低信号, $T_2WI$ 呈等信号,增强后明显均匀强化,可见"脑膜尾征"。

MRI 和 CT 对脑膜瘤显示都有很好的效果。对于显示肿瘤与邻近结构和大血管的关系,颅底扁平状脑膜瘤、枕骨大孔脑膜瘤,MRI 优于 CT。欲了解肿瘤血供及肿瘤与大血管的细致关系,既可行 MRA、脑血管造影,后者还可同时进行术前栓塞治疗,以减少术中出血量。

### 六、垂体瘤

【典型病例】

男,70 岁,发现鞍区肿瘤半年(如图 2 - 3 - 9)。

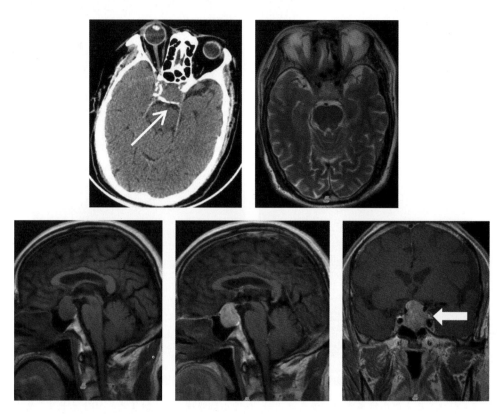

图 2 - 3 - 9  CT 示蝶鞍扩大,鞍区见类软组织密度灶(细箭头),MRI 示蝶鞍扩大,其内见卵圆形等 T_1、等 T_2 信号灶,边界清晰,信号欠均匀,鞍底下陷,增强扫描病灶明显欠均匀强化,视交叉受压上抬,冠状位可见束腰征,邻近颈内动脉局部受包裹(粗箭头)

【诊断要点】

CT 表现:①垂体微腺瘤:平扫,不易显示;需行冠状面薄层增强检查,表现为强化垂体内的低、等或稍高密度的结节;间接征象包括垂体高度≥8mm、垂体上缘隆突、垂体柄偏移或鞍底下陷。②垂体大腺瘤:平扫最常见表现为蝶鞍扩大,肿瘤呈等或略高密度,内常有低密度灶,蝶鞍骨质变化也较为常见,包括鞍底、鞍背和鞍结节破坏,并可向蝶窦生长;鞍内肿瘤向上突入鞍上池,可侵犯一侧或两侧海绵窦,亦可压迫视交叉、第三脑室前部和孟氏孔区。增强检查,呈均匀、不均匀或环形强化。

MRI 表现:①垂体微腺瘤:MRI 显示优于 CT;普通 MRI 检查可见垂体内小的异常信号灶,增强早期常显示为边界清楚的低信号灶。②垂体大腺瘤:在 T_1WI 上呈稍低信号,T_2WI 上呈等或高信号;增强检查,有明显均匀或不均匀强化。

**【鉴别诊断】**

1. 颅咽管瘤　发病年龄呈双峰分布(5~10岁、40~60岁),是儿童最常见的鞍区肿瘤。呈囊性或囊实性,以蛋壳样钙化为主要特征。

2. Rathke囊肿　发生于Rathke囊袋残余组织的良性病变,病灶位于腺垂体和神经垂体之间,多数限于鞍内,少数可突出鞍区达鞍上,体积较小,多数<1cm,周围可见垂体影,CT呈等、低或混杂密度,少数可呈高密度。增强后少数囊壁可见轻度强化,无钙化。

3. 脑膜瘤　病灶中心常常不是蝶鞍,多位于鞍结节或鞍旁,形态多为类圆形、分叶状,CT呈等或稍高密度,增强后呈明显均匀强化。蝶鞍形态正常,可见垂体影,邻近骨质增生硬化常见,可见脑膜尾征。

4. 动脉瘤　肿瘤多为圆形、卵圆形,边界清楚、锐利,增强后多明显强化。

**【比较影像学与临床诊断】**

影像学检查方法:MRI、CT。MRI有助于微腺瘤的发生;CT能显示较大的垂体腺瘤,显示微腺瘤不佳,但显示鞍底骨质吸收,肿瘤钙化、出血较好。垂体腺瘤按其是否分泌激素可分为功能性和非功能性腺瘤。功能性腺瘤包括泌乳素瘤、生长激素瘤、性激素瘤和促肾上腺皮质激素腺瘤等。直径10mm以下者为微腺瘤,大于10mm者为大腺瘤,大于40mm时则为垂体巨大腺瘤。肿瘤包膜完整,较大肿瘤常因缺血或出血而发生坏死、囊变,偶有钙化。肿瘤向上生长可穿破鞍隔突入鞍上池,向下可侵入蝶窦,向两侧可侵入海绵窦。临床上,主要表现为垂体功能异常和视野缺损。

# 七、听神经瘤

**【典型病例】**

女,66岁,头晕10余天(图2-3-10)。

**【诊断要点】**

CT表现:①平扫,表现为桥小脑角池内等、低或混杂密度肿块,内可见钙化、囊变或出血,瘤周轻至中度水肿;肿瘤增大可压迫脑干及小脑,出现第四脑室受压移位,伴幕上脑积水。②增强检查,肿块呈均匀、不均匀或环形强化。

MRI表现:表现与CT相似,肿瘤实性部分于$T_1WI$上呈中等信号或稍低信号,$T_2WI$上信号增高,增强后肿瘤实性部分呈明显均匀或不均匀强化,囊变后呈明显环形强化。增强及薄层扫描还可检出和诊断内耳道内3mm的微小肿瘤。

**【鉴别诊断】**

1. 脑膜瘤　多见于中老年女性,肿瘤有包膜,可有钙化、囊变、坏死罕见;以宽基底与颅骨或硬脑膜相连,多呈均匀稍高密度,边界清,可引起邻近颅骨增厚、破坏或变薄。增强多见均匀显著强化。

2. 表皮样囊肿　最常见于脑桥小脑角区,其次为鞍旁区和颅中窝,一般无固定形态,“见缝就钻”,具有沿蛛网膜下隙、脑池匍行性生长、塑形的特点,易包绕邻近神经和血管。CT平扫呈低或等密度病灶。非典型性表皮样囊肿因其中存在蛋白质、脂质、钙和含铁血黄素呈高密度。增强:无强化,偶见囊壁钙化和轻度强化。

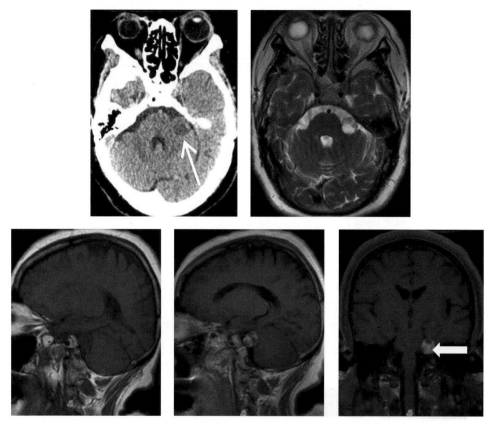

图 2 – 3 – 10  CT 示左侧桥小脑角区可见类圆形囊实性密度灶，边界较清（细箭头）。MRI 示正常桥小脑角区见类圆形等长 T2、等长 T1 信号灶，边界清晰，增强扫描病灶呈明显不均匀强化，内见无强化区（粗箭头）

3. 三叉神经鞘瘤　三叉神经增粗与肿瘤相连，第Ⅶ、Ⅷ脑神经束无增粗，内听道无扩大，肿瘤可有囊变、岩骨骨质吸收破坏。CT 平扫实性部分为等或高密度，增强扫描均匀强化，可有邻近骨质的侵蚀破坏。

4. 蛛网膜囊肿　好发于儿童，主要位于颅中窝，其次是颅后窝，桥小脑角区是幕下蛛网膜囊肿的最常见部位。CT 平扫呈囊性病灶，密度与脑脊液一致，无瘤周水肿，增强扫描无强化表现。

【比较影像学与临床诊断】

影像学检查方法：CT、MRI。CT 可更好地显示内听道骨质改变；MRI 显示微听神经瘤优于 CT。听神经瘤多起源于听神经前庭支的神经鞘；早期位于内耳道内，随肿瘤增大则向桥小脑角池生长；包膜完整，常有出血、坏死、囊变；多为单侧，偶可累及双侧。临床上主要有听力部分或完全丧失及前庭功能紊乱等症状。

## 八、颅咽管瘤

【典型病例】

男，4 岁，双眼视力下降（图 2 – 3 – 11）。

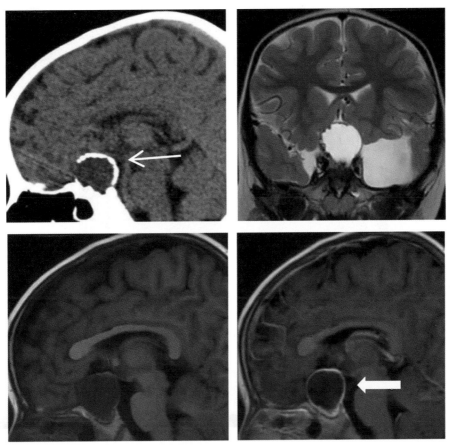

图 2-3-11　CT 示鞍内及鞍上区见类圆形囊性密度灶,边界较清,边缘见蛋壳样钙化(细箭头);MRI
示鞍内及鞍上区长 $T_1$、长 $T_2$ 囊性信号灶,增强扫描囊壁环形强化,囊内无强化(粗箭头)

**【诊断要点】**

1. CT 表现　①平扫,表现为鞍上池内类圆形肿块,多呈囊性或不均匀低密度为主的囊实性
病灶;常见呈高密度的囊壁壳样钙化和实性部分不规则钙化;压迫视交叉和第三脑室前部时,可
出现脑积水。②增强检查,肿块囊壁和实性部分分别呈环形和均匀或不均匀强化。

2. MRI 表现　①普通检查,肿瘤信号依其内成分而不同,$T_1WI$ 可为高、等、低或混杂信号,
$T_2WI$ 多为高信号;②增强 $T_1WI$,肿瘤囊壁和实性部分发生强化。

**【鉴别诊断】**

1. 垂体瘤　类圆形或不规则形,常可见囊变、坏死,增强呈轻中度强化,强化不均匀;雪
人征。

2. 鞍区脑膜瘤　增强明显均一强化,部分可见脑膜尾征。

3. 生殖细胞瘤　发病年龄90%小于20岁;大部分位于松果体区,有均匀明显强化的中线肿
块。

4. 表皮样囊肿　"钻缝匍行"生长特点。

**【比较影像学与临床诊断】**

影像学检查方法:MRI、CT。MRI 显示肿瘤形态、成分及侵犯范围效果好,CT 显示钙化能力

优于 MRI。颅咽管瘤是源于胚胎颅咽管残留细胞的良性肿瘤。肿瘤多位于鞍上,可分为囊性和实性,以囊性为主,囊壁和实性部分常有钙化。

临床上主要表现生长发育障碍、视力改变和垂体功能低下。

## 九、脑转移瘤

【典型病例】

男,60 岁,肺癌病史一年半,突发左侧肢体活动不灵 6 天(图 2 - 3 - 12)。

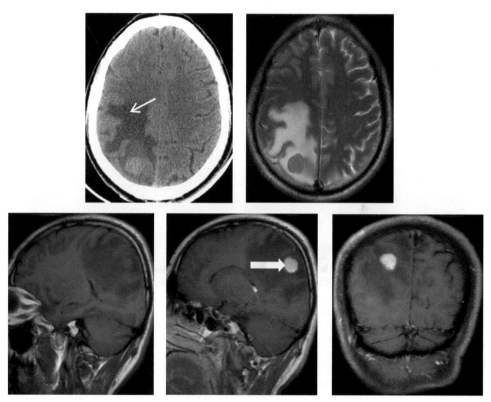

图 2 - 3 - 12 CT 示右侧顶叶见类圆形稍高密度灶,周围见片状低密度水肿区(细箭头),MRI 示右侧顶叶类圆形等长 $T_1$、稍长 $T_2$ 信号灶,周围见大片状水肿信号,增强后病灶可见明显欠均匀强化(粗箭头)

【诊断要点】

1. CT 表现　①平扫,可见脑内多发或单发结节,单发者可较大;常位于皮髓质交界区;呈等或低密度灶,中心可有坏死、囊变,出血时密度增高;瘤周水肿较重,有"小病灶、大水肿"的特征。②增强检查,病变呈结节状或环形强化,多发者可呈不同形式强化。

2. MRI 表现　①普通检查,脑转移瘤 $T_1WI$ 上一般呈低信号,$T_2WI$ 为高信号,瘤内出血 $T_1WI$ 和 $T_2WI$ 一般均呈高信号(与出血期龄有关);MRI 较 CT 更易发现脑干和小脑的转移瘤。②增强 $T_1WI$,表现同 CT 增强检查,MRI 增强对小转移瘤的检出更为敏感。

3. 其他　DWI、MRS 和 PWI 对转移瘤的诊断也有一定的帮助。

【鉴别诊断】

如原发肿瘤病史不明确,且脑内病灶不典型,表现为多发病灶时应与下列疾病鉴别:①多发脑脓肿:常有感染史,多呈环状较均匀薄壁强化。②多发胶质母细胞瘤:病灶多发、较大,边界不清,坏死多见。③多发性脑梗死:无或仅有轻度占位效应,强化不明显。④多发性硬化和脑白质病:好发于脑室周围,两侧对称,可侵犯胼胝体,病灶在时间及空间上呈多发性。

单发转移瘤表现可与胶质瘤、脑膜瘤相似,但有原发肿瘤病史的患者中应首先考虑为转移。

**【比较影像学与临床诊断】**

影像学检查方法:CT平扫和增强可以发现大多数病灶,但不如MRI,特别是增强MRI不仅能发现较小的转移灶,还可以发现软脑膜转移灶。

脑转移瘤多来自肺癌、乳腺癌、前列腺癌、肾癌和绒癌等原发灶,经血行转移而来;顶枕区常见,也见于小脑和脑干;常为多发,易出血、坏死、囊变,瘤周水肿明显。临床主要有头痛、恶心、呕吐、共济失调、视神经盘水肿等表现。

## 十、小脑发育不良性神经节细胞瘤

**【典型病例】**

女,45岁,头晕3周(图2-3-13)。

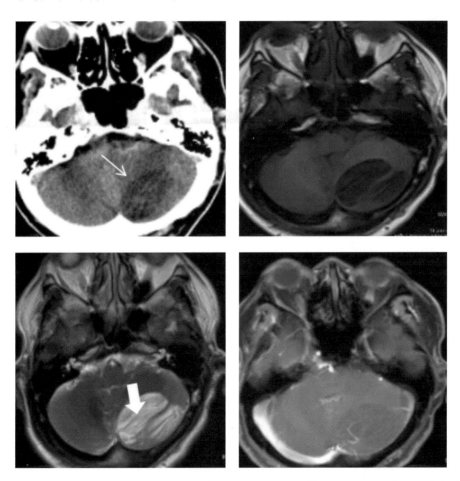

图2-3-13　CT示左侧小脑稍低密度灶(细箭头);MRI示T₁WI等低信号、T₂WI高低信号交错条纹状排列结构(粗箭头),增强扫描呈斑片样,条状不明显强化

**【诊断要点】**

1. CT 一般表现为等、低密度,与相邻小脑无明确边界,可有占位效应,如第四脑室受压变形、桥小脑角消失,甚至出现梗阻性脑积水;少数病例可见钙化。增强无强化。

2. MRI 特征性表现是肿瘤区小脑皮层增厚,可见条纹状或分层样结构,称为"虎纹征"。

· $T_1WI$ 上肿瘤为沿小脑沟回走行的不均匀等、长 $T_1$ 信号带。

· $T_2WI$ 呈高、等信号相间的信号带。瘤周水肿不明显。

· DWI 表现为等或高信号,ADC 呈等信号或略高信号。

**【鉴别诊断】**

1. 髓母细胞瘤 好发于儿童后颅窝的高度恶性肿瘤,常位于蚓部,突入第四脑室,囊变坏死少见,无壁结节。增强扫描实质部分常呈均匀显著强化。

2. 结节性硬化 好发于皮质下和室管膜下,其特征性表现为智力低下、癫痫、皮脂腺瘤三联征,可见结节影和钙化影。

3. 小脑片状脑梗死及小脑脑炎 一般起病较急,而小脑发育不良性神经节细胞瘤进展缓慢。

4. 血管母细胞瘤 好发于小脑半球,以大囊小结节为特征,无钙化或出血,瘤周无水肿,壁结节强化明显,囊壁无明显强化,囊液更接近脑脊液,瘤周常可见到流空的血管影。

**【比较影像学与临床诊断】**

发育不良性小脑神经节细胞瘤是一种罕见、由发育不良的神经节细胞构成、进展缓慢的小脑肿瘤,WHO Ⅰ 级,属于神经元和混合性神经元神经胶质肿瘤。病变侧小脑半球肿大,可累及一侧或双侧小脑半球,病灶呈条纹状排列。MRI 可见"虎纹征"或"漂浮征";CT 病灶分层样改变,低密度条纹、等密度条纹及条形钙化,增强后强化不明显或呈条状轻度强化。青年人多见,早期起病隐匿,临床上可无症状,或因颅内压增高引起恶心、呕吐、头痛,以及脑神经功能障碍、步态不稳、视力障碍等。本病进展缓慢,无转移病例报告。因 LDD 最终可引起脑积水,首选手术切除,但难以全切。放化疗对本病无价值。

# 十一、颅内淋巴瘤

**【典型病例】**

男,57 岁,右侧肢体无力一周(图 2 - 3 - 14)。

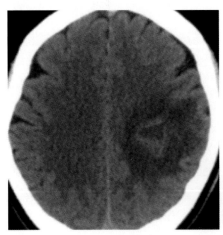
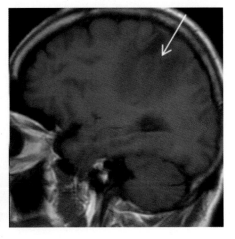

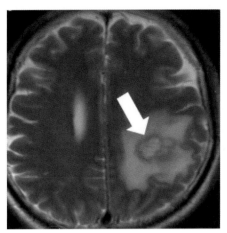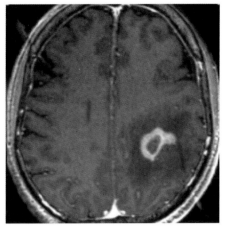

图2-3-14　CT示左侧顶叶环形稍高密度影,中央呈低密度改变,周围环绕低密度水肿区。MRI T$_1$WI上呈等低信号,边界不清(细箭头),T$_2$WI上呈混杂高信号,边缘低信号(粗箭头),增强扫描呈明显环形强化

**【诊断要点】**

1. 主要位于额叶、颞叶、基底节区及靠近中线的脑实质深部;边缘锐利,呈结节状、团块状及条片状;单发稍多见。

2. 表现为特征性的"尖角征""握拳征""缺口征"(图2-3-15)。

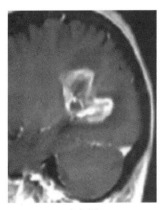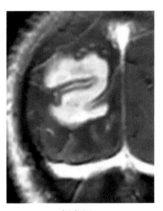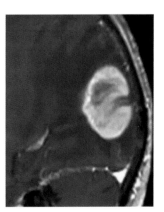

尖角征　　　　　　　　　　握拳征　　　　　　　　　　缺口征

图2-3-15　颅内淋巴瘤特征性表现

3. CT上呈高或稍高密度;MR上T$_1$WI呈低、等或稍高信号,T$_2$WI呈高、稍高信号;DWI呈高信号,ADC呈低信号。

4. 增强呈明显均匀强化,中心有坏死时坏死区不强化,故呈环状强化;囊变钙化罕见,中心出血坏死少见;水肿为轻至中度水肿。

**【鉴别诊断】**

1. **转移瘤**　转移瘤一般都有脑外原发肿瘤病史,散在多发,大小不均,好发于大脑中动脉供血范围——皮髓交界区，瘤周水肿及占位效应更明显，呈典型的"小结节大水肿"。

2. **胶质瘤**　形态多不规则，多数有分叶，呈浸润性快速增长，因此境界较淋巴瘤不清，瘤周水肿及占位效应较淋巴瘤更明显，囊变、坏死及出血较多见。MRI 增强后呈环状边缘强化或不规则强化，但不及淋巴瘤明显。

3. **病毒性脑炎**　病毒性脑炎呈弥漫性分布，$T_2WI$ 呈弥漫脑回样信号，增强后无明显强化或仅有轻度线样强化；而淋巴瘤无 $T_2WI$ 脑回样信号，增强后显著强化。

4. **脑结核**　好发于灰白质交界区及基底节区，病灶小于淋巴瘤，未成熟的结核结节呈长 $T_1$ 长 $T_2$ 信号改变，灶周水肿较淋巴瘤明显，结节性强化；成熟的结核结节中心呈低信号，外周呈高信号，呈典型的"靶征"，灶周水肿较轻，结节状或环形强化；颅外其他结核感染征象有助于鉴别诊断。

【比较影像学与临床诊断】

原发性中枢神经系统淋巴瘤是一种少见的高度恶性非霍奇金淋巴瘤，在人免疫缺陷病毒感染人群中的发病率显著高于正常人群。临床表现与颅内压增高有关，表现为恶心、呕吐及头痛。意识状态改变和局灶性神经系统功能缺陷最为常见。认知功能改变和精神障碍可见于治疗前或者之后。CT 平扫呈深部脑白质等或高密度结节或肿块，密度均匀，边界清楚，周围有轻、中度水肿，钙化、出血及囊变少见，增强多呈均匀明显强化。$T_1WI$、$T_2WI$ 多呈等或稍低信号，FLAIR 多呈稍高信号，信号多均匀，瘤周轻 – 中度水肿，DWI 上多呈明显弥散受限，增强后多呈均匀显著强化，典型者可见缺口征、尖角征。脑血管造影可显示淋巴瘤乏血管特征；对全脑放疗、化疗敏感。

# 第三章　五官

## 第一节　正常解剖

### 一、眼部断面解剖(图3-1-1至图3-1-10)

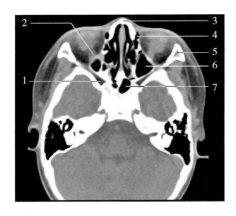

图 3-1-1

1.眶下裂;2.下直肌;3.鼻骨;4.鼻泪管;
5.眼眶外侧壁;6.上颌窦;7.后筛窦

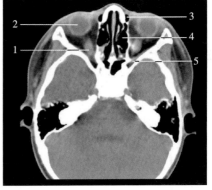

图 3-1-2

1.下直肌;2.玻璃体;3.鼻泪管;4.筛
窦;5.眶下裂

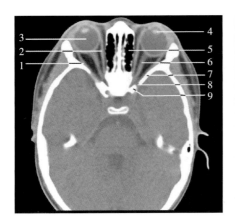

图 3-1-3

1.外直肌;2.内直肌;3.玻璃体;4.晶状
体;5.筛窦;6.视神经;7.眶外侧壁;8.眶
上裂;9.前床突

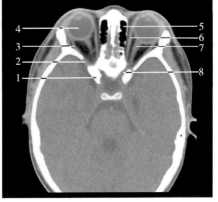

图 3-1-4

1.前床突;2.眶上裂;3.外直肌;4.玻璃
体;5.筛窦;6.内直肌;7.视神经;8.视神
经管

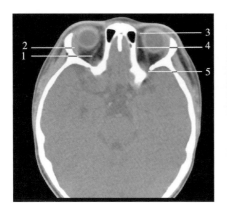

图 3 - 1 - 5

1.眼上静脉;2.泪腺;3.上斜肌;4.内直肌;5.眶上裂

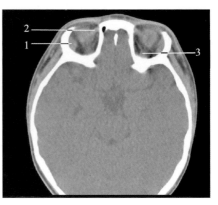

图 3 - 1 - 6

1.泪腺;2.上斜肌;3.上直肌及提上睑肌复合体

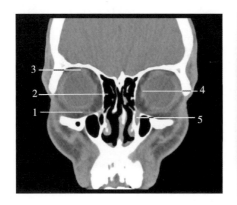

图 3 - 1 - 7

1.下直肌;2.筛窦;3.上直肌;4.内直肌;5.鼻泪管

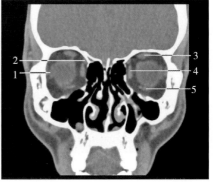

图 3 - 1 - 8

1.外直肌;2.上斜肌;3.上直肌;4.内直肌;5.下直肌

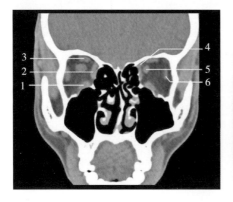

图 3 - 1 - 9

1.下直肌;2.内直肌;3.上直肌;4.上斜肌;5.视神经;6.外直肌

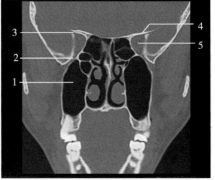

图 3 - 1 - 10

1.上颌窦;2.眶下裂;3.视神经管;4.前床突;5.眶尖

## 二、耳(图3-1-11至图3-1-15)

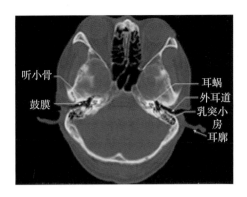

图 3-1-11

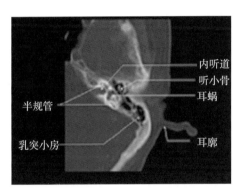

图 3-1-12

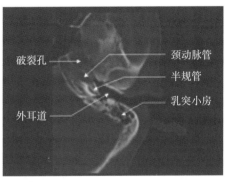

图 3-1-13

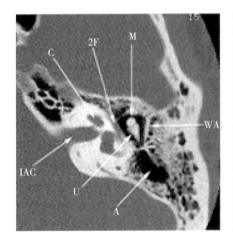

图 3-1-14

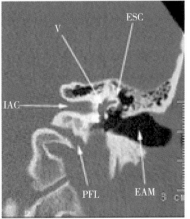

图 3-1-15

C. 耳蜗;IAC. 内听道;V. 前庭;2F. 面神经管鼓室段;U. 砧骨;ESC. 半规管;M. 锤骨头;A. 乳突窦;EAM. 外耳道;WA. 上鼓室外壁;PFL. 颈静脉孔区

## 三、鼻、鼻窦与咽喉部(图3－1－16至图3－1－22)

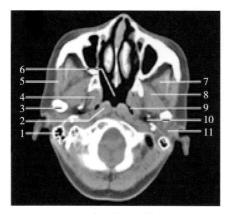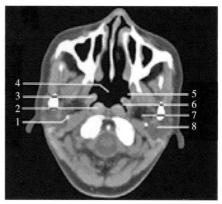

鼻咽部CT轴位扫描(自上向下,层厚3 mm,层距5 mm)

图3－1－16

1.乳突;2.头长肌;3.下颌骨髁状突;4.翼内肌;5.颞肌;6.鼻咽腔;7.咬肌;8.翼外肌;9.咽隐窝;10.咽旁间隙;11.腮腺

图3－1－17

1.茎突;2.头长肌;3.咽隆突;4.鼻咽腔;5.咽鼓管开口;6.咽隐窝;7.咽旁间隙;8.腮腺

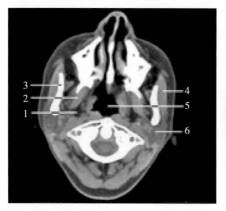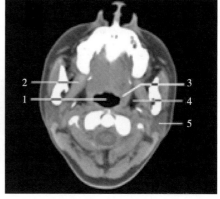

图3－1－18

1.咽旁间隙;2.翼内肌;3.下颌骨;4.颞肌;5.鼻咽腔;6.腮腺

图3－1－19

1.鼻咽腔;2.翼内肌;3.咽缩肌;4.咽旁间隙;5.腮腺

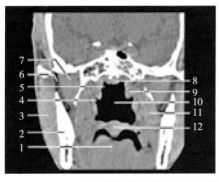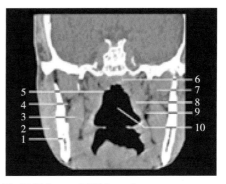

鼻咽部冠状 CT 扫描(自前向后,层厚 3 mm,层距 5 mm)

图 3 - 1 - 20

1.舌底;2.下颌骨;3.颞肌;4.咽鼓管开口;5.咽隐窝;6.咀嚼肌间隙;7.翼外肌;8.咽顶壁软组织;9.咽隆突;10.鼻咽腔;11.翼内肌;12.软腭

图 3 - 1 - 21

1.下颌骨;2.颞肌;3.翼内肌;4.咀嚼肌;5.咽隐窝;6.咽顶壁软组织;7.翼外肌;8.咽缩肌;9.咽旁间隙;10.鼻咽腔

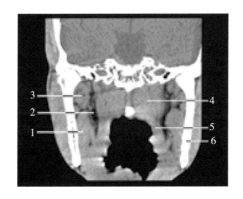

图 3 - 1 - 22

1.翼内肌;2.咽旁间隙;3.翼外肌;4.头长肌;5.咽缩肌;6.下颌骨

# 第二节　眼部疾病

## 一、眶内皮样囊肿

【典型病例】

男,33 岁,发现右眼外眦处囊性占位 3 天来诊(图 3 - 2 - 1)。

【CT 诊断要点】

1.表现为囊性占位,囊内常为脂肪密度,此为特征性表现。囊壁极为光滑,可有部分钙化。

2.肿块常位于眶骨缝附近,进而引起眶骨的骨质局限性缺损,可伴有硬化边。

3.增强:囊壁可有强化,囊内无强化。

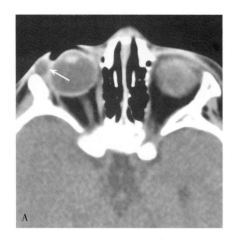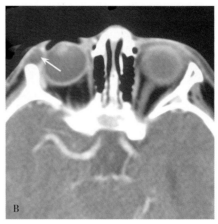

图 3 - 2 - 1　右眼泪囊区可见椭圆形脂肪密度(箭头),囊壁光滑,病变相邻眶壁骨质受压,增强后无强化

**【鉴别诊断】**

1.泪腺上皮囊肿　起源于泪腺管的扩张,多伴有泪腺炎反复发作病史。

2.鼻窦黏液囊肿　密度与脑组织相仿,鼻窦腔扩大,窦壁骨质硬化、变薄或受压、吸收,病变可向邻近器官进展,增强扫描不强化。

**【比较影像学与临床诊断】**

影像学检查方法包括 X 线、超声、彩色超声多普勒、CT、MRI 检查。X 线检查能粗略反映眼眶骨骼改变。超声多普勒反映肿瘤的血流情况。超声、CT、MRI 均可确定病变位置并提示病变的性质,但超声能较好显示病变内结构和动态,CT 确定空间位置较精确,CT 检查最有价值。皮样囊肿为最常见的眶内先天性病变,常发生于外上象限,一般无突眼,较大者可伴有突眼,依据发病部位、CT 表现,能够明确诊断。

## 二、眶内血管瘤

**【典型病例】**

1.女性,35 岁,右眼痛 1 周余,伴视物模糊,2 年前有右眼出血史。

CT 诊断:右眶内海绵状血管瘤(图 3 - 2 - 2)。

2.男,44 岁,自觉 10 年前起右眼无明显诱因渐进性突出,无眼红、肿痛、视力障碍(图 3 - 2 - 3)。

**【CT 诊断要点 】**

1.平扫为境界清楚或不清楚的软组织肿块影,可呈圆形、椭圆形或不规则形。

2.肿块呈膨胀性生长,周围结构受压,移位明显。

3.增强扫描肿块可有明显强化。动态扫描示病变有早期充盈而且快速廓清的特点。

**【鉴别诊断】**

1.眶内神经源性肿瘤　其占位效应明显,边缘为眶内占位病变中最光滑者,较血管瘤的边界光滑;另外,毛细血管瘤的动态扫描具有早期充盈、快速廓清的特点,可资鉴别。

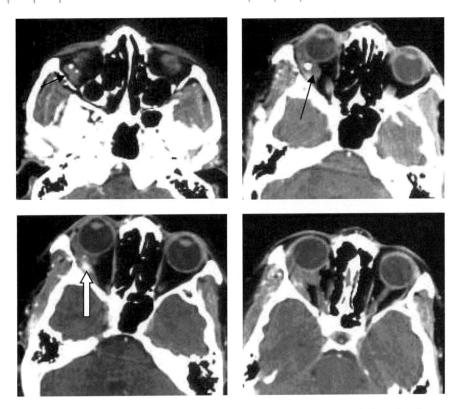

图3-2-2 CT平扫,右眶内右下象限、外直肌外见团块状肿物,内散在结节状钙化(细箭头)。增强扫描,肿物内可见明显强化的血管影(粗箭头)

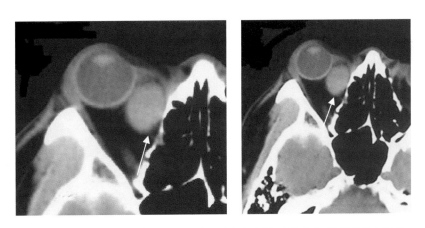

图3-2-3 右眶内左上象限可见类圆形稍高密度影,边界清楚,增强呈均匀强化(箭头),诊断为血管瘤

2.眶内浸润型炎性假瘤 可呈肿块状,但很少有占位效应,而且可侵犯眶内脂肪,临床有炎症急性发作史。

【比较影像学与临床诊断】

检查方法:MRI、超声、CT。超声能够揭示海绵状血管瘤的病理组织学类型,对眼眶海绵状血管瘤的定性诊断有重要作用。MRI 及 CT 可反映肿瘤的良性特征,根据肿瘤的影像学表现及临床特点可对大多数眼眶海绵状血管瘤作出定性诊断。两种方法均有助于肿瘤的准确定位,MRI 可明确肿瘤与视神经的关系及显示"渐进性强化"特征。MRI 无论定性还是定位均优于CT。临床病程长,发展缓慢,有突眼、眼球偏位,多泪、低头时突眼加重,可伴视力减退。

## 三、泪腺混合瘤

【典型病例】

1.男,46 岁,发现眶内占位 10 天来诊(图 3-2-4)。

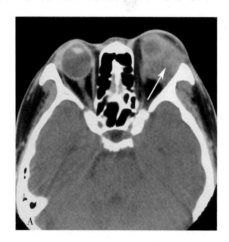
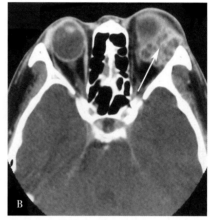

图 3-2-4 左侧眶内泪囊区可见不规则低等混杂密度区(图 A 箭头),增强后呈不规则中度强化灶(图 B 箭头),局部骨质破坏

2.男,38 岁,主因左侧眼球外隆 3 个月,近日感到疼痛就诊(图 3-2-5)。

【CT 诊断要点】

1.一般可见泪腺部位局限性扩大,骨质吸收或全眼眶扩大,骨壁变薄,也可有骨质增生,但无骨质破坏。

2.增强:肿瘤呈轻中度强化。

【鉴别诊断】

1.泪腺恶性上皮性肿瘤 肿瘤边缘多不规则,并常有眶骨破坏性改变。

2.泪腺窝非上皮性肿瘤 形态多不规则,一般呈长扁形,肿块常包绕眼球生长。

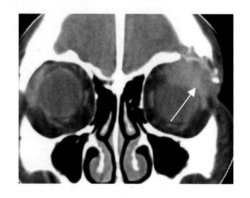

图 3-2-5 左眼泪囊区可见不规则等密度影,边界不清(箭头),CT 诊断为泪腺混合瘤

【比较影像学与临床诊断】

X 线摄片、CT 检查、MRI 是最常用的检查方法。泪腺混合瘤是眶原发性肿瘤中发病率最高,也是最常见者,有良性及恶性两种。良性泪腺混合瘤多见于中年人,病程长,进展缓慢,早期无症状,随着肿瘤生长,在眼眶缘外上方可扪及硬而不规则肿块,有移动性,一般与皮肤、眶缘无粘

连,继之眼球向前方及内下方移位突出,并有向外、向上运动障碍。

眼底检查:有时可见视乳头水肿,静脉充盈及视网膜皱褶,晚期可有视力减退。来源于泪腺管或腺泡,也可以起源于副泪腺及先天性胚胎组织残留(泪腺原基)。恶性泪腺混合瘤缺少或无完整的包膜,肿块与眶缘发生粘连,粘连部眶缘有压痛。

## 四、眼球视网膜母细胞瘤

【典型病例】

女孩,1 岁,左眼视物不清伴疼痛 20 天来诊(图 3 - 2 - 6)。

【CT 诊断要点】

1. 表现为眼底玻璃体内高密度肿块,境界多清楚,多有斑点状或斑块状钙化,具有特征性。

2. 增强:肿瘤实体部分轻度强化。

【鉴别诊断】

1. 渗出增殖性视网膜炎　CT 平扫及增强表现与视网膜母细胞瘤相似,但无钙化。

2. 脉络膜血管瘤　CT 平扫表现为自眼球壁向玻璃体突出的块状影,动态增强扫描呈特征性改变,造影剂进入慢,廓清亦慢。

3. 视网膜炎性或肉芽肿性病变　钙化及肿块少见。

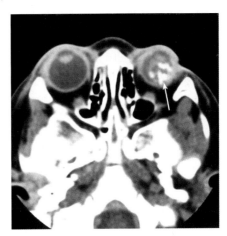

图 3 - 2 - 6　左侧眼球内高密度肿块,境界清楚,有斑点状或斑块状钙化(箭头)

【比较影像学与临床诊断】

超声或 CT 显示玻璃体内肿块,伴有钙化斑块者可确定诊断。因大部分病例可见肿瘤钙化,X 线平片有一定诊断作用。超声、CT、MRI 具有相似的诊断作用,因 CT 较 MRI 更易发现肿瘤内钙化灶,故 CT 较 MRI 敏感,但 MRI 在显示肿瘤蔓延、侵及颅内结构等方面优于 CT。本病是儿童最常见的原发性眼内恶性肿瘤,常有家族史,90% 发生于 3 岁以前,双眼发病占 30% ~35%。本病恶性程度高,生长迅速,幼儿出现黑矇性猫眼、白瞳症和斜视。进一步发展可继发青光眼,出现眼痛、头痛、恶心、呕吐、眼红等,可形成特殊"牛眼"外观、大角膜、角巩膜葡萄肿等。晚期可发生转移。

## 五、眶内炎性假瘤

【典型病例】

男,43 岁,主因右侧眼球突出伴眼部疼痛、眼球运动障碍 3 个月余来诊。应用激素治疗有效(图 3 - 2 - 7)。

【CT 诊断要点】

1. 平扫表现为眶内局限性软组织肿块或多个结构弥漫性受累,可有圆形、椭圆形等密度软组织块影,或眶内脂肪受累呈条索状影,眼外肌受累呈均匀增粗、肥厚,泪腺及视神经亦可受累。

2. 增强扫描肿块可有轻度强化。

【鉴别诊断】

1. 转移瘤 可累及眼外肌，使其局限性结节样肥厚。

2. 淋巴类肿瘤 可累及眼外肌、眶内脂肪、泪腺，以 50～60 岁受累多见，但无急性炎症发作史，受累的眼外肌呈弥漫性肥厚、增粗，较炎性假瘤明显。

3. 甲状腺眼球突出 所致的眼外肌受累仅表现为肌腹增粗、肥厚，而不累及肌腱附着处，常累及双侧。无眼炎症表现，可有甲状腺功能亢进表现，球内脂肪显示增多。

4. 急性细菌性眶蜂窝织炎 该病发作突然，疼痛明显，常有鼻窦炎、牙病或外伤史。患者通常发热，白细胞计数增加。

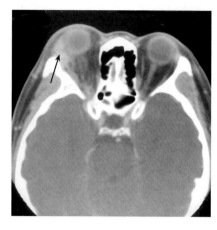

图 3-2-7 右侧眶内结构紊乱，眶内脂肪内可见条索状软组织影（箭头），泪腺受累

【比较影像学与临床诊断】

本病平片常无异常发现，CT 和 MRI 具有相同的诊断作用，超声对病变显示不如 CT、MRI 清楚，可首选 CT 检查，可明确诊断本病，对判断疗效和预测预后有很大帮助。本病不宜手术和活检。眼眶炎性假瘤多累及成年人，但也可见于儿童，无明显性别差异。常累及单眼，约 1/4 发生于双眼，可同时或间隔数年发病。弥漫炎症者，眶内病变广泛，受累结构多。中年患者，一旦发现眼球突出和移位、水肿、充血、眼部疼痛，眼球运动障碍及复视，视力下降，特别是应用激素治疗好转，应想到本病。

# 六、球内及眶内异物及眶壁骨折

【典型病例】

男，18 岁，车祸 2 小时，右眶周肿胀伴视物模糊来诊（图 3-2-8）。

【CT 诊断要点】

1. 球内及眶内异物 CT 能够准确地显示异物的位置、大小、性质及产生的并发症，球内及眶内异物因其种类和大小不同而不同：高密度异物有金属、沙石、玻璃和骨片等，低密度异物有植物类、塑料类等。金属异物表现为异常的高密度影，CT 值在 +2000 HU 以上，其周围有明显的放射状金属伪影，植物类影像与气体相似，呈明显低密度影。

2. 眶壁骨折 直接征象为眶壁骨质连续性中断、粉碎及移位；间接征象为骨折周围的软组织改变，包括眼肌增粗、移位、嵌顿，眶内容物脱出或血肿形成，并通过骨折处疝入附近副鼻窦内，可见"泪滴征"。

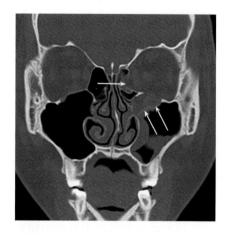

图 3-2-8 右侧眶内、后壁骨质连续性中断（箭头）

**【鉴别诊断】**

1.眼球及球后眶内钙斑　钙斑见于视网膜母细胞瘤、脉络膜骨瘤、脑膜瘤、血管瘤等,一般在 CT 上可显示肿块,较容易鉴别。

2.眶内积气　与眶内木质异物应该鉴别,异物有固定的形状可资鉴别。

3.眶下孔及眶壁正常曲折　容易误诊为骨折,要认识正常解剖,可以避免误诊。

**【比较影像学与临床诊断】**

X 线对金属异物诊断作用明显,CT 对金属和非金属异物诊断优于 X 线,超声与 X 线检查有相同的诊断作用,MRI 较少应用于异物检查,一般可作为补充检查。在临床上不能确定异物性质时,考虑到磁性异物的危害,在 MRI 检查前应行常规 X 线、CT 检查。眼异物外伤史,影像学检查发现异物可确立诊断。鉴别诊断较易,主要依据异物的位置及其他组织损伤。

# 七、视神经胶质瘤

**【典型病例】**

男,2 岁,左眼球外凸、斜视半年,2 个月前自诉有间断头痛,1 周前疼痛加重,并有恶心、呕吐症状(图 3 - 2 - 9)。

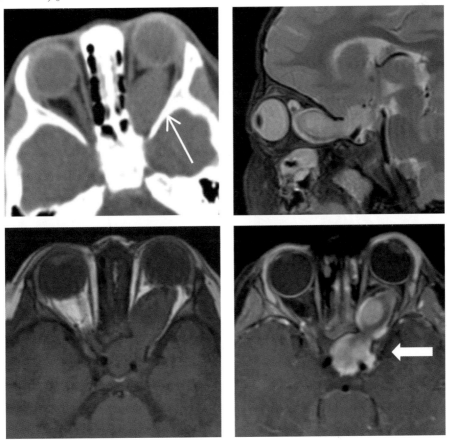

图 3 - 2 - 9　CT 示左侧眼眶内视神经梭形增粗(细箭头);MRI 示病灶呈长 $T_1$、长 $T_2$ 信号,累及眶内段、管内段及颅内段,左侧颈内动脉受压,增强后明显均匀强化(粗箭头)

**【诊断要点】**

CT 表现：①平扫检查，视神经呈条状或梭形增粗，边界光整，密度均匀，CT 值在 40～60HU；侵及视神经管内段引起视神经管扩大。②增强检查，病变呈轻度强化。

MRI 表现：①普通检查，肿瘤在 $T_1WI$ 上为等或略低信号，在 $T_2WI$ 上呈高信号。②增强检查，肿瘤明显强化。

**【鉴别诊断】**

视神经鞘脑膜瘤：多发生于中年女性，症状为渐进性眼球突出，后期出现视力下降。CT 表现为等或略高密度肿块，包套状环绕视神经，可见钙化；MRI $T_1WI$ 和 $T_2WI$ 上呈等信号，肿瘤强化明显，而视神经无强化，形成较具特征的"轨道"征。

**【比较影像学与临床诊断】**

影像学检查方法：MRI、CT。MRI 检查易于确定肿瘤累及视神经的球壁段、管内段或颅内段，为首选影像检查方法。视神经胶质瘤起源于视神经内胶质细胞，属于良性或低度恶性肿瘤，儿童多见，发生在成人则具有恶变倾向。本病伴有神经纤维瘤病者达 15%～50%。临床上最初症状为视野盲点，但因患者多为儿童而被忽视；95% 患者以视力减退就诊，还可有眼球突出，视神经盘水肿或萎缩。

## 八、格氏眼病

**【典型病例】**

男，35 岁，主因右侧眼球突出伴眼部疼痛、眼球运动障碍半个月来诊（图 3-2-10）。

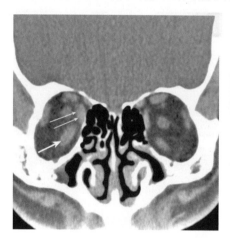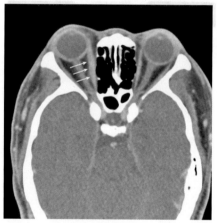

图 3-2-10　眶内多个眼外肌肌腹增粗、肥厚（箭头），增强扫描内直肌轻度强化

**【CT 诊断要点】**

1. 多发眼外肌肥大，多为双侧对称性，表现为眼肌肥大，以内直肌和下直肌最常受累，以冠状面显示较为清楚。其特征为肌腹呈梭形肥大，而肌腱处正常。

2. 眶内脂肪容积增加，球后脂肪间隙结构清楚，眶隔前移。

3. 晚期可见视神经增粗。

4. 增强扫描见增粗的眼外肌有明显的强化。

【鉴别诊断】

眶内炎性假瘤眼外肌型:眼外肌受累呈均匀增粗、肥厚,应用激素治疗有效。

【比较影像学与临床诊断】

CT、MRI 检查可明确诊断。本病又称眼型格氏病、甲状腺眼病,发病率在眼眶疾病中居首位,多为双侧发病。本病以中年女性多见,男女之比为 1:3。发病缓慢,多有甲状腺功能亢进的表现。临床上表现为双侧无痛性眼球突出、眼睑萎缩、眼肌麻痹等运动功能障碍,眼裂开大,视力减退、复视、瞳孔反射及视野的异常等视神经功能障碍。

## 九、脉络膜黑色素瘤

【典型病例】

1. 男,35 岁,因进行性视力下降、视野缺损 3 个月来诊(图 3 - 2 - 11)。

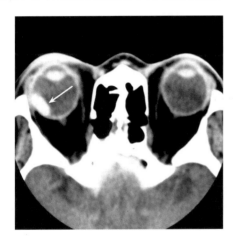
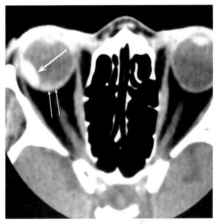

图 3 - 2 - 11  右侧眼环壁局限性结节状高密度软组织肿块,边界清楚,突向球内(箭头)

【CT 诊断要点】

1. 平扫表现为眼环壁局限性增厚、隆起或结节状高密度软组织肿块,边界多清楚,多突向球内,常无钙化。常合并视网膜下积液。

2. 增强扫描呈中度或显著强化。

【比较影像学与临床诊断】

1. 脉络膜血管瘤  多发生于 10 ~ 20 岁之间,平扫较黑色素瘤密度低,增强扫描有明显强化。

2. 脉络膜转移瘤  CT 扫描可表现为脉络膜结节影或弥漫性增厚,结合病史可资鉴别。

3. 脉络膜骨瘤  青年女性多见,多为单侧发病。CT 扫描时肿块密度较高,增强多数无强化。

【临床诊断思路】

超声、CT、MRI 是较常用的影像学检查方法,CT 是本病最理想的诊断方法。本病是成人眼球内最常见的恶性肿瘤,常为单侧发病,主要发生于眼球后极部,患者多有视力下降、视野缺损、玻璃体漂浮物等症状。

### 十、视网膜剥离

【典型病例】

女,15岁,外伤后2年,出现视力进行性减退,现视物不清来诊(图3-2-12)。

【CT诊断要点】

CT表现为眼底有两处弧形隆起,呈"V"形,尖端指向视神经入眼底处(视神经盘),此征象为典型的视网膜剥离征象。也表现为眼底的积液,常随体位变化。

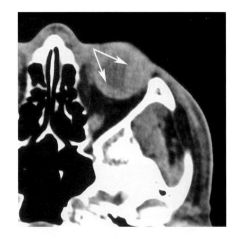

【鉴别诊断】

1. 脉络膜下剥离  剥离的两肢较厚,亦向后延伸,但不能汇集于视神经入眼底处。

2. 玻璃体后腔积液  一般无尖端指向视神经进入眼底处的"V"形征象。

【比较影像学与临床诊断】

CT对诊断本病及其病因有一定的价值,可以显示积液的性质,对临床治疗有一定的指导意义。本病多由外伤、出血、肿瘤等病变导致视网膜神经

图3-2-12  眼底有两处弧形隆起,呈"V"形(箭头),尖端指向视神经入眼底处

细胞层及色素层上皮分离,与眼球老化及高度近视存在密切关系;或眼球外伤、糖尿病视网膜病变、严重的眼内发炎及肿瘤等,都是成因之一。同时,也有家族遗传的可能。发生视网膜分离时无疼痛,眼前有黑点或者是黑影晃动,视物模糊,躺着的时候视力会好些,当起来活动一会儿后视力会有所下降,有时眼前还会出现闪光,是眼科的急症,在数天内必须接受治疗,否则会造成视网膜萎缩,造成失明。

# 第三节  耳 疾 病

## 一、化脓性中耳乳突炎

【典型病例】

男,18岁,慢性中耳炎5年,两侧外耳道间断流脓,近日加重来诊(图3-3-1)。

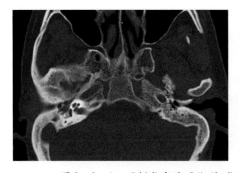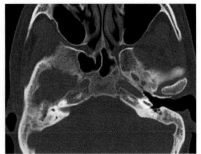

图3-3-1  两侧乳突呈硬化型,乳突小房少、致密,未见骨质破坏

【CT诊断要点】

1. 单纯型　表现为鼓室、鼓窦及乳突气房密度增高,骨质硬化致密,无骨质破坏。

2. 肉芽型　表现为鼓室、鼓窦及乳突气房密度增高,鼓室和鼓窦扩大,边缘模糊,其内有软组织影。

3. 胆脂瘤型　乳突多为板障型或硬化型。表现为鼓室、鼓窦及乳突气房密度增高,蜂窝小房骨壁增厚、硬化,鼓室、乳突气房黏膜增厚。鼓室和鼓窦区扩大,骨质破坏,边缘清楚,其内有软组织影,其特征性表现是骨棘或外耳道骨质破坏,听小骨破坏消失。

【鉴别诊断】

中耳乳突癌:多为中老年人,外耳道可见软组织影,骨质破坏广泛严重,周围组织侵犯明显。

【比较影像学与临床诊断】

HRCT对鉴别急性中耳乳突炎时鼓室、鼓窦口、鼓窦、乳突气房、听小骨的细微改变优于X线平片。MRI强化扫描可显示脓肿壁强化,对观察其范围和指导临床治疗有作用。急性期临床表现为耳内耳后疼痛,体温升高,耳道流脓,耳后软组织肿胀。有时出现呕吐、眩晕和眼球震颤。慢性者表现为长期耳流脓和听力减退,伴有耳鸣、眩晕、头痛。检查见鼓膜穿孔、脓液、肉芽或胆脂瘤屑。

## 二、胆脂瘤

【典型病例】

女,23岁,主因左耳流脓3年余,听力明显下降,近1周耳周软组织肿胀就诊(图3-3-2)。

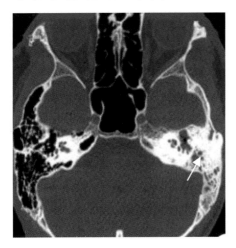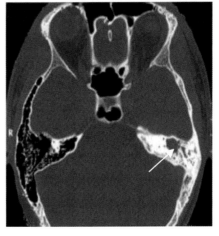

图3-3-2　左侧乳突致密,乳突窦可见不规则破坏区(箭头),边界清楚

【CT诊断要点】

1. 表现为鼓室、鼓窦壁破坏,鼓窦腔扩大,腔内为软组织充填,CT值为30~50 HU,或呈负值,边缘光滑、致密。本病可累及内耳道,一般无强化。

2. 骨质破坏:多发生鼓室盾板、上鼓室侧壁及鼓前棘破坏。

【鉴别诊断】

1. 鼓室型血管瘤　位于中耳内,临床表现特点有搏动性耳鸣、蓝色鼓膜。CT特点为鼓室内小的软组织肿块,动态增强扫描明显强化,骨质破坏少见。

2.外耳及中耳癌　临床常见外耳道及中耳肿块,骨质破坏严重,边缘不清。

3.肉芽肿性中耳炎　一般无窦腔扩大,骨质边缘模糊,增强扫描病变可强化。

【比较影像学与临床诊断】

X线检查大部分病例可显示改变,CT优于X线平片,可显示细微结构,尤其是HRCT对听小骨显示较好,可首选。MRI对颅内脓肿观察优于CT,对耳蜗的观察效果好。本病多见于10~40岁人群,多为单侧,多有慢性化脓性中耳乳突炎病史,诊断不难。

## 三、中耳癌

【典型病例】

男,55岁,主因右耳部肿胀1周,听力渐进性丧失2个月,外耳道新生物1个月就诊(图3-3-3)。

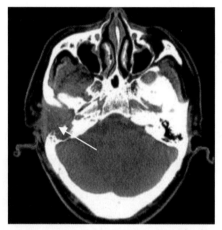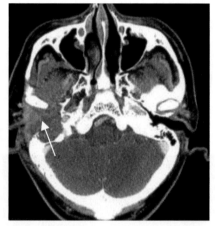

图3-3-3　右侧外耳道可见软组织(箭头)一直延续到内耳,周围骨质破坏,翼肌受侵,诊断为中耳癌

【CT诊断要点】

1.CT平扫显示鼓室、外耳道骨壁、听小骨、乳突气房破坏,破坏区呈中等密度;破坏可侵及周围其他组织结构。

2.CT增强扫描见肿瘤强化较明显。

【鉴别诊断】

1.外耳道癌　外耳道骨壁破坏明显,听骨可部分残留,一般中耳癌软组织肿块和骨破坏以鼓室为中心,听骨和鼓室破坏较完全。

2.中耳肉瘤　肿瘤多见于儿童,进展迅速可资鉴别。

3.慢性化脓性中耳乳突炎　一般无骨质破坏。

【比较影像学与临床诊断】

X线对本病诊断有重要作用,CT优于X线平片,MRI对颅内侵犯观察优于CT。可首选CT检查。临床表现主要为耳漏,分泌物稀如水,有臭味;耳痛、出血、耳聋、面瘫、眩晕、开口困难等症状,检查见外耳道内有肉芽或息肉样组织,质软而脆,易出血,摘除后复发;并可发现第5、6、9 ~12对颅神经瘫痪症状及颈上淋巴结转移。

## 四、外耳道先天性闭锁

### 【典型病例】

男,16岁,出生时发现左侧耳廓畸形、外耳道闭塞,今日来诊(图3-3-4)。

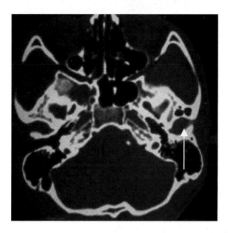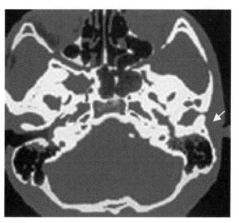

图3-3-4 左侧外耳道为软组织充填(箭头),中耳、内耳结构不清。诊断为外耳道先天性闭锁

### 【CT诊断要点】

本病是最常见的外中耳畸形,表现为耳廓小,骨性外耳道缺失,多伴有中耳畸形变小,乳突小房存在。

### 【鉴别诊断】

1.外耳道炎、外耳道疖肿 多累及软骨部外耳道皮肤,外耳道骨部及耳廓常无异常。

2.耵聍栓塞 堵塞外耳道,骨性外耳道存在,可扩大。

3.外耳道乳头状瘤或癌 外耳道虽有软组织肿块影,但骨性外耳道存在;如为恶性病变,可破坏外耳道,软组织肿块亦常较大,但耳廓正常。

### 【比较影像学与临床诊断】

X线检查对外耳的先天畸形具有一定的诊断作用,HRCT对先天畸形的诊断是目前最佳的影像学检查方法,MRI对此部畸形诊断作用有限,应首选HRCT检查。

## 五、颞骨骨折

### 【典型病例】

患者,男,18岁,因车祸1小时就诊,左侧外耳道流血,颞部软组织肿胀(图3-3-5)。

### 【CT诊断要点】

通过横断面和冠状面的连续扫描,通过两侧颞骨的对比观察可以明确骨折线的位置及其累及的结构,要仔细观察骨折线对外耳道、中耳、面神经管、茎突、内耳各结构、内耳道的累及,以指导临床治疗。

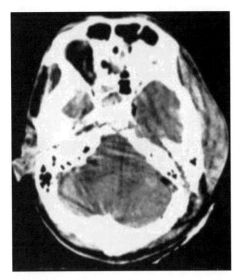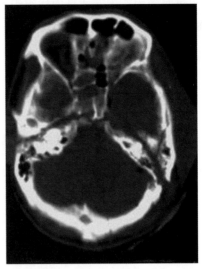

图 3 - 3 - 5　左侧颞骨、乳突骨折(箭头),颞部软组织肿胀

**【比较影像学与临床诊断】**

　　X 线检查对微小骨折及骨折对耳部的具体损伤及程度作用有限,HRCT 优于 X 线平片,应首选 HRCT 检查。头部外伤病史,局部软组织肿胀,外耳道出血,结合影像学检查可明确诊断本病。

## 六、外耳道鳞癌

**【典型病例】**

　　男,42 岁,反复发作右耳流脓、听力下降 2 年,既往按中耳炎治疗,时好时坏(图3 - 3 - 6)。

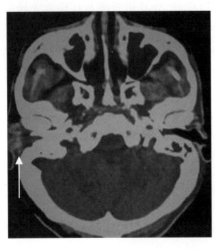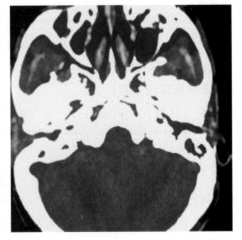

图 3 - 3 - 6　右侧外耳道处可见软组织肿物(箭头),外耳道闭塞,中耳、内耳正常。诊断为右侧外耳道鳞状上皮癌

【CT 诊断要点】

1.平扫可见外耳道、鼓室软组织肿块,边缘不整,骨性外耳道、中耳、内耳骨质破坏,晚期广泛浸润周围组织。

2.增强可见部分强化。

【鉴别诊断】

1.外耳道先天性膜性闭锁　外耳道被软组织闭锁,但病史长,多伴有耳廓畸形。

2.外耳道耵聍腺瘤或腺癌　耵聍腺瘤多为外耳道软组织肿块,而癌可发生骨质破坏。

3.外耳道乳头状瘤　常见,也可表现为软组织肿块,无骨质破坏。

【临床诊断思路】

最好的影像学诊断方法为 CT 检查,不仅可显示病变的位置,而且可明确病变范围,有利于手术、放疗等方案的制订。本病多见于中老年人,以鳞状上皮癌最为多见,早期可见耳道软组织团块。

# 第四节　鼻腔与鼻窦疾病

## 一、鼻窦炎

【典型病例】

男,18 岁,主因头痛,流涕半个月余,上颌窦压痛 10 天来诊(图 3 – 4 – 1)。

【CT 诊断要点】

1.急性期可见鼻窦窦腔混浊,密度增高,有时窦腔内可见气液平面。

2.慢性期可见窦壁黏膜增厚,或整个窦腔被增厚的黏膜所充填,长期慢性炎症刺激可致窦壁骨质硬化增厚或吸收,霉菌性鼻窦炎可见骨质破坏,窦腔变小,伴有息肉形成。

3.增强可见炎症黏膜强化明显。

【鉴别诊断】

1.上颌窦癌　平扫为混杂密度肿块影,常破坏骨壁突入鼻腔,强化明显。

2.鼻窦恶性肉芽肿　表现为窦腔黏膜增厚或软组织肿块,有时可表现为水样密度,常有鼻腔、鼻咽部、咽喉等处病变。

3.鼻窦囊肿　密度均匀,边界清楚,不随体位变化。

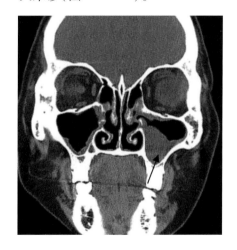

图 3 – 4 – 1　右侧上颌窦内可见液体密度(箭头)

【比较影像学与临床诊断】

X 线检查可确诊本病,如需与其他疾病鉴别时,应选用 CT 或 MRI。CT 检查优于 X 线平片,可观察窦腔、窦壁的改变,但对于筛窦和蝶窦病变不如 MRI,MRI 可观察窦壁外颅内侵犯情况。临床上常因头痛、鼻塞、流涕来诊。

## 二、鼻窦囊肿

【典型病例】

男,25 岁,主因头痛来诊(图 3 - 4 - 2)。

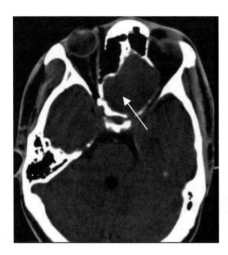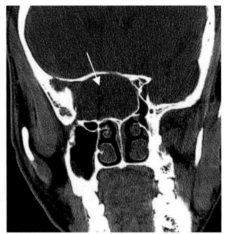

图 3 - 4 - 2　蝶窦内可见液体密度(箭头),窦壁扩大、变薄

【CT 诊断要点】

表现为突向窦腔内半球状水样密度占位,边缘光滑,窦壁骨质光整。黏液囊肿表现窦腔扩大,骨壁变薄,窦内呈均匀或不甚均匀中等密度,膨胀扩大的窦壁压迫周围组织移位。CT 增强囊肿壁有强化,囊液无强化。

【鉴别诊断】

1. 鼻息肉　息肉较小时一般有粗细不等蒂,呈软组织密度。

2. 真菌鼻窦炎　病灶内可见有斑点样钙化。

3. 鼻窦恶性肿瘤　常致骨质破坏显著。

【比较影像学与临床诊断】

X 线平片因颅骨重叠观察不甚满意,CT 优于 X 线平片检查,对窦壁和窦腔显示清楚。MRI 对部分囊肿有定性诊断作用。囊肿较小时一般无症状,较大时局部有胀感,头痛。黏液囊肿早期多无症状,病变进展可致窦腔膨胀、扩大,压迫周围组织器官,引起局部隆起、眼球突出移位,溢泪、头痛等症状,检查局部可触及肿块。

## 三、上颌窦癌

【典型病例】

男,21 岁,主因头痛、间断鼻出血 1 个月,右侧颜面部隆起,近日加重就诊(图 3 - 4 - 3)。

【CT 诊断要点】

1. 窦腔内软组织密度的肿块伴窦壁骨质溶骨性破坏是本病的特征性表现;肿瘤较大时,瘤内可见多处坏死、囊变区。

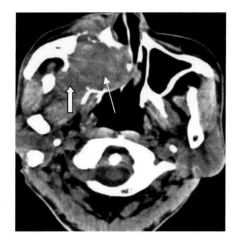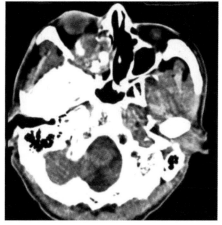

图 3-4-3 右侧上颌窦窦腔内软组织密度的肿块(细箭头)伴窦壁骨质溶骨性破坏 (粗箭头),向周围侵犯

2.肿瘤可破坏窦壁向周围侵犯,邻近的正常结构被破坏,形成软组织肿块。

3.增强:肿瘤的实性部分明显或中度强化,坏死、囊变区无强化。

【鉴别诊断】

1.Wegener 肉芽肿 常为内侧壁破坏,而且伴有鼻甲、鼻中隔的破坏及呼吸道、肺及肾的病变。

2.上颌窦淋巴瘤 骨壁的破坏相对少见,部分病人伴有其他部位的病变。

3.嗅神经母细胞瘤 多见于鼻腔和筛窦,颅底破坏明显。

4.骨及软骨肉瘤 有肿瘤骨和钙化骨存在。

【比较影像学与临床诊断】

X 线平片对病变侵犯周围组织观察作用有限;CT 优于 X 线平片,其可同时显示骨破坏和肿瘤侵犯程度;MRI 对肿瘤颅内侵犯程度的显示优于 CT,但对窦壁骨质破坏观察不如 CT 直观。本病多发生于 40~60 岁男性患者,常出现进行性鼻塞、脓血涕等症状。局部可以隆起、压痛。

## 四、乳头状瘤

【典型病例】

男,30 岁,鼻塞 10 余年,鼻腔充满肿物(图 3-4-4)。

【CT 诊断要点】

1.平扫表现为鼻腔和鼻旁窦内不规则软组织肿块影,境界尚清楚,可见鼻甲及窦壁骨质吸收变薄,无骨质破坏;可引起窦口的阻塞,相应鼻窦发生阻塞性炎症;可累及筛窦、鼻咽腔等部位;可有窦腔扩大。

2.增强扫描可见肿瘤轻至中度强化,一般较均匀。

【鉴别诊断】

1.血管瘤 增强后明显强化,鉴别不难。

2.鼻息肉 常伴有炎症,骨质增生多见,破坏少见,增强扫描可强化。

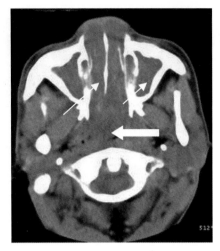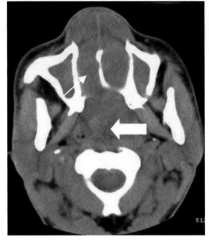

图 3 - 4 - 4　鼻腔和鼻旁窦内不规则软组织肿块影,境界尚清楚,窦口阻塞,相应
鼻窦发生阻塞性炎症;累及筛窦、鼻咽腔(粗箭头)等部位

3.鼻腔及鼻窦癌　多表现为软组织肿块,呈浸润性生长,常侵犯鼻咽部及翼腭窝,边界不清,侵蚀性骨质破坏范围广泛,增强肿块有强化。

【比较影像学与临床诊断】

检查方法一般有 X 线、CT 及 MRI,X 线对本病的显示作用有限;CT 优于 X 线平片检查,尤其是显示骨壁周围有无侵犯明显优于平片;MRI 对周围组织侵犯,尤其是观察颅底或颅内的病变侵犯优于 CT。鼻腔及鼻窦乳头状瘤的病因可能与病毒感染有关。临床上分外生性和内翻性两种类型。前者坚硬呈乳头状,多见于鼻前庭、鼻中隔,易于手术切除;后者柔软、易出血,多发生于鼻腔侧壁或鼻窦,新生物上皮向深部基质生长,但不侵及其基膜,故名内翻性乳头状瘤。本病多见于 40 岁以上男性,表现为单侧进行性鼻塞、鼻内肿块、流涕、鼻出血、头面痛;鼻内可见淡红色新生物,表面不平,或易出血、息肉样物;颜面畸形,眼球移位。

## 五、鼻窦骨瘤

【典型病例】

男,33 岁,主因间断鼻塞 3 个月来诊(图 3 - 4 - 5)。

【CT 诊断要点】

1.表现为窦壁内突的圆形或分叶状致密骨块,边缘光滑清楚。

2.密质骨型骨瘤的密度均匀致密;松质骨型骨瘤边缘有细薄的骨皮质,瘤内可见均匀致密的骨小梁;混合型骨瘤多为纤维骨瘤,高密度的瘤体间杂有较多较低密度的部分。

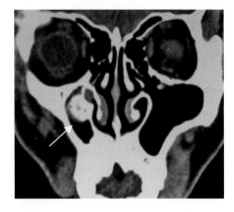

图 3 - 4 - 5　右侧上颌窦内可见不规则骨质密度(箭头)

**【鉴别诊断】**

上颌窦窦腔内牙齿:为牙齿发育异常所致,结合上颌骨牙齿排列,调整窗宽、窗位可以鉴别。

**【比较影像学与临床诊断】**

检查方法有 X 线、CT。对于较大骨瘤 X 线平片即可诊断。CT 检查目的主要是观察骨瘤范围及继发改变。骨瘤为最常见的鼻旁窦的良性肿瘤,多见于 20 ~ 40 岁成人,生长缓慢,多无症状,大的骨瘤可引起相应的压迫阻塞症状,引起相应的神经痛、感觉过敏。

## 六、鼻部外伤

**【典型病例】**

女,25 岁,鼻外伤 1 天(图 3 - 4 - 6)。

**【CT 诊断要点】**

CT 表现:鼻部骨折表现鼻骨、上颌骨额突、鼻中隔、泪骨骨质中断或(和)移位。以鼻骨骨折最多见,泪骨骨折常累及泪囊窝,骨缝分离表现鼻额缝、鼻骨与上颌骨额突缝、上颌骨额突与泪骨骨缝的增宽和/或移位。

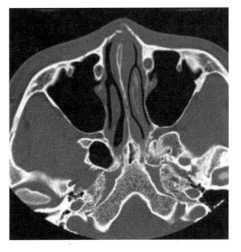

图 3 - 4 - 6 CT 示右侧鼻骨及上颌骨额突骨折

# 第五节 咽喉疾病

## 一、血管纤维瘤

**【典型病例】**

男,25 岁,间断性鼻出血、鼻塞 2 年。查体鼻根部压痛,鼻腔见粉红色肿块(图 3 - 5 - 1)。

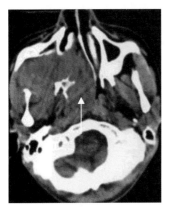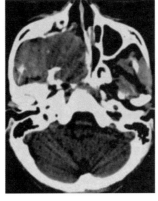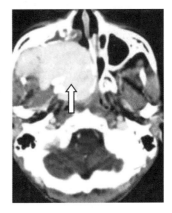

图 3 - 5 - 1 右侧上颌窦、鼻腔内可见软组织团块(细箭头),呈明显强化(粗箭头)。上颌窦壁、鼻甲骨质变薄,局部显示不清

【CT 诊断要点】

1.CT 平扫见来自鼻咽顶部的软组织肿块,充满鼻咽腔,经后鼻孔长入并充满同侧鼻咽腔,肿块境界清楚,密度一般均匀。

2.CT 增强见肿瘤强化明显,较小肿瘤强化均匀,较大者强化不均匀。邻近结构受压移位,颅底骨质破坏。

【鉴别诊断】

1.鼻腔巨大息肉 密度较肌组织低,增强后息肉强化不如血管瘤明显。

2.鼻咽癌 呈浸润性生长,边界不清,常有明显的骨质破坏和淋巴结转移,病人年龄常偏大,增强效果不如血管纤维瘤明显。

3.鼻咽淋巴瘤 常见部位为咽淋巴环,影像学表现病变广泛弥漫分布于咽扁桃体、咽鼓管口扁桃体及咽壁淋巴组织,软组织增厚。

【比较影像学与临床诊断】

X 线平片检查对突向鼻咽腔的血管纤维瘤显示较好,对咽旁间隙侵犯诊断作用有限。DSA 检查有定性诊断作用。CT 和 MRI 对病变的位置、范围及与邻近组织关系优于 X 线检查,其强化扫描可帮助作定性诊断。可首选 CT 检查。鼻咽部良性肿瘤较少见,血管纤维瘤好发于 10 ~ 25 岁男性,以反复鼻塞和鼻出血为基本症状,压迫周围组织出现相应的压迫症状。

## 二、鼻咽癌

【典型病例】

1.男,48 岁,因头痛、耳鸣 1 个月余就诊(图 3 - 5 - 2)。

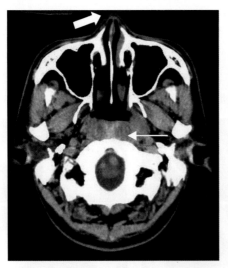 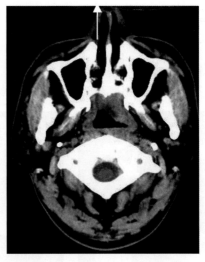

图 3 - 5 - 2 鼻咽顶后壁软组织增厚(箭头),达 1.5 cm,密度不均匀,咽隐窝消失,增强后强化不明显

2.男,56 岁,主因间断性,鼻涕带血 2 个月(图 3 - 5 - 3)。

【CT 诊断要点】

1.CT 平扫咽隐窝闭塞、消失、隆起,咽顶、后侧壁肿块突向鼻咽腔。

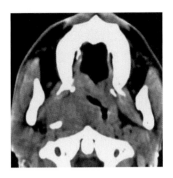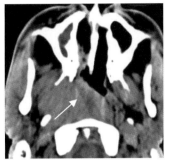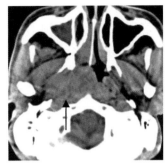

图 3－5－3　右侧咽喉部可见软组织团块(箭头),累及咽隐窝翼肌

2.可见淋巴结肿大,主要位于颈深淋巴结。

3.CT增强见病变呈不均匀中等至明显强化。

【鉴别诊断】

1.咽淋巴瘤　病变位于咽壁浅层组织,较少向咽旁深部侵犯。

2.鼻咽部纤维血管瘤　腔内生长为主,周围侵犯及破坏征象较少,增强扫描有明显强化。

3.鼻咽部炎症　以黏膜增厚为主,无深层改变。

4.颈部淋巴结结核　临床有结核症状,增强扫描出现环形强化。

【比较影像学与临床诊断】

X线检查对鼻咽癌的深部组织器官侵犯显示作用有限。CT对鼻咽癌的位置、范围及侵犯程度明显优于X线检查,对肿瘤分期和治疗复查有重要作用。MRI软组织分辨率高,对鼻咽癌及其颅内侵犯观察优于CT。鼻咽癌是发生于鼻咽黏膜上的恶性肿瘤,发病年龄大多在40~60岁之间,男多于女。根据原发病变部位的不同可出现不同症状,颈深部淋巴结肿大和晨起回缩涕带血是其常见的早期特征,其他常见症状有不明原因的头痛、单侧耳鸣、重听等。

## 三、喉癌

【典型病例】

男,58岁,主因声音嘶哑1年来诊(图3－5－4)。

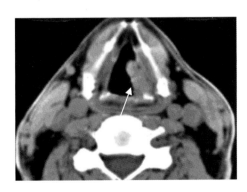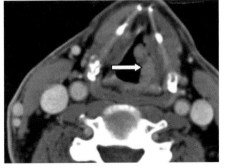

图 3－5－4　左侧声带处可见软组织团块(细箭头)内突,增强后可见不规则强化(粗箭头)

【CT诊断要点】

1.表现为声带处或声门区病变处增厚、小结节状突起或不规则肿块,外形欠规则,肿块周围组织及生理间隙变形、移位、狭窄,晚期前联合及对侧声带受侵,喉软骨被破坏、吸收,甚至侵及喉外组织,可破坏甲状软骨。

2.CT增强扫描见肿瘤强化明显,转移淋巴结较小时均匀强化,较大时呈环状强化。

【鉴别诊断】

1.声带息肉　比较局限,边缘光滑,喉旁间隙存在,没有骨质破坏。

2.喉结核　多继发于肺结核,疼痛剧烈,病变位于喉后部,多数呈浅溃疡。

3.下咽癌　梨状窝癌、环后区癌及咽喉壁癌,梨状窝变形、狭窄,声门裂移位,椎前软组织增厚,晚期难判断原发部位。

【比较影像学与临床诊断】

多见于男性,临床表现为喉异物感,喉痛,声音嘶哑,呼吸困难,吞咽困难,咳痰带血,喉部肿块,淋巴结转移肿大等。检查发现甲状软骨上切迹之上膨隆,可触及肿块,淋巴结肿大。喉镜检查可见肿瘤,X线检查对本病的诊断有重要作用,CT和MRI对病变的侵犯范围和程度及颈淋巴结转移检查优于X线。因MRI检查时喉部受吞咽动作影响,易产生伪影,故可首选CT检查。

# 四、咽后及咽旁脓肿

【典型病例】

女,35岁,主因咽部不适,发热,咽下困难,右侧颞部肿胀就诊(图3-5-5)。

【CT诊断要点】

1.CT平扫见脓肿部软组织肿胀,呈低密度区,结核脓肿有时见脓肿壁钙化。肿胀组织边缘清,突向咽气道,致气道变形,脓肿与深部组织分界清或不清。

2.CT增强见脓肿壁强化较明显,脓液不强化。

【鉴别诊断】

1.囊性淋巴管瘤　为儿童头颈部较常见疾病,肿瘤范围较广,有时伴有咽旁肿瘤,与脓肿改变不同。

2.鼻咽血管纤维瘤　多见于男性青年,DSA检查呈富含血管肿瘤,CT和MRI强化明显。

3.外伤血肿　有外伤史,外伤可产生咽后壁、咽旁血肿,CT检查呈高密度,MRI $T_1WI$、$T_2WI$呈高信号强度可资鉴别。

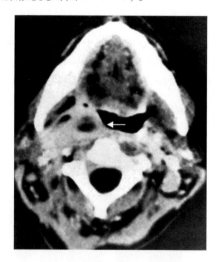

图3-5-5　两侧咽腔不对称,右侧咽隐窝显示不清(箭头),右侧颞部软组织外隆、肿胀

【比较影像学与临床诊断】

X线对咽后壁脓肿显示满意,对咽旁脓肿显示差;CT和MRI对脓肿的部位、范围及周围组织器官显示优于常规X线平片,可首选CT。急性脓肿多见于儿童,常因咽壁损伤、异物刺入、耳部感染、化脓性淋巴结炎等引起。慢性脓肿多见于颈椎结核、淋巴结结核所致的脓肿。临床上急性脓肿有全身炎症症状,咽痛,吞咽、呼吸困难等,有时伴有喉头水肿、喉阻闭等表现,脓肿破坏血管可

引起出血。慢性脓肿临床上伴有脊柱结核和淋巴结结核症状。检查见咽壁膨隆,位于一侧者多为急性脓肿,位于中央者多为结核脓肿。

## 五、腺样体肥大

【典型病例】

男,7岁,主因睡觉时突然憋醒就诊(图3-5-6)。

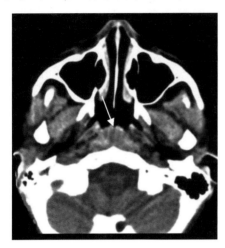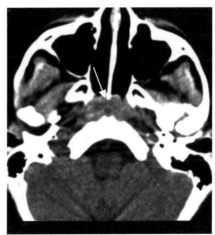

图3-5-6 鼻咽顶后壁软组织对称性增生(箭头)

【CT诊断要点】

CT平扫横断面表现为鼻咽顶后壁软组织增生,一般为对称性,表面可不平,平扫呈稍高密度,增强扫描有强化,与周围邻近结构界限清楚,颅底骨质无破坏,伴有中耳炎、乳突炎及鼻窦炎时有相应改变。

【鉴别诊断】

1.鼻咽部炎症 多表现为鼻咽部软组织广泛弥漫性肿胀。

2.鼻咽纤维血管瘤 有大量鼻出血史,瘤体明显强化,常侵犯邻近组织结构。

【比较影像学与临床诊断】

MRI软组织分辨率高,其矢状面结合横断面显示腺样体肥大的范围较CT更直观。本病多见于儿童,常与慢性扁桃体炎合并存在,可出现听力减退和耳鸣,常并发鼻炎、鼻窦炎,说话时有闭塞性鼻音,睡觉时有鼾声,常张口呼吸。

# 第六节　口腔颌面部疾病

## 一、造釉细胞瘤

【典型病例】

患者,女性,33岁,颈部肿块5年,质硬(图3-6-1)。

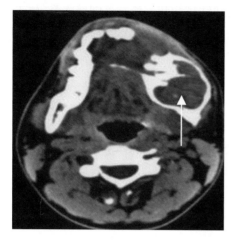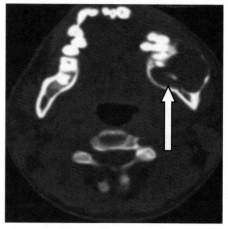

图 3 - 6 - 1　左侧下颌骨体部膨胀(细箭头),其内可见条状骨质密度影(粗箭头)

【CT 诊断要点】

细胞瘤主要分布于下颌骨磨牙区和升支部,生长缓慢。

1.多房型　有清晰骨间隔,分房大小不等,典型者囊内瘤体呈珊瑚样表现。

2.蜂窝型　由大小基本相同的小分房组成。

3.单房型　为圆形或卵圆形单房囊状低密度影,边缘分叶呈脐状,肿瘤增大时特别容易向齿槽突方向发展,引起骨质变薄,并引起牙齿根尖有整齐的骨质吸收表现和牙齿脱落。肿瘤附近牙齿受挤压呈倾斜或移位状态。

4.局部恶性征型　颌骨无膨胀,但相邻骨皮质和房、室间隔消失。

【鉴别诊断】

1.牙源性囊肿　囊肿呈圆形,囊内透光强,密度低,壁光滑锐利,壁硬化均匀完整,根尖囊肿牙根在囊肿中,多房性滤泡囊肿,囊肿大小变化不大。

2.骨巨细胞瘤　多房者呈泡沫状,破坏区边缘无硬化,单囊者瘤内见少许纤维分隔,瘤壁无硬化。

【比较影像学与临床诊断】

X 线平片对本病诊断有重要作用;CT 对病变观察优于 X 线平片,能够明确病变的范围、分型,定性,判断预后;MRI 对本病诊断特征性少,较少应用。应首选 X 线平片,必要时做 CT。患者多因颌骨无痛性进行性肿大,面部畸形来诊,临床检查发现咬合关系错乱,颌骨膨隆,表面凹凸。

## 二、含牙囊肿

【典型病例】

女,34 岁,自觉下颌骨体部偏左侧隆起就诊(图 3 - 6 - 2)。

【CT 诊断要点】

1.含牙囊肿多发生在下颌骨体部,尤以第 3 磨牙处更为常见。表现为圆形或卵圆形低密度区,为单房或多房,内含囊液,CT 值 20 ~ 25 HU。

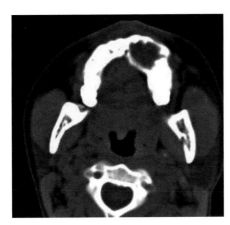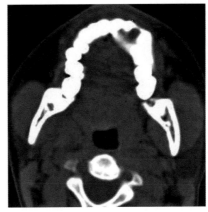

图3-6-2 下颌骨体部偏左侧呈膨胀性改变(箭头),其内密度均匀

2.随着囊液积聚囊腔增大,可伴少量气体存在,由于各方向阻力不一致可呈分叶状,周围骨质吸收形成骨腔的壁为皮层,呈边缘清晰、一致密白线条状包绕。

3.根端囊肿多位于深龋、残根或死髓牙的根端,邻牙牙根被推移位。

【鉴别诊断】

1.骨纤维异常增殖症 单骨型骨纤维组织异常增殖症在颅面骨多发。以磨砂玻璃样并有小囊样改变最多见。呈圆形或椭圆形透亮区,周围有硬化边缘,骨影膨大、增宽、变形,密度不均的阴影中有散在钙化斑点,但无骨膜反应。

2.造釉细胞瘤 有局部浸润生长的特点,以大囊套小囊,无数囊壁相互重叠形如"砂粒样钙化"为特征。含牙囊肿多位于牙齿邻近的下颌体及1~3磨牙区,范围一般小于造釉细胞瘤。

【比较影像学与临床诊断】

影像学检查是该病的有效检查方法,CT检查能够明确其大小、与周围组织关系,指导临床手术范围。颌骨囊肿早期多无自觉症状,不易被发现;囊肿较大时,多因局部膨隆来诊,临床按压有乒乓球感。

## 三、舌癌

【典型病例】

男,45岁,主因口咽部不适感半年就诊,行喉镜检查考虑为占位(图3-6-3)。

【CT诊断要点】

1.CT平扫肿瘤占位区密度减低,境界不清,侵犯舌根时见舌根局部不规则膨突。

2.CT增强见肿瘤区不均匀强化,颈淋巴结肿大。

【鉴别诊断】

1.舌结核 多伴发肺结核病史,临床检查为边缘厚而不规则溃疡。

2.颗粒细胞瘤 常见于舌背和舌根,多呈境界较清楚包块。

3.舌恶性纤维组织细胞瘤 影像学表现与舌癌相似,诊断依靠病理学证实。

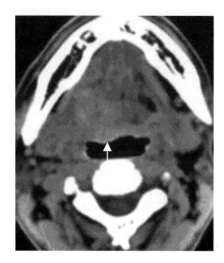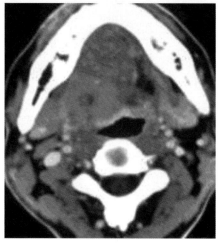

图 3 - 6 - 3　舌根右侧饱满,外隆(箭头)。增强后可见不均匀强化,颈部可见肿大淋巴结

**【比较影像学与临床诊断】**

临床表现为舌痛,肿瘤可呈溃疡、外生及浸润状。病变发展为肿瘤超越中线或侵犯口底;侵犯下颌骨舌侧骨膜、骨皮质;向后侵犯舌根、咽前柱、咽侧壁,舌运动受限、固定,涎液多,进食、吞咽、言语困难。淋巴结转移 40% ~ 80%。X 线诊断作用有限,CT 对本病的观察不如 MRI,在有条件的情况下应首选 MRI 检查。

# 第七节　五官病变实例及误诊病例

## 一、眼部报告模板及实例

### (一)报告模板

1. 描述　两侧眼眶内未见明显异常密度影,眼球密度均匀,两侧视神经未见明显增粗,各眼外肌密度均匀,未见明显肿胀,周围脂肪间隙清晰,眼眶壁骨质未见明显破坏。两侧视神经孔未见明显扩大。

2. 结论　双侧眼眶 CT 平扫未见明显异常。

### (二)实例

1. 基本资料　男,54 岁,眼部外伤。CT 图像如图 3 - 7 - 1。

2. CT 报告　双侧眼环完整,晶状体存在,眼内容物清晰,未见明显异常密度影,球后脂肪间隙清晰无异常。眼内肌形态无异常。右侧眼眶内侧壁骨折,右侧筛窦内少量积液。左侧眼眶骨壁完整,未见明显异常。右侧眼睑皮下软组织肿胀。

3. CT 结论　①右侧眼眶内侧壁骨折,筛窦内少量积液
　　　　　　　②右侧眼睑皮下软组织肿胀

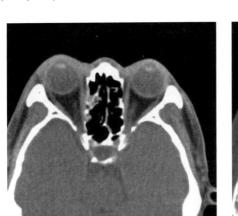
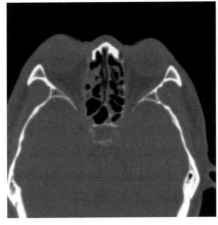
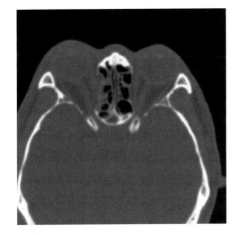
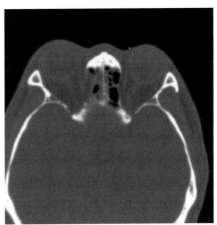

图 3 - 7 - 1

## 二、耳部病变报告模板及实例

**(一)报告模板**

1. 描述　双侧乳突小房及中耳鼓室发育良好,气化良好,两侧乳突小房、中耳鼓室、鼓窦等结构无明显异常,窦腔无扩大,骨壁无破坏,听小骨正常存在。双侧内听道对称,大小、形态无异常,骨质无异常,局部无明显软组织样结节影。

2. 结论　两侧中耳乳突及内听道CT平扫未见明显异常。

**(二)实例**

1. 基本资料　男,43岁,右耳痛。CT图像如下(图3-7-2)。

2. CT报告　右侧乳突小房气化不良,鼓室腔内见低密度影,周围骨质未见异常,听小骨正常存在。左侧乳突小房气化欠佳,乳突小房、中耳鼓室、鼓窦等结构无明显异常,窦腔无扩大,骨壁无破坏,听小骨正常存在。双侧内听道对称,大小、形态无异常,骨质无异常,局部无明显软组织样结节影。

3. CT结论　右侧中耳炎,右侧乳突气化不良。

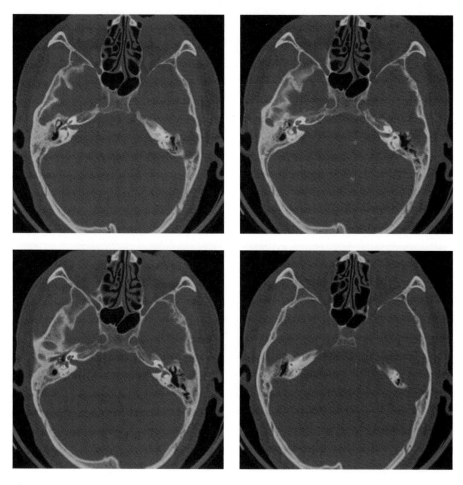

图 3 - 7 - 2

## 三、鼻腔、鼻窦报告模板及实例

### (一)报告模板

1. 描述 双侧鼻甲形态自然,鼻道通畅,鼻中隔居中。双侧上颌窦、筛窦、额窦及蝶窦窦腔清晰,黏膜无明显增厚,窦壁骨质完整。

2. 结论 鼻窦 CT 平扫未见明显异常。

### (二)实例

1. 基本资料 男,12 岁,睡觉打鼾。CT 图像如下(图 3 - 7 - 3)。

2. CT 报告 两侧上颌窦、筛窦、额窦、蝶窦黏膜未见肥厚,窦壁骨质完整,未见明显异常。右侧下鼻甲明显肥大。鼻中隔呈 S 形偏曲。骨窗示:窦腔骨壁未见明显异常。

3. CT 结论 ①右侧下鼻甲肥大;
②鼻中隔弯曲。

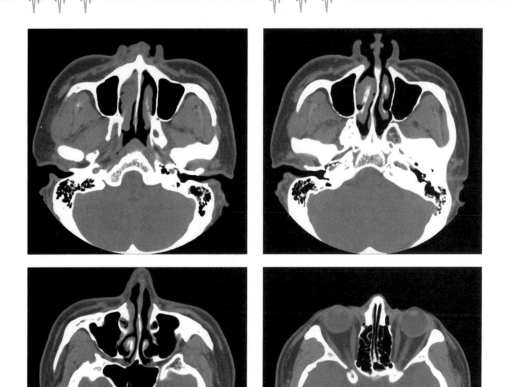

图 3 - 7 - 3

## 四、咽喉报告模板及实例

### (一)报告模板

1. 描述　两侧颈部软组织显示清晰,无异常,气管居中,未见明显异常,所见颈部血管影未见明显异常改变,颈部间隙内未见明显淋巴结肿大影。咽喉部黏膜未见明显肿胀,两侧声带对称,密度均等,局部未见明显异常,舌骨、甲状软骨等喉部组织结构显示清晰,未见明显异常,所见颈椎骨质未见明显异常。

2. 结论　颈部 CT 平扫未见明显异常。

### (二)实例

1. 基本资料　女,46 岁,咽痛,吞咽时加重,高热。CT 图像如图 3 - 7 - 4。

2. CT 报告　右侧口咽旁见不规则形软组织影,边界欠清,增强扫描呈不均匀强化,局部口咽受压、略窄;右侧梨状隐窝消失,右侧咽旁间隙不清,右侧颌下腺较对侧增大,与病灶分界不清。双侧颈静脉链周围多发淋巴结,大者短径约 9 mm。所见颈部血管影未见明显异常改变。鼻咽、喉咽未见明确异常。

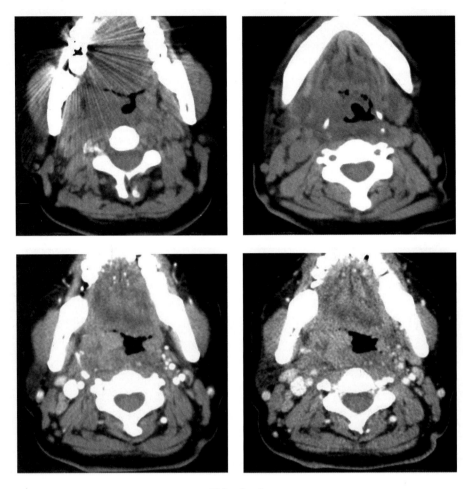

图 3 - 7 - 4

3. CT 结论　右侧口咽旁软组织影,符合咽旁脓肿表现,请结合临床及其他检查。

## 五、误诊病例及分析

病例 1. 男,48 岁,鼻塞。CT 图像如图 3 - 7 - 5。

本例表现为双侧上颌窦密度增高,左侧鼻腔亦见软组织密度影,其内密度尚均匀,骨质未见明确破坏、吸收等表现,是一例鼻窦炎合并左侧鼻腔息肉病例,我科年轻医师误诊为良性占位性病变,肿瘤可能。分析原因为:年轻医师对肿瘤密度与息肉密度认识不深刻,一般水肿型息肉密度偏低一些,多低于 30 HU,肿瘤密度一般偏高,大多大于 30 HU;非水肿型息肉密度偏高,但表现为炎性改变,无明显边界,且密度不均。

病例 2. 男,36 岁,右耳流液。CT 图像如图 3 - 7 - 6。

本例是双侧外耳道占位性病变病例,合并下丘脑肿瘤样增生,双肺少量空洞性病变,肝脏多发浸润性病灶的病例,诊断较难。本例结合胸部影像改变,拟诊朗格汉斯组织细胞增生症,最终耳部活检确诊。本例为少见病,且多发病变,年轻医师诊断经验较少,很难作出正确诊断。

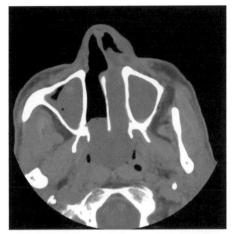
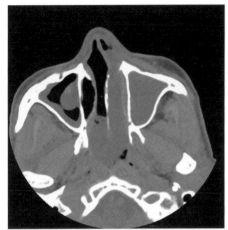
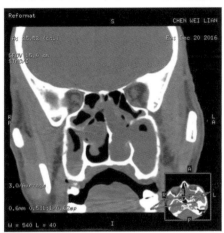
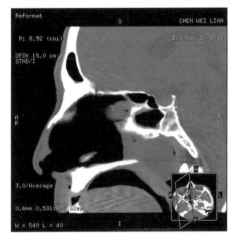

图 3 - 7 - 5

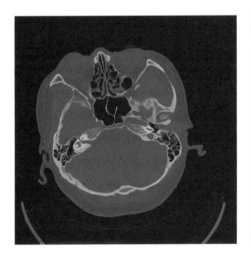
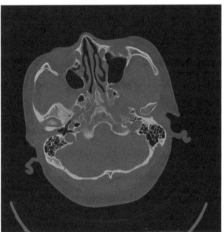

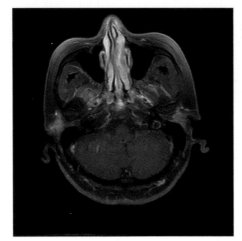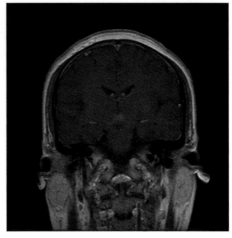

图 3 - 7 - 6

# 第四章　颈　部

## 第一节　颈部正常解剖

颈部解剖复杂,包括皮肤、皮下、肌肉、血管、神经、淋巴结、筋膜结缔组织等,颈部筋膜将上述结构分隔成十二个间隙,分别为舌下间隙、颌下间隙、颊间隙、咀嚼肌间隙、颈动脉间隙、颈后间隙、腮腺间隙、咽黏膜间隙、咽旁间隙、咽后间隙、脏器间隙及椎前间隙,相邻的间隙之间有的可以相互沟通,病变也可以沿间隙蔓延扩散。筋膜在正常影像上不显影,神经、血管、淋巴结位于颈部各间隙内。CT 平扫可分辨颈部软组织,皮下脂肪呈较均匀低密度影,肌肉、血管、神经、淋巴结均呈中等密度,筋膜不能分辨。各组织间有结缔组织、脂肪组织充填,呈低密度。CT 增强可观察血管形态和走行。颈部的典型 CT 层面如图 4 - 1 - 1 至图 4 - 1 - 4。

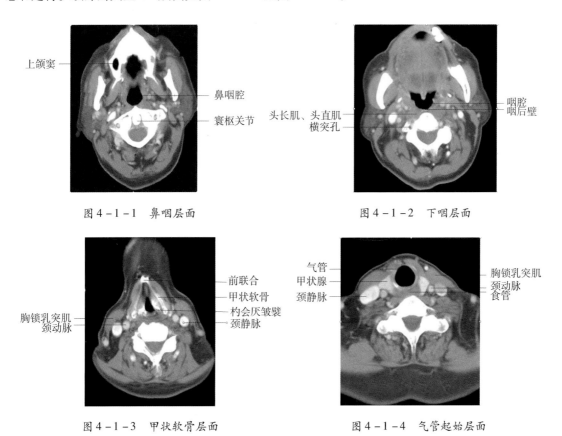

上颌窦

鼻咽腔
寰枢关节

图 4 - 1 - 1　鼻咽层面

头长肌、头直肌
横突孔

咽腔
咽后壁

图 4 - 1 - 2　下咽层面

胸锁乳突肌
颈动脉

前联合
甲状软骨
杓会厌皱襞
颈静脉

图 4 - 1 - 3　甲状软骨层面

气管
甲状腺
颈静脉

胸锁乳突肌
颈动脉
食管

图 4 - 1 - 4　气管起始层面

# 第二节　甲状腺常见病

## 一、甲状腺囊肿

【典型病例】

男,16 岁,主因喉部隆起半年来诊(图 4 - 2 - 1)。

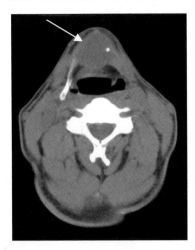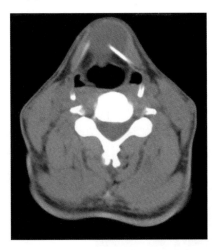

图 4 - 2 - 1　甲状舌骨区可见一类圆形水样密度影(箭头),诊断为甲状舌骨囊肿

【CT 诊断要点】

1.甲状腺内囊性病变,囊壁薄,囊内均匀水样密度。

2.增强见弧形强化带,囊肿不增强,周围甲状腺组织受压变薄。

【鉴别诊断】

1.甲状腺肿　甲状腺弥漫性增大,结节性甲状腺肿可见散在性大小不一的低密度结节,边缘清楚或模糊,不均匀性强化,结节性囊变区无强化。

2.甲状腺腺瘤　甲状腺常见的良性肿瘤,多发生于青、中年妇女。常为单发,具完整包膜,CT 上呈边界清楚的稍低或等密度肿块,可有钙化,呈均匀性强化。

3.甲状腺癌　边界不清、形态不规则的混杂密度肿块,常有坏死、囊变和钙化,呈不均匀性强化。可侵及喉、气管、食管,并引起颈部淋巴结肿大。

【比较影像学与临床诊断】

甲状腺囊肿常用的影像学检查方法有:超声、放射性核素显像、CT、MRI。超声检查可准确判定肿块为囊性还是实质性结节,可区分薄壁还是厚壁囊肿。超声波检查可见肿块内有液性暗区,可与实质性结节区别。放射性核素显像多为"冷结节"。CT 能够明确病变的性质,判定与周围组织的关系,是一种较好的检查方法。甲状腺囊肿多发生于年轻人,患者无任何不适,往往是在无意中发现颈前部肿物,也有的有甲状腺结节病史。只靠触诊难以作出诊断,甲状腺功能检查多在正常范围。甲状腺囊肿多为良性。甲状腺癌伴囊肿者少见,占 1% ~ 2%,癌性囊肿囊液细胞学检查通常能发现癌细胞。

## 二、甲状腺癌

【典型病例】

女,54岁,右颈部肿物4年,无明显自觉症状,B超诊断为甲状腺腺瘤,临床要求甲状腺CT检查(图4-2-2)。

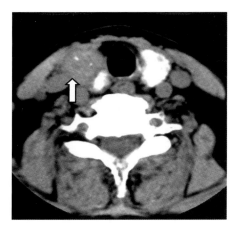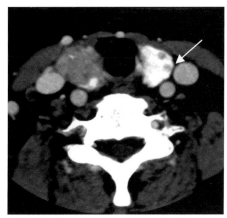

图4-2-2 右侧甲状腺前上部低密度肿块(粗箭头),境界不清,左侧甲状腺上部内亦见多个小结节样低密度影(细箭头),增强病灶呈中度强化,但仍低于甲状腺组织

手术后病理诊断:右侧甲状腺乳头状癌。

【CT诊断要点】

1.甲状腺癌的CT值为88~149 HU,低于正常甲状腺组织,呈低密度灶,境界不清楚。

2.增强呈明显强化或轻度强化。

3.肿瘤与周围组织间脂肪间隙消失,气管、喉、食管等器官可受累。

4.CT可发现周围肿大淋巴结。

【鉴别诊断】

1.甲状腺腺瘤 ①临床上甲状腺腺癌边缘不清,活动度差,而甲状腺腺瘤病灶光滑,活动度好。②两者在CT平扫时均呈低密度,但甲状腺腺瘤边缘光滑,境界清楚,而甲状腺腺癌与周围正常甲状腺组织分界不清楚。③甲状腺腺瘤形态规则、圆滑,而甲状腺腺癌形态多不规则。④周围器官侵犯是甲状腺恶性肿瘤的重要征象,尤其是肿瘤突入气管后间隙。⑤颈部淋巴结肿大倾向于甲状腺腺癌的诊断。

2.甲状腺肿 分结节性和弥漫性甲状腺肿。前者根据有无甲亢症状分为毒性和非毒性;后者包括桥本甲状腺炎和突眼性甲状腺肿,均属自身免疫性疾病。病理上桥本甲状腺炎可见甲状腺组织被大量淋巴细胞浸润,并形成淋巴滤泡,而突眼性甲状腺肿以滤泡增生为主要特征。CT表现:甲状腺弥漫性增大,边缘清楚,密度均匀或不甚均匀,增强扫描有强化。结节状甲状腺肿尚可见在增大的甲状腺组织内有多发结节状低密度或高密度区,并常多发性钙化。

【比较影像学与临床诊断】

甲状腺癌常用的影像学检查方法有超声、放射性核素显像、CT、MRI。首选超声检查,核素显像多为"热结节"。CT 能够明确肿瘤有无气管、喉部等器官受累以及淋巴结转移,是一种不可缺少的检查方法。本病发生于中老年人,多因短时间颈部增粗,可触及肿块来诊,肿块质硬,有压痛,活动度较差。

## 三、甲状腺腺瘤

【典型病例】

患者,男,35 岁,自己发现颈部肿物。彩超检查:甲状腺实质性肿块,$T_3$、$T_4$ 值在正常范围(图 4 - 2 - 3)。

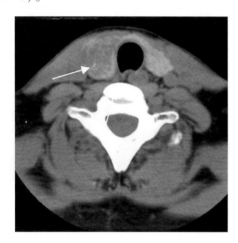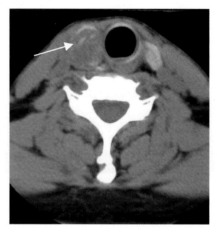

图 4 - 2 - 3　甲状腺右侧叶低密度肿块,密度不均、未见钙化,甲状腺与周围组织分界清

诊断:①右甲状腺腺瘤? ②待除外甲状腺癌可能。

病理结果:甲状腺腺瘤。

【CT 诊断要点】

CT 表现肿瘤呈稍低密度结节状肿块,边缘光整、锐利,病灶均匀强化,少数腺瘤可有钙化。

左甲状腺及峡部未见肿块、密度略低,颈外侧未见肿大淋巴结。

【鉴别诊断】

1. 甲状腺腺癌　①临床上甲状腺腺癌边缘不清,活动度差,而甲状腺腺瘤病灶光滑,活动度好。②两者在 CT 平扫时均呈低密度,但甲状腺腺瘤边缘光滑,境界清楚,而甲状腺腺癌与周围正常甲状腺组织分界不清楚。③甲状腺腺瘤形态规则、圆滑,而甲状腺腺癌形态多不规则。④周围器官侵犯是甲状腺恶性肿瘤的重要征象,尤其是肿瘤突入气管后间隙。⑤颈部淋巴结肿大倾向于甲状腺腺癌的诊断。

2. 甲状腺肿　分结节性和弥漫性甲状腺肿。CT 表现为甲状腺弥漫性增大,边缘清楚,密度均匀或不甚均匀,增强扫描有强化。结节状甲状腺肿常伴有多发性钙化、囊变。

【比较影像学与临床诊断】

影像学检查方法有超声、核素显像、CT、MRI、PET-CT。核素扫描可为"温结节",囊性者为"冷结节"。甲状腺吸收[131]I 率一般正常。超声检查可辨别腺瘤实性或囊性。甲状腺腺瘤起源于甲状腺滤泡组织,是甲状腺最常见的良性肿瘤。此病在全国散发性存在,于地方性甲状腺肿流行区稍多见。临床上多为颈前无痛性肿块,早期无症状,个别有吞咽不适或梗噎感,多见于中年妇女;临床查体甲状腺内可触及单个圆形结节,个别为多发,表面光滑,界限清楚,与皮肤无粘连,随吞咽上下移动,质地不一,实性者软,囊性者则硬。部分病人因肿瘤出血而突然增大,出现局部胀痛和压痛,且有一过性甲亢症状。肿瘤增大后可引起邻近器官组织压迫症状。

## 四、甲状腺肿

**【典型病例】**

1. 男性,患者,56 岁,发现右颈部包块 10 余年,近几个月来增大、疼痛。包块质韧,随吞咽上下移动(图 4 - 2 - 4)。

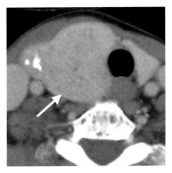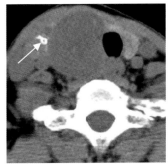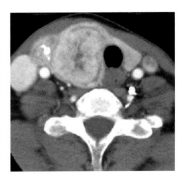

图 4 - 2 - 4　甲状腺右叶空间巨大软组织团块(粗箭头),呈明显渐进性均匀强化,并伴有钙化(细箭头)

手术病理结果:结节性甲状腺肿大伴囊变、坏死。

2. 患者,女,60 岁,20 年前无意中发现双侧颈部及甲状软骨上方肿块,无红、肿、热、痛,无性格改变,5 天前发现甲状软骨上肿块明显增大。B 超:①甲状腺内多发占位;②颈部非均质性包块(图 4 - 2 - 5)。

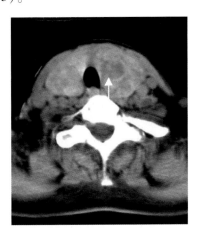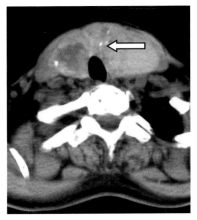

图 4 - 2 - 5　甲状腺体积呈弥漫性明显增大,实质呈混杂密度影,内可见多个囊状
低密度影(细箭头)及点状高密度影(粗箭头),边界尚清晰,气管受压变窄

CT 考虑:结节性甲状腺肿。

病理诊断:结节性甲状腺肿部分囊变。

【CT 诊断要点】

1. 甲状腺弥漫性增大,边缘清楚,密度均匀或不甚均匀。

2. 增强扫描有强化。

3. 结节状甲状腺肿尚可见在增大的甲状腺组织内有多发结节状低密度或高密度区,并常有多发性钙化。

【鉴别诊断】

1. 甲状腺癌　中老年妇女好发,表现形态不规则的软组织密度肿块,可累及部分或大部分甲状腺组织,密度不均,可坏死、囊变、钙化,增强病灶呈不均匀强化,有局部侵犯或转移时可有颈部淋巴结肿大。

2. 甲状腺腺瘤　常见的良性肿瘤,腺瘤周围有完整的包膜,患者大多为中青年女性,大部分无任何临床症状,甲状腺形态大多正常。病灶均匀强化。

【比较影像学与临床诊断】

超声为最常用的检查方法,其他方法有 CT、MRI、PET-CT;CT 可确定病变范围,判断有无颈部淋巴结转移及病灶与周围组织的关系。甲状腺肿分为结节性甲状腺肿、弥漫性甲状腺肿。结节性甲状腺肿根据有无甲亢症状分为毒性和非毒性两型,结节由增生的甲状腺滤泡上皮及不同数量的贮留胶质构成,可伴有出血。弥漫性甲状腺肿包括淋巴细胞性甲状腺炎(桥本甲状腺炎)和突眼性甲状腺肿两种,都以女性多发,属自身免疫性疾病。病理上桥本甲状腺炎可见甲状腺组织被大量淋巴细胞浸润,并形成淋巴滤泡,而突眼性甲状腺肿以滤泡增生为主要特征。综合临床和影像学资料一般能够明确诊断。

# 第三节　颈区常见病

## 一、鳃裂囊肿

【典型病例】

女性,5 岁,右颈部无痛性肿块逐渐长大(图 4-3-1)。

【CT 诊断要点】

1. 肿物多位于胸锁乳突肌上、中 1/3 交界处内侧或前缘,呈单囊、圆形、水样密度,边界清楚。

2. 增强后囊壁轻度强化,囊内无强化。

【鉴别诊断】

1. 甲状舌管囊肿　是在甲状腺发生过程中,甲状舌管未退化或退化不完全而产生。多见于儿童,亦可见于成年人。囊肿生长缓慢,呈圆形,位于颈正中部位,有时微偏于一侧,质软,周界清楚。可随吞咽而移动,多无自觉症状。囊肿可以经过舌盲孔与口腔相通而继发感染。囊肿感染自行破溃,或误诊为

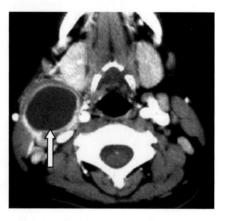

图 4-3-1　右颈部颈动脉前方囊性肿块(箭头),边界清楚,其内密度均匀,界线清楚,有环形强化。肿块被胸锁乳突肌所包裹

脓肿做切开引流,形成甲状舌管瘘。有时穿刺检查可抽出透明、微混浊的黄色稀薄或黏稠性液体。

2. 颈部脓肿　有感染病史,如皮肤疖肿或外伤,局部皮肤红、肿、热、痛等典型的炎症局部表现。应该注意鳃裂囊肿感染时也可形成脓肿。

3. 淋巴管瘤　约80%好发于2岁以内儿童,多位于颈后三角区,可单房或多房,呈分隔状,有向周围结构间隙生长特点。生长缓慢,由于与皮肤无粘连,肿物表面皮肤无变化。触诊时肿物柔软,囊性,分叶状结构,能透光,轻微压缩性。用针穿刺可抽出草黄色液体,透明,很快凝固,与淋巴液性质相似。

4. 颈淋巴结结核　多有结核病史,生长缓慢,胸部影像学检查可有阳性发现,结核菌素试验可为阳性。穿刺检查可抽出干酪样坏死脓液,抗痨药物治疗有效。

5. 神经鞘瘤　表现为无痛性、生长缓慢的颈侧梭形肿块。B超显示为实性肿块,而没有中间液性暗区。质地较囊肿明显为硬。

6. 囊状淋巴结转移瘤　有原发肿瘤病史,淋巴结增大,密度减低,边界模糊不清。增强扫描可见囊壁强化,淋巴结外脂肪间隙消失,仔细观察囊变的淋巴结内可见小的壁结节。

7. 颈深部血管瘤　静脉血管瘤加压时肿物可逐渐变小,松压后又恢复;动脉血管瘤位置深,有明显的传导性搏动,并可扪及震颤或听到杂音。增强CT扫描、DSA有助于确诊。

【比较影像学与临床诊断】

常见的影像学检查方法为超声、MRI、CT。超声表现:位于颈侧部,肿物大部分外形尚规则,边界清,或尚清且包膜回声较强,内部回声的多样性与其病史和内壁衬里上皮有关;但超声的人为因素较多。CT检查时间短,解剖层次清楚,是最快捷的检查方法。MRI能够明确病变的解剖关系、病变内部成分,是明确诊断的最好方法。鳃裂囊肿是先天性胚胎发育异常所形成的颈侧囊性肿块,约占口腔颌面部囊肿的4.98%。临床上以第2鳃裂发育异常多见,多见于儿童或少年。本病由胚胎发育中未完全退化的鳃裂组织发育而成,以第2鳃裂形成多见,单发较多,患者多以一侧无痛性软性包块就诊。

## 二、淋巴瘤

【典型病例】

患者,男,77岁。双侧颈部淋巴结肿大3年余,鼻塞伴双耳失聪半个月。临床诊断:鼻咽癌(图4-3-2)?

鼻咽镜活检,病理诊断:非霍奇金淋巴瘤。

【CT诊断要点】

1. 鼻咽部软组织肿胀,病变范围较广,累及双侧,密度均匀,双侧咽隐窝显示很清楚,咽旁间隙清晰。

2. 双侧或一侧颈外侧部多个增大的淋巴结,软组织密度均匀,边界清楚;融合的病灶较大。

3. 增强后病灶轻度强化。

【鉴别诊断】

1. 颈淋巴结转移瘤　有原发病灶,转移淋巴结多发于颈外侧部和锁骨上区,结节可以融合成肿块,增强有轻度强化,密度可均匀或略不均匀,病灶出现环形强化为肿块中央部坏死,可与颈部淋巴瘤鉴别。

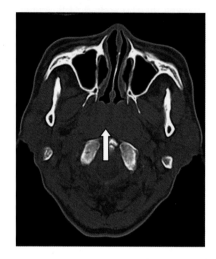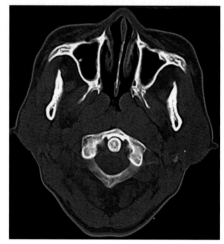

图 4-3-2 鼻咽部软组织密度影(箭头)伴两侧淋巴结肿大,考虑鼻咽癌伴淋巴结转移,不除外咽部淋巴滤泡增生伴淋巴结肿大

2. 颈部淋巴结核 多有其他器官结核病史,多发结节状,边界清楚,中央密度较高,增强后多数结节呈边缘性环形强化,中央部不强化为干酪样变所致,有一定的特征性。

【比较影像学与临床诊断】

影像学检查包括 CT、MRI、PET-CT、超声。CT、MRI 为检出颈部淋巴结转移的有效方法,并为准确的临床 N 分期提供客观依据。单纯临床触诊可漏诊 39% 的转移淋巴结,单纯影像诊断可漏诊 20%,二者结合漏诊率可降为 12%。临床上青壮年多见,多以双侧颈部多发结节或肿块为主诉,可同时有发热、消瘦、乏力等症状,腋窝、腹股沟淋巴结也可增大。晚期可发生贫血。生化检查:红细胞沉降率加快提示病情处于活动状态,高钙血症提示有骨侵犯。

### 三、淋巴管瘤

【典型病例】

1. 患儿,女,1 岁,生后发现左侧颈部外隆,按之较软,渐进性增长,外表无皮温及皮色改变(图 4-3-3)。

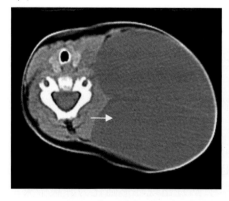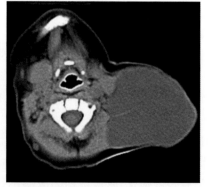

图 4-3-3 左侧颈部明显外隆,可见巨大水样密度(箭头),其内可见线样间隔,且具有钻缝特点

2.女,59 岁,发现左颈部肿块 1 个月,无明显不适。CT 诊断为颈部淋巴瘤(图4 - 3 - 4)。

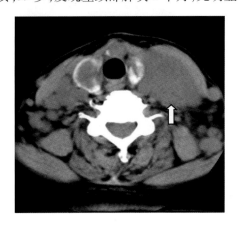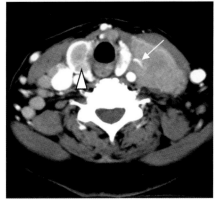

图 4 - 3 - 4　左侧颈部胸锁乳突肌内侧可见囊状水样密度影(粗箭头),增强后其内可见条状强化影(细箭头),具有钻缝特点,甲状腺右侧叶可见一低密度灶(三角箭头),增强后呈轻度强化

【CT 诊断要点】

1.颈部圆形或类圆形囊性肿块,较大,边缘光滑清楚,可为多房,囊壁较薄,CT 值水样密度,具有钻孔生长的特点,可出现"液 - 液"平面。

2.常压迫周围组织器官。增强扫描,囊壁可有强化。

3.透光试验阳性。

【鉴别诊断】

1.鳃裂囊肿　也好发于颈外侧区,但多为单囊,囊肿内少有出血,不沿结缔组织间隙生长;淋巴管瘤多为多囊。

2.甲状舌骨囊肿　一般发生于颈前正中线处。

3.血管瘤　边缘光滑、不均匀强化的肿块,可见静脉石。

4.神经鞘瘤　亦可发生于颈部,但增强后病变可见明显强化,可与之鉴别。

5.颈部淋巴结结核或转移　平扫时,病变为等密度影,增强后,病变不均匀强化,且与周围组织界限不清。

【比较影像学与临床诊断】

影像学检查包括 CT、MRI、PET-CT、超声。CT、MRI 检查较好,能够分清病变性质、范围、与周围组织的关系。淋巴管瘤并非真性肿瘤,而是一种先天性良性错构瘤。是胚胎发育过程中,某些部位的原始淋巴囊与淋巴系统隔绝后所发生的肿瘤样畸形。约半数在出生时即已存在,90% 以上在 2 岁以内发现。男女发生率大致相仿。可分为单纯性淋巴管瘤、海绵状淋巴管瘤、囊状淋巴管瘤三种类型。囊状淋巴管瘤好发于颈部,又称囊状水瘤。是临床上最多见的,约占3/4,其余见于腋部、纵隔、后腹膜和盆腔。临床上一般在出生后即可在颈侧见到软质的囊性肿块,有明显波动感,透光试验阳性。其界限常不清楚,不易被压缩,亦无疼痛。肿瘤与皮肤无粘连,生长缓慢,大小无明显变化。但易并发感染,且较难控制。

### 四、淋巴结核

【典型病例】

1. 患者,女,48 岁,原有肺结核病史,发现右侧颈部外隆,质硬,无血管杂音(图 4 - 3 - 5)。

2. 女,27 岁,3 个月前发现颈部包块,否认结核病史。ESR:33 mm/h(图 4 - 3 - 6)。

考虑左颈部淋巴结核。手术后病理结果:颈部淋巴结核。

【CT 诊断要点】

1. 多发结节状,边界清楚,中央密度较高。

2. 增强后多数结节呈边缘性环形强化,中央部不强化为干酪样变所致,有一定的特征性。

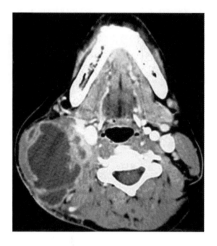

图 4 - 3 - 5 右颈部囊实性肿块,内部坏死

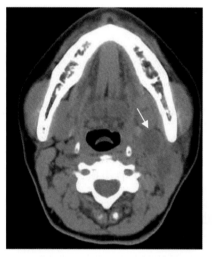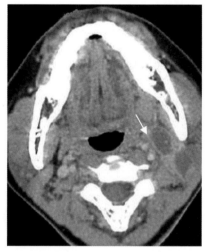

图 4 - 3 - 6 左胸锁乳突肌前及下颌腺区见多个类圆形低密度肿块(箭头),其内可见不规则更低密度区,呈液性密度,边界模糊不清

【鉴别诊断】

1. 颈淋巴结转移瘤 有原发病灶,转移淋巴结多发于颈外侧和锁骨上区,结节可以融合成肿块,增强有轻度强化,密度可均匀或略不均匀,病灶出现环形强化为肿块中央部坏死。

2. 颈部淋巴瘤 双侧或一侧颈外侧多个增大的淋巴结,软组织密度,均匀,边界清楚;融合的病灶较大。

【比较影像学与临床诊断】

常用的检查方法为超声、CT、MRI、核素显像,最好的方法为超声检查。CT 能够明确本病范围、与周围组织关系,动态增强推断病变的性质。常发生于小儿、老年人,病程较长,淋巴结呈串状分布,常反复发作,或破溃后经久不愈,一般可诊断为淋巴结核。活动期结核菌素试验呈阳性,脓液培养发现结核菌可确定诊断。

## 五、淋巴转移瘤

【典型病例】

患者,男,50岁,发现左颈部肿块1年,渐增多、增大,无痛。检查:左颈部、锁骨上窝多个淋巴结肿大,质硬,无移动、红肿及压痛。左颈部淋巴结呈串珠样,最大者约2.5 cm×1.5 cm。鼻咽部镜检见鼻咽部左侧黏膜条索状隆起(图4-3-7)。

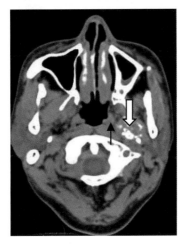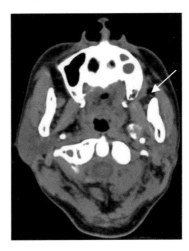

图4-3-7 左侧腮腺导管癌(粗箭头)伴颈部淋巴结转移(细箭头)

【CT诊断要点】

1.乳突下区、颌下区、颈动脉间隙内多发大小不等类圆形软组织密度肿块,边界清楚或不清楚,可融合呈分叶状。

2.增强扫描病灶呈轻度强化,与血管区分明显,无坏死者密度均匀,中央坏死液化时呈环形强化,环壁厚,不规则。

3.可侵犯颈静脉引起静脉癌栓,或侵犯颈部其他结构。

【鉴别诊断】

1.颈部淋巴结核 多数结节呈边缘性环形强化,中央部不强化为干酪样变所致,有一定的特征性。

2.神经源性肿瘤 大的单一病灶多位于血管分叉处,强化呈不规则非均匀性强化,小的病灶为均匀强化,无结核中毒症状。

3.颈部淋巴瘤 双侧或一侧颈外侧多个增大的淋巴结,软组织密度,均匀,边界清楚;融合的病灶较大。

【比较影像学与临床诊断】

首选影像学检查方法为超声,其次为CT、MRI、PET-CT。多为明确病变的大小、多少、与周围组织关系进行CT检查。临床上多数病人有原发肿瘤史,少数病人以颈部肿块就诊。颈部淋巴结转移多为鳞状细胞癌,主要来自口腔、鼻腔、喉、咽等头颈部的癌瘤。主要分布于颈内静脉区、胸锁乳突肌周围淋巴结。表现为颈侧区及锁骨上窝淋巴结肿大,质硬、无痛、多发、固定是其特点。

## 六、颈动脉体瘤

【典型病例】

男,56 岁,主因右侧颈部占位来诊(图 4 - 3 - 8)。

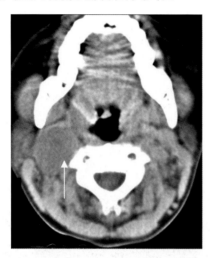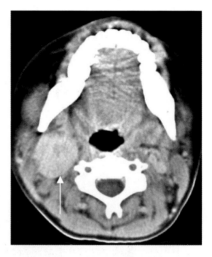

图 4 - 3 - 8　右侧颈部可见不规则团块(箭头),增强后呈明显强化

【CT 诊断要点】

1. 肿瘤平扫为椭圆形软组织密度肿块,边界清楚、规则。

2. 增强扫描动脉期明显强化,强化程度略低于动脉血管,CT 值 90～130 HU,肿瘤边界更加清楚,强化可均匀或不均匀,静脉期强化仍较明显,呈均匀强化。

3. 肿瘤位于颈动脉间隙、向咽侧壁突出,常推压颈内外动脉,两动脉之间距离增大。

4. CTA 颈动脉三维重建图像上,可见颈总动脉分叉处上方的颈内外动脉之间的距离呈杯状扩大的特征。

【鉴别诊断】

1. 颈动脉间隙内的神经鞘瘤　血管不甚丰富,增强后强化程度不如副神经节瘤明显,且病灶较大时,可有囊变坏死。

2. 颈动脉间隙内的血管瘤　位置较深时,常呈浸润性生长,边界不清,增强明显强化,亦可不明显或不强化,常将颈内外动脉间距拉大。平扫有静脉石样钙化显示则多提示血管瘤的诊断。

3. 巨淋巴细胞增生症　纵隔及颈部好发。可以发生在任何年龄,以 10～45 岁多见,男女无性别差异。主要分透明血管型和浆细胞型,两者之间者称过渡混合型。CT 表现为孤立软组织肿块,密度均匀,与邻近结构分界清楚,周边脂肪层内可见条絮状增生、扩张小血管网,较大者内部密度不均匀,中心可因纤维瘢痕而呈明显低密度影。坏死发生率低。少数可见点状、分支状或弧形钙化。增强扫描动脉期血管样强化,动态观察下呈由周边向中心的渐进性强化方式,有延迟强化的特点。

【比较影像学与临床诊断】

影像学检查方法有 CT、超声、MRI、DSA。颈部 CT 扫描除可了解肿瘤部位、范围外,还有助于明确肿块与颈动脉、颈内静脉等重要结构的关系,为手术治疗提供重要参考依据,但较小之肿块,常不能显影;CTA 可见颈内外动脉之间距离增加呈杯口状特征,可显示血管受压情况。颈动脉体瘤是一种较为少见的化学感受器肿瘤,常见于颈总动脉分叉部,属良性肿瘤,生长缓慢,少数可发生恶变。无年龄及性别差异。多见于青壮年,女性多于男性。临床上表现为颈部无痛性肿块,位于颈动脉三角区,生长缓慢,病史长达数年或数十年,发生恶变者,短期内肿块迅速生长。肿块较小时,一般无症状,或仅有轻度局部压迫感,肿块较大者可压迫邻近器官及神经,出现声嘶、吞咽困难、舌肌萎缩、伸舌偏斜、呼吸困难及 Horner 综合征。

## 七、颈部神经源性肿瘤

【典型病例】

男性,40 岁。发现无痛性左颌下肿物 1 个月(图 4 - 3 - 9)。

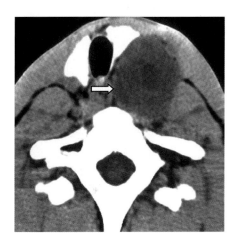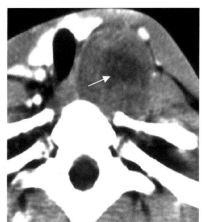

图 4 - 3 - 9 颈部左侧空间巨大低密度影(粗箭头),病灶呈强度增强,其中心部未见强化(细箭头),周围组织受压移位

【CT 诊断要点】

1. 颈动脉间隙内,颈动、静脉深面的软组织密度肿块,圆形或椭圆形,边界清楚,小肿瘤密度均匀,较大肿块中央常见低密度坏死、囊变。

2. 增强后病灶不规则强化,小肿瘤均匀强化,较大肿瘤坏死液化区不强化。

3. 肿块向前方推移颈内外动脉,颈内外动脉分叉可扩大,周围组织可见推移改变。

【鉴别诊断】

1. 淋巴结结核 病灶为多发,增强后环形强化,强化环规则。

2. 颈动脉体瘤 多发于颈内外动脉分叉处,血管丰富,增强后有明显强化,MRI 可见流空信号血管影。

【比较影像学与临床诊断】

影像学检查方法有超声、CT、MRI、核素显像、PET-CT 等,首检方法多为超声,CT 为本病常用的检查方法,可为临床医师诊断提供良好的依据。颈部神经源性肿瘤可分为神经鞘瘤和神经纤维瘤,前者起源于雪旺细胞,后者起源于神经纤维母细胞。神经纤维瘤可有单发和多发两种,单发者多见于 20~30 岁的病人,多发者即多发性神经纤维瘤病。临床多以颈部肿块就诊,查体病灶边缘清楚,表面光滑,皮温正常,活动度良好,较大时可压迫邻近结构出现疼痛及局部受压症状。

## 八、颈部脂肪瘤

### 【典型病例】

男,73 岁,右侧颈部肿物 40 余年。查体:局部外隆,无颜色变化,皮温正常。常规化验正常(图 4 – 3 – 10)。

### 【CT 诊断要点】

1. 颈部外凸的包块,其内为脂肪样密度,分化较好的为均匀一致密度,边界清楚。分化差的其内密度不均,边界不清。

2. 密度均匀的病灶内无强化;密度不均的可有不同程度的强化。

### 【鉴别诊断】

1. 神经鞘膜瘤　病灶为软组织样密度,增强后病灶不规则强化,小肿瘤均匀强化,较大肿瘤坏死液化区不强化。

2. 淋巴结肿大　病灶为多发,软组织样密度,增强后可以强化,边界清楚,可以融合。

### 【比较影像学与临床诊断】

B 超、CT 和 MRI 检查均可明确诊断。颈部脂肪瘤可为单发性、多发性或弥漫性生长。一般生长缓慢,多无自觉症状,常无意中或体检时发现。弥漫性脂肪瘤可

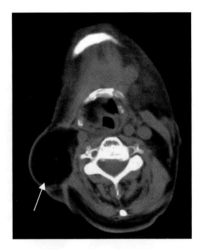

图 4 – 3 – 10　右侧颈部外隆,颈动脉外侧可见巨大脂肪密度团块(箭头),其内可见条状影

压迫神经,引起神经受压症状,或引起颈部活动受限,甚至影响呼吸及吞咽功能。颈部触诊可摸到单个或多个无痛性肿块,质软,呈分页状,与周围组织分界不清楚,位于皮下者,与皮肤有一定粘连,活动度较小。

## 九、腮腺混合瘤

### 【典型病例】

男,56 岁,因右腮腺区包块 10 余年,无痛,缓慢增大就诊。查体:右侧颈部包块,质硬,能推动,临床诊断为腮腺混合瘤(图 4 – 3 – 11)。

### 【CT 诊断要点】

1. 腮腺内可见圆形或椭圆形软组织团块,病灶边缘清晰,可呈不规则或浅分叶状,密度一般较均匀。

2. CT 可显示病灶内钙化、脂肪样变、囊变。

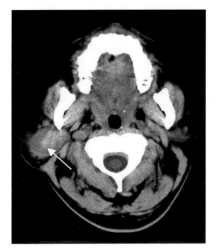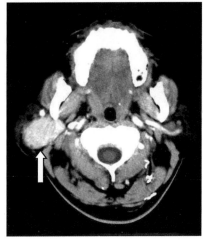

图4-3-11 右侧腮腺区可见椭圆形软组织团块(细箭头),其内密度不均,增强明显均匀强化(粗箭头)

3. 增强扫描肿瘤实质可见强化,边界与周围间隙、邻近结构显示清晰。

4. 腮腺混合瘤发生恶变时,CT扫描显示无包膜,呈浸润生长,边界不清,形态不规则,其与周围肌肉脂肪界限消失,邻近骨质破坏如茎突、乳突破坏,颈部淋巴结肿大。

【鉴别诊断】

1. 神经鞘瘤 病灶为软组织样密度,增强后病灶不规则强化,小肿瘤均匀强化,较大肿瘤坏死液化区不强化。

2. 淋巴瘤 双侧或一侧颈外侧多个增大的淋巴结,软组织密度,均匀,边界清楚;融合的病灶较大。

3. 咽旁间隙肿瘤 应与腮腺深叶混合瘤鉴别,如肿瘤与腮腺间脂肪带存在者为咽旁间隙肿瘤,反之为腮腺深叶混合瘤,腮腺深叶混合瘤多位于茎突前,将颈内动静脉推向内后方,但较大的咽旁间隙肿瘤可没有脂肪带存在。

【比较影像学与临床诊断】

腮腺混合瘤的影像学检查方法有超声、X线碘油造影、CT、MRI等,以超声学检查最常用。CT、MRI因其成像特点,能够明确腮腺的边缘及其与周围的组织关系,能够很好地显示病变的细节。腮腺混合瘤是一种含有腮腺组织、黏液和软骨样组织的腮腺肿瘤,故称"混合瘤"。腮腺混合瘤多见于青壮年。肿瘤位于耳垂下方,较大时,即伸向颈部。肿瘤呈硬结节状,与皮肤或基底组织无粘连,生长缓慢。如发生恶变,常突然迅速生长,并与周围组织粘连而固定。晚期在颈侧区有淋巴结转移。

# 第四节 临床误诊案例精选

女,58岁,咽部不适2个月余来诊,无其他不适。实验室检查无异常(图4-4-1)。

误诊原因:此处的异位甲状腺非常罕见,很难想到此病,另因没有仔细询问病史(有无甲状

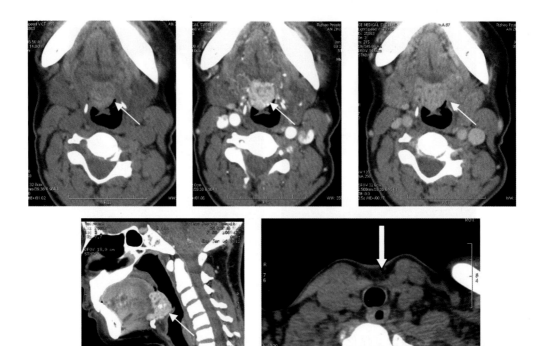

图 4 - 4 - 1　下咽部前方舌根部CT平扫可见一类圆形高密度影，密度不均，边缘清晰，增强扫描后病灶明显不均匀强化，静脉期仍为高密度影（细箭头），内可见斑点状低密度区，诊为舌根部良性肿瘤。后经喉镜活检，病理为异位甲状腺

腺手术史），颈部气管前方没有正常甲状腺组织（粗箭头），误以为甲状腺切除。

正确诊疗思路：舌根部病灶CT平扫为高密度影，密度不均，边缘清晰，增强扫描后病灶明显不均匀强化，静脉期仍为高密度影，符合良性病变表现，结合颈部气管前方没有正常甲状腺组织，该病灶CT平扫及强化方式与甲状腺表现一致，可以得出异位甲状腺的诊断。

# 第五节　颈部 CT 诊断报告示范

## 一、颈部 CT 诊断报告

1. 颈部正常　颈部软组织结构对称，无异常肿块及肿大淋巴结影，双侧腮腺、颌下腺形态大小正常，密度均匀；颈部血管无受压移位征象，气管居中，甲状腺无增大，双侧对称，颈部肌肉组织无异常。

2. 喉部正常　喉腔对称，无狭窄，双侧室带、声带位置形态正常，甲状软骨、会厌软骨形态正常，会厌前间隙无异常，双侧喉旁间隙及梨状隐窝形态正常，诸喉软骨骨质无破坏征象。

3. 喉癌（混合型）　双侧声带不对称，＊侧声带明显增厚/形成肿块，平扫呈等密度，增强扫描后呈不均匀强化，与周围组织分界不清，前联合增厚，对侧声带亦受侵，＊侧喉旁间隙受累呈软组织密度。肿块侵犯声门上区,会厌前间隙亦可见软组织肿块。

4.喉癌(声门型)　双侧声带不对称,*侧声带明显增厚/形成肿块,肿块平扫呈等密度,增强扫描后呈不均匀强化,边界欠清,与周围组织分界不清,前联合增厚,肿瘤侵犯,对侧声带亦受侵,左/右侧喉旁间隙受累呈软组织密度。

5.梨状窝癌并颈部淋巴结转移　双侧梨状窝不对称,*侧梨状窝周壁黏膜不规则增厚,致*侧梨状窝狭窄或闭塞,肿瘤向内侧沿杓会厌皱襞侵犯同侧喉腔侧壁,室带增宽,喉旁间隙受侵,声门向对称侧移位,肿瘤侵犯咽后壁及环后区,致椎体与环状软骨或环杓关节间隙增宽,超过1 cm,右/左侧颈部可见肿大类圆形淋巴结影。

6.淋巴结转移　*侧颈部胸锁乳突肌深面,颈动脉鞘区,颈内静脉前/后/外侧可见类圆形软组织肿块,大小约为*×* cm,平扫呈等密度,内部密度欠均匀,可见更低密度液化坏死区,增强扫描轻中度不规则环形强化,与血管对比清楚。血管受压移位。

7.神经鞘瘤　*侧胸锁乳突肌深面,颈动脉鞘区,颈内静脉后/外/内方见一类圆形肿块,大小约为*×* cm,平扫呈等密度,中央液化囊变呈更低密度,增强扫描实性部分强化较明显,囊变部分不强化,与血管对比清楚,血管受压移位,但未见明显侵犯征象。

8.颈动脉体瘤　左/右颈总动脉分叉附近见一类圆形病灶,大小约为*×* cm,平扫呈等密度,边界欠规整,增强扫描后呈明显强化,近似邻近血管的强化程度,CT值约* HU,颈内外动脉分离移位,周围组织受推挤。

9.甲状腺正常　双侧甲状腺对称,呈三角形,边界清楚,平扫呈高均匀高密度,未见局灶性密度异常,增强扫描后呈均匀明显强化,气管居中,甲状腺周围结构未见异常。

10.甲状腺癌　*侧甲状腺体积明显增大,其内可见一类圆形/不规则形低密度病灶,大小约为*×* cm,边缘不规则,与正常甲状腺组织分界欠清楚,密度不均匀,其内可见团块状高密度钙化及低密度坏死囊变区,增强扫描后病灶呈不均匀强化,气管向对侧轻度/明显移位,左/右颈动脉鞘区可见肿大淋巴结。

11.甲状腺腺瘤　*侧甲状腺体积增大,其内可见类圆形低密度病灶,大小约为*×* cm,边缘光滑,与正常甲状腺组织分界清楚,密度均匀,增强扫描后病灶呈均匀轻中度强化/呈环形强化,正常甲状腺明显均匀强化,对比明显,气管无移位/向对侧轻度移位,甲状腺周围结构未见异常,颈部未见明显肿大淋巴结。

12.甲状腺结节性肿大　双侧甲状腺弥漫性明显增大,以左/右侧明显,密度减低,尚均匀,内部及表面呈多发结节状,其内可见多个圆点状钙化,增强扫描后呈轻度强化,气管受压变窄,位置居中/向左/右侧移位,甲状腺周围结构未见明显异常,颈部未见明显肿大淋巴结。

13.甲状腺弥漫性肿大　双侧甲状腺弥漫性明显增大,呈对称性,峡部亦增大,密度减低,尚均匀,其内可见多个圆点状钙化,边界清楚,增强扫描后呈轻度强化,气管受压变窄,位置居中,甲状腺周围结构未见明显异常,颈部未见明显肿大淋巴结。

## 二、诊断报告示范

下咽癌(图4-5-1)。

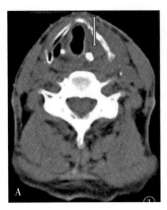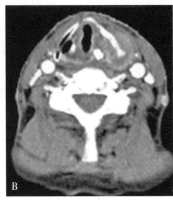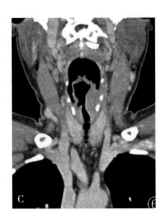

图4-5-1 咽部CT增强扫描+MPR重组(A.咽部轴位平扫;B.增强扫描;C.咽部MPR重组)

左侧梨状窝狭窄,为软组织影填充,平扫呈略低密度,增强扫描明显不均质强化,与周围结构分界不清,并侵犯左侧甲状软骨,冠状位MPR显示肿瘤位于左侧梨状窝并使左侧梨状窝狭窄,气道明显变窄,双侧颈部可见明显肿大的淋巴结,边缘环形强化,中心有坏死区。

意见:下咽癌(梨状窝型)并双侧颈部淋巴结转移。

报告医师:签字　　审核医师:签字

×××年××月××日

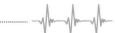

# 第五章　胸部

胸部 CT 是一种利用计算机断层扫描技术(computed tomography，CT)对胸部进行详细检查的医疗影像手段。胸部 CT 检查根据不同的临床需求,主要可分为常规胸部 CT、胸部 CT 增强检查等。胸部 CT 在临床上有广泛的应用,胸部 CT 作为一种先进的医学影像检查技术,在胸部疾病的诊断和治疗中发挥着重要作用。由于其图像清晰,应用范围广泛,为临床医生提供了有力的诊断依据。

## 第一节　胸部 CT 检查技术

### 一、CT 平扫

1. 一般扫描　病人取仰卧位,双臂上举,先扫定位片,然后在定位片上确定扫描范围。采用横断位扫描,一般自肺尖至肺底,层厚 8～10 mm,层距 10 mm,深吸气后屏气或平静呼吸后屏气时扫描,扫描时间一般为 0.7～3 秒。感兴趣区可加扫薄层,层厚 2～5 mm,或加扫高分辨率 CT。

2. 肺高分辨率 CT(HRCT)扫描　是指采用较大的矩阵(512×512)、薄层(层厚为 1～2 mm)和较小视野扫描(两肺扫描野 15～30 cm,一侧肺为 15～20 cm),并用骨算法重建的一种肺部扫描技术。

(1)适应证:①肺弥漫性病变的诊断和鉴别诊断,如癌性淋巴管炎、特发性间质纤维化、淋巴管肌瘤、组织细胞增多症、肺气肿及支气管扩张等;②估计间质性疾病的活动性,特别是纤维性肺泡炎;③为更好地显示结节性病灶的形态特征,如发现病灶内钙化或有脂肪,以提高诊断的准确性;④为更好地显示支气管阻塞性病变;⑤病人呼吸困难、咯血或临床疑为弥漫性肺病,但胸片正常或诊断不明者;⑥引导穿刺活检。

(2)HRCT 扫描方法:有三种,①用层厚 1～2 mm、间隔 10 mm 做全肺扫描,适合于发现支气管扩张;②在普通 CT 扫描的基础上,分别在主动脉弓、肺动脉平面及膈肌上 1～3 cm 各扫 1～3 层,适用于肺弥漫性病变;③在普通 CT 基础上,在孤立结节或可疑支气管狭窄的病灶处加扫 3～4 层 HRCT,层距依病灶大小而定,一般为 1～5 mm,以便清楚显示病灶细节。

3. 动态 CT 扫描　当病人用力深吸气和深呼气时,对指定层面的气管或肺野做一系列快速 CT 扫描,以获取其衰减值和结构在呼吸运动中改变的资料。通常采用电子束 CT(EBCT)或螺旋 CT 扫描。

(1)检查方法:①用 EBCT 扫描:病人仰卧,于主动脉弓、气管分叉及膈上三处,病人用力吸气、呼气,6 秒内做 10 次扫描,每次扫描时间为 100 毫秒,间隔 500 毫秒,层厚 1.5～3 mm;②用螺旋 CT 扫描:有报道,扫描始于上一次深呼气末 2～3 秒,止于再次深呼气末 1～2 秒,扫描全过程为 10～12 秒,层厚 3 mm,间隔 10 mm,采用部分扫描资料重建,一次扫描获 20～24 幅连续图像。

(2)主要正常表现:①从呼气开始到结束,肺野范围逐渐缩小而密度呈均匀增高,吸气相则相反;②CT 值改变:深吸气和深呼气之间全肺 CT 值相差 150～300 HU,平均约 200 HU。若在用力呼气后其 CT 值增加小于 100 HU,则提示有空气潴留。

(3)主要适应证:动态 CT 扫描能区分正常肺和空气潴留区,反映肺局部区域(肺叶、段、亚段,甚或肺小叶)的功能,对慢性阻塞性肺病(COPD)的诊断和鉴别诊断有价值,也可用于支气管扩张及小气道病变的诊断。但该方法在空气潴留、肺气肿和伴有气道阻塞疾病的诊断上有混淆和争论。

4.窗宽和窗位 常规采用肺窗和纵隔窗观察,平扫时肺窗的窗宽为 700～1000 HU,窗位 -600 至 -800 HU;纵隔软组织窗的窗宽 250～400 HU,窗位 30～50 HU。观察骨骼用骨窗,窗宽 1000～2000 HU,窗位 400～600 HU。

## 二、增强 CT 扫描

肺部病变 CT 检查只有部分病人需增强扫描。

1.适应证 ①血管畸形或血管性病变;②明确肺或纵隔肿瘤与大血管的关系以及受侵害的程度;③鉴别肺门或变异的纵隔血管与肿大淋巴结;④区分纵隔淋巴结结核与恶性肿瘤的淋巴结肿大;⑤鉴别肺内孤立性病变,如结核病与肺癌等;⑥纵隔内缺少脂肪对比的病人,为观察纵隔内有无病变时需造影。

2.造影剂注射方法 采用 60% 的碘造影剂 60～100 ml,经内侧肘前浅静脉注入,通常采用一次性大剂量注射,扫描方向自头侧向足侧,于注射完毕或注药同时开始动态扫描或螺旋 CT 体积扫描。为观察局部病灶的增强特点,可选择一个有重要价值的层面连续动态扫描。

## 三、螺旋 CT 扫描

又称为容积 CT 扫描。螺旋 CT 的基本原理为:扫描床以均匀的速度通过 CT 扫描机架,X 线管—探测器系统不断地进行 360° 旋转,连续采集数据。这两个步骤同时进行,并采用内插法重建 CT 图像。这个技术的关键是利用滑环技术提供 X 线管所需用的电流。由于扫描轨迹是螺旋形的空间分布,扫描范围内的全部容积的数据均能在扫描过程中收集到,故称其为容积扫描。

胸部螺旋 CT 扫描的主要数据:一般扫描厚度为 6 mm,管电压 140 kV,管电流 200 mA,扫描时间 1.0～1.5 秒,螺距 1.5,重建间隔 6 mm,180° 内插算法;HRCT 扫描时厚度为 1 mm,螺距 1.0～1.25,重建间隔 2 mm。

和常规 CT 扫描比较,螺旋 CT 有以下优点:①使用螺旋 CT 能够使患者在一次屏气状态下完成肺脏的全部扫描,由于扫描范围的体积数据连续采集,避免了因呼吸不均匀而遗漏病灶。而常规 CT 每次屏气仅采集一个解剖层面数据,患者呼吸不均匀可超越某一解剖层面或使扫描层面重复,由此可能将 1 cm 大小的病灶遗漏。②螺旋 CT 增强扫描效果优于常规 CT 扫描,使用的造影剂也较少。据报道螺旋 CT 增强扫描造影剂的剂量可减少 30%～50%。尤其是对增大的淋巴结的强化效果优于常规 CT 扫描。③螺旋 CT 扫描可在任何一个层面重建图像。如肺内结节病灶,可保证图像通过结节中心,减少部分容积效应,能较准确地测量 CT 值和观察病变形态。

④螺旋 CT 图像经过图像处理后可进行血管和病变的三维重建,三维 CT 血管重建可显示肺血管的病变形态,肺内病灶三维重建有助于观察病变的形态和与周围组织的关系。气管、支气管的三维重建可观察整个气道形态、气道狭窄部位及程度。

支气管树的螺旋 CT 仿真内窥镜成像是将螺旋 CT 对气管支气管树的容积扫描数据重建成气管支气管内表面的立体图像,并加上人工伪彩色,采用电影技术回放,可显示从喉至段支气管的管腔内表面形态。

活检普通 X 线定位困难者,如纵隔病变、胸膜病变或肺内病变,可采用 CT 引导下穿刺活检。B 超对胸膜、纵隔及邻贴胸膜的病变易于显示,也常用于引导穿刺活检。

## 四、CT 对胸部疾病的诊断评价及诊断分析方法

CT 已广泛应用于临床,在胸部疾病的诊断中发挥着极其重要的作用。

1. 肺　胸部 CT 为横断位成像,没有影像重叠,能显示胸部 X 线片难以显示的病变,如纵隔旁、心后区及肋膈角区的病变等。CT 的密度分辨率高于胸片 10 倍,能显示肺组织结构的细节,接近大体解剖的分辨能力,可发现肺内 2 mm 大小的病变,能敏感地显示结节、肿块内钙化、脂肪及液化坏死,是胸部 X 线片以外诊断肺部疾病的首选检查技术。

(1)主要适应证:①痰中或经支气管镜刷检发现癌细胞而常规 X 线检查阴性;②肺内孤立性结节病灶,常规 X 线定性诊断有困难者;③疑为肺癌或已确诊为肺癌而要了解肺癌胸内侵犯和/或转移的范围,以明确分期和决定手术可否切除;④高度怀疑肺转移瘤而常规 X 线检查阴性,或仅发现一个转移灶或局限区域转移灶,期望寻找隐匿性肺转移瘤;⑤原发或转移性肺肿瘤治疗后的随访;⑥为明确与胸膜、纵隔相邻病变的起源或外侵程度;⑦怀疑支气管内病变而又不能接受支气管镜检查或支气管造影者;⑧常规胸片诊断困难的肺浸润性病变;⑨肺的间质性疾病;⑩因胸腔积液或胸膜肥厚影响肺部观察而又不能排除肺内病变者;⑪为寻找肺门增大的原因,即明确是血管性改变还是淋巴结肿大或其他肿块;⑫引导穿刺活检和某些介入治疗。

归纳起来,肺部 CT 适应证是:①为显示胸部 X 线片不能显示的或显示不全的病灶;②帮助定位、定性诊断;③为明确病变范围及进行肺癌术前分期;④帮助选择活检部位及介入导向。

(2)主要不足:①只能横断位成像,空间分辨率低于常规 X 线片,软组织分辨率低于 MRI。但大多数情况下,胸部 CT 优于 MRI。②不注射造影剂不易分辨肺门血管与软组织结节,碘过敏病人需要增强扫描时,CT 诊断困难,此时可采用 MRI。③淋巴瘤放疗或化疗后随访,CT 不易鉴别病变纤维化与残留或复发,定性诊断不及 MRI 准确。

2. 胸膜、胸壁　胸膜除特定部位(如叶间裂、前上纵隔胸膜)以外,CT 一般较难显示。但显示积液及胸膜增厚性病变敏感。

(1)主要适应证:①了解胸膜、胸壁病变的性质;②明确胸膜、胸壁肿瘤的侵犯范围。

(2)主要不足:显示肋骨本身病变不如胸部 X 线平片,只有当肋骨病变超出骨皮质范围而累及软组织时,CT 才优于胸部 X 线平片,但对肺癌侵犯胸壁软组织的判断,CT 不如 MRI 准确。

3. 心包　普通 CT 显示心包腔积液或钙化已很敏感。

主要适应证:①明确心包腔内有无积液,判断积液的多少,甚至性质;②了解心包肥厚的程度及部位。

目前螺旋 CT 和电子束 CT(EBCT)在心血管疾病的诊断上已显示很大的潜力,对夹层动脉

瘤的诊断基本上已能替代常规血管造影。EBCT 能显示冠状动脉搭桥术后搭桥血管的开通状态,直接显示搭桥血管的解剖,非创伤性地解决了冠状动脉搭桥术后的复查问题。EBCT 测量左室容积比左室造影更准确,还可以分层面按节段对左心室运动功能和泵功能(射血分数)进行定量分析,是心肌梗死治疗前后效果评价的敏感而又可靠的检查方法。通过显示冠状动脉钙化对冠心病的预测也很有意义。EBCT 也有助于心瓣膜病、心肌病、先天性心脏病、肺动脉栓塞等疾病的诊断。常规 X 线片、超声心动图、MRI、常规心血管造影在心血管疾病的诊断上各有优势,各种检查可优势互补。故合理选择、综合应用各种检查技术对疾病诊断极其重要。

# 第二节 胸部 CT 的正常解剖

由于构成胸部的组织复杂,包括低密度的含气肺组织、脂肪组织,中等密度的肌肉组织及高密度的骨组织,因而其 CT 值范围宽广。在 CT 图像上肺组织及纵隔有较大的密度差别。在一帧图像上不可能既清楚显示肺野又同时清楚显示纵隔内结构。因此,在观察胸部 CT 时至少需采用两种不同的窗宽和窗位,以便分别观察肺野与纵隔。一种是肺窗,其窗位为 – 700 ～ – 400 HU,窗宽为 1000 ~1500 HU,适于观察肺实质。另一种是纵隔窗,其窗位为 30 ~60 HU,窗宽为 300 ~500 HU,适于观察纵隔。胸部 CT 图像是胸部不同层面的横断面图像,因而必须在熟悉冠状面及矢状面的解剖基础上掌握胸部不同层面的横断面解剖。

## 一、纵隔

1. 纵隔的分区 现采用 6 分区的方法,即将纵隔纵分为前、中、后三区,再以主动脉弓为界将纵隔分为主动脉弓上区及主动脉弓下区。前纵隔位于心脏、大血管之前与胸骨后方。中纵隔即心脏、主动脉及气管所占据的部位。后纵隔为胸椎前及椎旁沟与食管前缘之间的空间。

2. 纵隔淋巴结 纵隔是胸部淋巴循环的集中点,有众多淋巴结分布于纵隔各区。正常 CT 图像上大部分淋巴结不能显示。纵隔淋巴结接受纵隔、双肺、胸壁及膈的淋巴引流,右侧汇入支气管淋巴干,左侧汇入胸导管。

(1)前纵隔淋巴结:包括前胸壁淋巴结和血管前淋巴。①前胸壁淋巴结:位于胸骨后两侧胸膜外,在肋软骨与胸骨联合部后方,沿内乳动脉分布。接受前胸壁、上腹壁、膈前部及乳腺内侧的淋巴回流。正常时 CT 片上难以显示。②血管前淋巴结:位于两侧大血管前方,沿上腔静脉,无名静脉,主、肺动脉弓之间及颈总动脉前方排列,接受心包、胸腺、膈、纵隔胸膜及部分心脏、双侧肺门前部的淋巴引流。

(2)中纵隔淋巴结:多数沿气管、支气管分布。主要接受脏层胸膜、气管下部、支气管、部分心脏及食管的淋巴回流。可分为以下几组:①气管旁淋巴结:沿气管两侧排列,以右侧较多。②气管支气管淋巴结:位于气管下部与主支气管外侧夹角处,右侧较多。位于奇静脉旁者为奇静脉淋巴结。此组淋巴结除接受气管、主支气管引流外,还接受支气管肺和隆突下组淋巴结引流,并与前、后纵隔淋巴结有交通。③支气管肺淋巴结(肺门淋巴结):分布于肺门的叶、段支气管及肺动、静脉的分叉处。接受脏层胸膜的淋巴回流。④隆突下淋巴结:沿隆突下前方及两侧主支气管分布。

(3)后纵隔淋巴结:沿食管及降主动脉分布,与隆突下淋巴结交通。接受心包、食管及膈后部的淋巴引流。少数后肋间淋巴结位于椎旁肋间隙的内侧,接受肋间隙及壁层胸膜的淋巴引流。关于胸内淋巴结的分区、分组目前多采用美国胸科协会的分区方法。

3. 正常纵隔CT图像　为说明纵隔的主要CT表现,选择6个基本的纵隔层面,以说明其主要结构的关系。多数成年人纵隔内含有较多的脂肪,在低密度脂肪组织的对比下可清晰显示各结构的轮廓,增强扫描可把纵隔内的大血管显示得更加清楚。

(1)胸腔入口层面:该层面相当于胸骨切迹水平,包括两肺尖及上纵隔。气管居中线,在胸椎前方,气管与胸椎间偏左为食管断面,这一层面通常可见8条呈类圆形的血管断面,气管两旁偏前可见双侧颈总动脉,颈总动脉外前方为两侧头臂静脉,颈总动脉外后方为两侧锁骨下动脉。右侧锁骨下动脉后方可见肋间最上静脉,左侧锁骨下动脉前方可见椎动脉(图5-2-1)。

(2)胸骨柄层面:该层面相当于主动脉弓上水平。气管前方较粗的血管断面为无名动脉,气管左侧为左颈总动脉,其左后方为左锁骨下动脉。无名动脉与左颈总动脉之前外方分别为右侧及左侧头臂静脉。右头臂静脉呈圆形断面,左头臂静脉可在无名动脉前方呈水平走行(图5-2-2)。

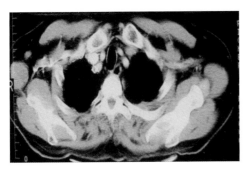

图5-2-1　胸腔入口层面

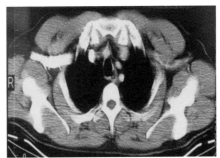

图5-2-2　胸骨柄层面

(3)主动脉弓层面:可见主动脉弓自气管前方沿气管左壁斜向左后方走行。气管右前方,主动脉右侧为上腔静脉(图5-2-3)。气管左后方,主动脉弓右侧为食管。

(4)主动脉窗层面:升主动脉在气管的右前方,其右侧为上腔静脉,上腔静脉后方可见自胸椎前弯向右前方走行的奇静脉弓(图5-2-4)。气管左侧为主动脉窗内的脂肪组织,正常时可见有数个小淋巴结。胸椎左前方为降主动脉,其右侧为食管。

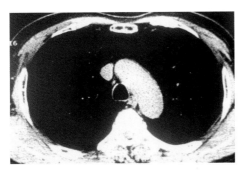

图5-2-3　主动脉弓层面

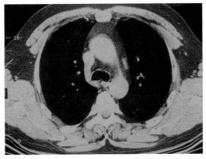

图5-2-4　主动脉窗层面

(5)气管分叉层面：在这一层面可见隆突与左、右主支气管，肺动脉干位于左主支气管的左前方，两侧肺动脉呈"人"字形分叉，左肺动脉向左后方斜行位于左主支气管的前外方(图5-2-5)。右侧肺动脉向右后方走行，介于升主动脉与右主支气管之间。左、右肺动脉可在同一层面显示，但通常左肺动脉略高于右肺动脉，故右肺动脉常在左肺动脉以下的层面显示。

(6)左心房层面：在这一层面可见脊椎左前方为降主动脉，降主动脉前方偏右为左心房，左心房前方正中为升主动脉根部，其右侧为右心房，其左前方为右心室及流出道(图5-2-6)。

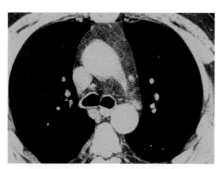
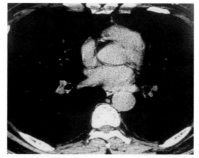

图5-2-5　气管分叉层面　　　　　图5-2-6　左心房层面

## 二、肺野和肺门

为观察肺门及肺野结构需采用肺窗。两肺野内可以看到由中心向外围走行的肺血管分支，由粗渐细，上下走行或斜行的血管则表现为圆形或椭圆形的断面影。两肺下叶后部血管纹理较粗，为正常表现，系患者仰卧位扫描时肺血的坠积效应所引起，易误认为异常。正常肺门主要为支气管与肺动、静脉的轴位影像。肺叶肺段支气管与肺门血管特别是肺动脉的相对位置、伴行关系以及管径的大小较为恒定。通常肺动脉的管径与伴行的支气管管径相近。

右肺门的上界为尖段支气管的起始部及伴随的肺动脉。左肺门的上界为尖后段支气管的起始部及伴随的肺动脉。两肺门的下界为下叶肺段支气管的起始部及伴随的肺动脉。内界为纵隔胸膜，外界为肺段支气管起始部及伴随肺动脉。

两侧肺门可各分为上、下两部，在CT图像上，显示于以下5个层面中(1cm层厚)。

1. 主动脉窗层面　在此层面可见右侧肺门上部右上叶尖段支气管起始部的断面，其内侧为伴行的尖段肺动脉。左肺门上部可见尖后段支气管断面。

2. 右上叶支气管层面　此层面可见右上叶支气管及其分出的前、后段支气管，介于前、后段支气管间的血管断面为右上肺静脉与前、后段肺静脉的共干，称中心肺静脉。右上叶支气管前方为右上肺动脉。左肺门可见尖后段支气管断面，其前内方为肺段动脉分支，其后内方为左肺动脉。

3. 中间支气管层面　此层面为右肺门下部层面之一，包括右侧中间支气管，其前方为右肺动脉，在稍低层面则转向中间支气管的外侧。肺动脉前外方为肺静脉。左肺门可见左主支气管及左上叶支气管，其前方为肺静脉，后方为左肺动脉。

4. 中叶支气管口层面　此层面可见右中叶支气管与下叶支气管在同一层面，两支气管相邻处外侧壁呈三角形尖突称中叶嵴。与中叶支气管口相对可见自下叶支气管后壁分出的右下叶背段支气管。中叶支气管前内方为右上肺静脉,中叶嵴外侧为粗大的叶间动脉。左肺门可见向前走行的舌叶支气管及左下叶支气管起始部的断面,并可见自左下叶支气管后壁分出的左下叶背段支气管。舌叶支气管的前内方为肺静脉,外后方为左下肺动脉。

5. **心室层面** 为肺门下部,在两侧可见形态相似的下肺静脉,在下肺静脉外侧可见数个基底段支气管的断面及伴随的肺动脉。在右肺门下部通常内基底段及前基底段支气管在下肺静脉内前方,外、后基底段支气管在下肺静脉外后方。在左肺门下部内、前基底段支气管共干在左下肺静脉前方,外、后基底段支气管在下肺静脉外后方。伴随动脉均在支气管的外侧。

## 三、肺叶及肺段

1. **叶间裂** 叶间裂是识别肺叶的标志,常规 CT 图像上叶间裂处表现为无血管结构的透明带。由于叶间裂处实际是其两侧相邻肺叶的边缘部分,血管、支气管等结构已不能显示,所以表现为透明带。当叶间裂走行与扫描平面接近垂直或略倾斜时,则可显示为细线状影(图 5-2-7)。在高分辨力 CT 扫描时,叶间裂可清楚显示为线状影。

在 CT 图像上,斜裂可显示于气管隆突层面或其上方的层面,由于斜裂的起始部倾斜角度较小,常规 CT 可显示为凸向后方的线形影,右斜裂内端在胸椎与中间支气管之间,左侧在胸椎与主动脉弓后部之间,向后外侧走行达胸壁,与胸壁相连处可见有脏层胸膜的嵴状突起。

在肺门区,斜裂的内端在叶间动脉处,向外走行呈横线状或 2~3 mm 宽的无血管透明带。在肺门下方,则其内端均在心脏外缘处,向前外方走行呈向前凸的线影或无血管透明带。

水平叶间裂因其与扫描平面平行,可表现为三角形无血管透明区(图 5-2-8),有时由于水平裂的隆起可表现为椭圆形无血管透明区。

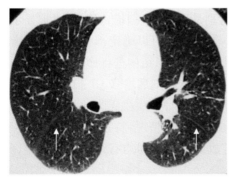 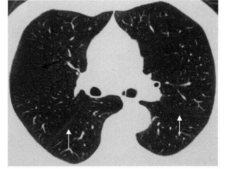

图 5-2-7 双侧斜裂(箭头)　　　图 5-2-8 双侧斜裂(白箭头)
及右侧水平裂(黑箭头)

右肺在中间支气管以上层面斜裂前方为上叶,后方为下叶。在中间支气管以下层面斜裂前方为中叶,后方为下叶。在左肺则斜裂后方为下叶,前方为上叶。

2. **肺段** 肺段与所属支气管同名。右肺有 10 个肺段,左肺有 8 个肺段。肺段的基本形态为尖端指向肺门的锥体状。CT 图像上不能显示肺段之间的界限,只能根据肺段支气管及血管的走行定位。当肺段内发生肺段范围内的病变时,则可显示肺段的形态。

3. **次级肺小叶** 次级肺小叶为 3~5 个终末细支气管所属的肺组织,也是具有纤维结缔组织间隔的最小肺结构,是高分辨力 CT 所观察的基本单位。次级肺小叶呈多角形,其直径为 1 ~ 2.5 cm。由小叶间隔包绕,小叶间隔在肺的外围部分发育较好,中心部分发育较差。小叶间隔内有淋巴管及肺小静脉伴行。

(1)小叶中心结构:为小叶中心细支气管与伴行的肺小叶动脉构成。

(2)小叶实质:在小叶中心结构与小叶间隔之间包含着终末细支气管以远的呼吸细支气管、肺泡管、肺泡囊、肺泡等小叶实质。

(3)腺泡:为一个终末细支气管以远的肺组织。一个肺小叶包含 3 ~ 5 个腺泡。

(4)初级肺小叶:为一个肺泡管以远的肺组织。一个腺泡约包含 10 个初级肺小叶。

常规 CT 扫描不能显示次级肺小叶的结构,在高分辨力 CT 图像上可以显示部分正常的小叶结构。在正常肺组织,由于高分辨力 CT 分辨的限度为 200 ~ 300 μm,而构成小叶中心结构的细支气管壁厚小于 200 μm,故在肺外围看不到小叶中心细支气管,但伴行的肺动脉断面直径大于 300 μm,表现为位于小叶中心的逗点状或小"人"字形阴影,并可在距胸膜 1 cm 以内看到。小叶间隔正常时,只能在肺的某些部位如近膈肌处、近前外侧胸壁处以及肺尖处,看到不完整的小叶间隔。肺泡壁的厚度仅为 20 ~ 30 μm,高分辨力 CT 不能看到,故小叶实质表现为无结构的低密度区。

# 第三节　CT 检查的适应证与局限性

## 一、纵隔

纵隔位于两肺之间,包括气管、食管、心血管、神经及淋巴结等结构,常规 X 线检查虽然可以显示纵隔轮廓,但内部结构难以分辨。CT 扫描,特别是增强 CT 扫描,可以满意地显示纵隔内部结构;对纵隔内肿瘤的发现与转移淋巴结的显示均较敏感,可以确定部位与范围。借助于高分辨率 CT(约为普通平片的 10 倍)可以对纵隔组织的肿瘤组织结构进行诊断(如囊肿、脂肪、软组织与骨骼等),提高了 X 线诊断的鉴别能力。快速注射造影剂后增强 CT 扫描,相当于血管造影与 DSA,可以满意地显示血管病变,鉴别肺门肿块性质。对重症肌无力的病例,CT 可以确定有无胸腺瘤或增生;对于食管癌病人,CT 扫描可显示肿瘤外侵情况,特别是与主动脉关系,估计手术切除的可能性;对于肺癌、淋巴瘤的分期与制订放射治疗计划均有帮助;对于心包疾患、心腔内肿瘤及血栓也有诊断价值。

## 二、肺

1. 发现隐匿性病灶　CT 为真正的横断面分层片,克服了常规 X 线检查彼此重叠的缺点,可以发现肺野周围、胸膜下、纵隔旁、脊柱旁、心影与膈肌后的结节。特别是隐性肺癌,CT 作用较大。另外,对显示一侧大量胸水、肺不张,大块肺纤维化的内部结构,CT 较为有利。

2. 明确病变性质　近年来,高分辨力薄层扫描技术(HRCT)的研究和应用表明,CT 对肺癌小结节或早期肺癌的诊断很有帮助,主要是显示结节的内部结构与边缘特征,较常规 X 线检查优越。笔者的主要经验是:CT 对肺癌的诊断价值不在于定性,而主要是分期,CT 对肺门与纵隔淋巴结的检出较为敏感。因此,CT 扫描对于肺癌病人来说,手术或放射治疗前是一项不可或缺的检查。另外,CT 对弥漫性间质性病变(如尘肺、转移癌、结节病等),利用 HRCT 技术均可获得更多的细节和资料。

### 三、胸膜和胸壁病变

1.CT 横断面有利于胸壁、胸膜和胸膜下肺实质病变的鉴别。胸膜与胸壁病变与胸膜交界面呈钝角,而肺内病变与之呈锐角。

2.CT 有助于发现少量胸水,鉴别胸水与胸膜肥厚,发现胸膜间皮瘤或转移瘤的结节,发现石棉沉着症的病灶,鉴别脓气胸与肺脓疡。常规 X 线检查难以显示病灶与纵隔、肺门、心脏与大血管的确切关系,而 CT 则可弥补它的不足,指导穿刺的具体部位和途径,提高阳性率,减少并发症。

CT 扫描主要局限在于定性诊断,对于肺部孤立性结节良恶性的判别,与常规 X 线检查相比,并没有增加确实可靠的资料。对肺门与纵隔淋巴结转移的诊断,准确率也只有 70%。食管癌有无外侵主动脉,与手术相符合的仅有 50%~60%。

# 第四节 肺先天性疾病

## 一、肺不发育和发育不良

【典型病例】

男婴,3 天,左侧胸廓变小,呼吸音消失。胸片示纵隔左偏,左肺野密实,行 CT 检查(图5-4-1)。

【CT 诊断要点】

1.患侧肺体积缩小,密度增高,有时可见发育不全的肺组织内有多个气囊肿样改变,为发育不全的肺组织的囊性变或囊状扩张,支气管开口常阻断或狭窄,阻断处支气管盲端圆形外膨。

2.健侧肺组织代偿性肺气肿,纵隔向患侧移位,可见纵隔疝形成。

3.CT 增强扫描见位于患侧胸腔内的血管及心脏增强影像,对侧肺脏血管增粗,分布稀疏。患侧肺动脉细小,数量减少,健侧肺动脉代偿性增粗。

4.合并支气管闭锁时,其远端支气管分支有黏液栓塞,形成结节状或分支带状高密度影像。支气管闭锁好发于肺上叶。

5.螺旋 CT 三维重建后,本病的支气管及血管改变显示更为清晰全面,可与选择性造影相当,对提高本病诊断的准确性更有意义。

【病理】

Sckneden 从病理解剖上将肺不发育分为Ⅲ型。Ⅰ型肺真正不发育,一侧无支气管、血管和任何肺组织;Ⅱ型仅有主支气管而无肺组织;Ⅲ型支气管全部形成,但管腔细小,不分叶,不分化肺组织。

【鉴别诊断】

1.儿童炎症性肺不张 一侧肺发育不全患者常于儿童期被发现,需与小儿肺炎因痰栓引起

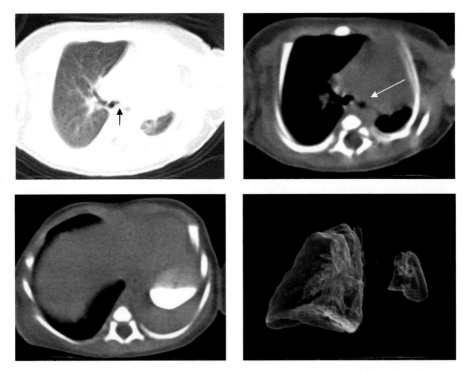

图 5 - 4 - 1　左肺发育不全

左肺上叶支气管狭窄（箭头），左肺体积变小，心影向左侧移位，左侧膈肌升高

的一侧性肺不张鉴别，后者当吸收后，一侧肺不张可恢复正常，CT 增强扫描时肺动脉形态无异常。

2. 成人肺不张　多见于中央型支气管肺癌所致，胸片显示为患侧肋间隙变窄、胸廓塌陷，中央型支气管肺癌 CT 尚可见支气管腔内息肉样或杯口样软组织团块阴影，狭窄或阻断的纵隔气道周围形成软组织肿块阴影，纵隔淋巴结可见转移性肿大。而肺发育不全由于骨性胸廓的形成并不依赖于肺脏的发育，且患侧胸腔早期即被移位的心脏、纵隔疝入的肺组织充填，故常无明显的肋间隙变窄，如有反复感染或病史较长所致胸廓塌陷时，改变亦较轻微，CT 增强表现为患侧肺动脉细小，数量减少，健侧肺动脉代偿性增粗。

## 二、肺隔离症

【典型病例】

男，23 岁，咳嗽、发烧 5 天，伴痰中带血 1 天。血常规：白细胞升高。胸部 CT 平扫见右肺下叶多发囊性病灶，行增强 CT 检查（图 5 - 4 - 2）。

【CT 诊断要点】

1. CT 表现为多种形态，如囊状薄壁空腔，边缘光滑；或为实性肿块，密度均匀，也可为囊实性病变。实性部分 CT 值呈软组织密度，病变范围多为一个肺段，或较大，病变周围有肺气肿。

2. CT 平扫有时可见来自主动脉的血管分支，呈带状影像。

3. 增强扫描还可见病变周围的局限性血管增多，易发现供血血管。

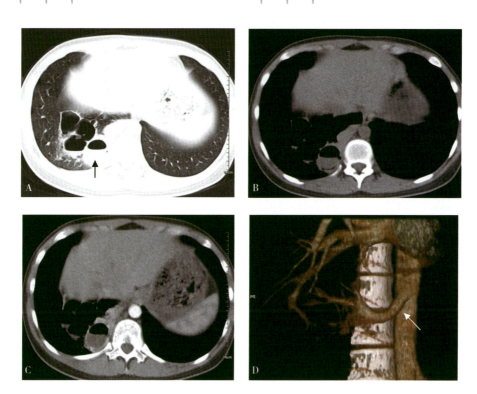

图 5 - 4 - 2　肺隔离症

脊柱旁多发囊状改变,内可见液气平(黑箭头),增强后囊壁明显强化,VRT 重建显示供血动
脉起于胸主动脉(白箭头)

【鉴别诊断】

1.先天性肺囊肿　当表现肺内单发或多发结节或肿块(含液囊肿)密度低而均匀,与肺隔离
症无明显区别。增强扫描血管重建,肺隔离症有体循环动脉供血血管。

2.多发囊状支气管扩张　下叶多发囊状支气管扩张反复感染后,病灶周围见斑片状及大片
状实变影,密度不均,与肺隔离症有相似之处,但多发支气管扩张者,左下肺病变总是伴上叶舌
段支气管受累,右下肺病变总是伴右肺中叶及上叶前段支气管受累,囊状支气管扩张尚合并柱
状支气管扩张,CT 支气管树重建(最小密度投影)或支气管造影可明确诊断。

3.肺脓肿　肺隔离症继发感染,有时与肺脓肿难以区分。肺脓肿多在上叶后段及下叶背
段,结合临床有助鉴别,治疗后肺脓肿可吸收,肺隔离症不会消失。

4.肺肿瘤　主要与周围型肺癌鉴别。周围型肺癌一般年龄较大,肿块有分叶征、毛刺征、血
管集束征、空泡征、胸膜凹陷征等。肿瘤癌性空洞为偏心性厚壁空洞,内缘凹凸不平,可见壁结
节,其部位多发生于肺前上中部。

5.胃和/或肠管经横膈裂孔疝入胸腔　表现为胃或肠管经食管裂孔、Bochdalek 孔、Morgagni
孔或外伤性膈破裂疝入胸腔内,在肺野内形成单发或多发囊状影,胃肠造影检查可明确诊断,
MSCT 多层重建直接显示胃或肠经上述胸腹腔之间通道疝入胸腔内征象。

6.包裹性液气胸　位于脊柱旁沟的包裹性液气胸注意与肺隔离症鉴别。包裹性液气胸后
缘与胸廓相一致,两者以钝角相交,与邻近肺组织边界清楚,周围肺组织受压,气管或支气管、血

管呈弧形改变。

【比较影像学与临床诊断】

异常的主动脉供血血管能否显示是肺隔离症诊断的关键,以往主要依靠 DSA 等有创检查确定诊断,因其能准确显示供血动脉的起源、数目及行程,并将其视为"金标准",但属于有创检查,不能同时显示肺内病变情况,价格昂贵。螺旋 CT 能很好地显示肺部病变,同时具备很好的空间、密度和时间分辨力以及三向各向同性和强大的后处理功能等特点,一次注入造影剂后,可于动脉期数秒内完成胸部及上腹部扫描,以便于发现可能存在的异常供血动脉,随之还可对病灶行动态增强扫描;增强螺旋 CT 的容积扫描,特别是多平面重建(MPR)、曲面重建(CPR)及三维重建(3D)有助于检出细小的异常血管,可立体显示供血动脉和引流静脉的起源及行程,对临床治疗方案的选择,特别是手术方案的制订有很高的实用价值。磁共振(MRI)及磁共振血管成像(MRA)以及多平面成像和流空效应对供血动脉及引流静脉的显示有一定价值,3D 动态增强磁共振血管成像的运用可明显提高血管成像质量。但 MRI 对肺实质病变的评价不如 CT,而且呼吸运动所产生的伪影干扰 MRA 的清晰度,但可作本病检查的必要补充。

## 三、肺动静脉瘘

【典型病例】

男,28 岁,心悸气短月余,偶伴头晕乏力,CT 平扫发现左肺下叶大片状不规则高密度影,边缘清晰锐利,行增强 CT 检查(图 5 - 4 - 3)。

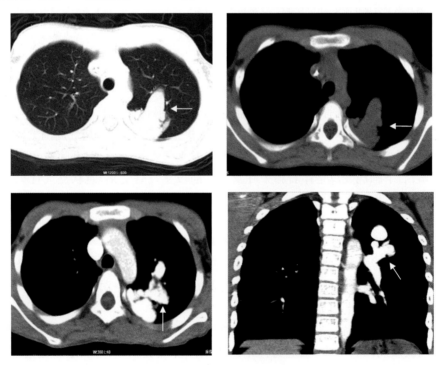

图 5 - 4 - 3　左肺动静脉瘘

左肺上叶边缘光滑软组织密度影,增强后强化幅度与肺动脉一致,MPR 重建可见供血动脉及引流静脉(箭头)

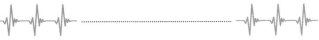

【CT诊断要点】

1.平扫可见肺内孤立结节状影像,边缘清楚,可呈分叶状,结节与肺门之间有输入动脉及输出静脉形成的带状影像。

2.CT增强检查时可见输入动脉、输出静脉和异常的血管团或血管池有明显的强化,其CT值与肺动脉相似,造影剂很快消失。动态CT扫描可显示其与肺动脉一致的增强时相,比主动脉略有提前强化。

3.螺旋CT血管三维重建可用于显示本病的解剖形态。MSCT薄层动态增强扫描不仅可显示扩张的血管瘤囊本身,还可分辨出供血动脉和引流静脉,可发现较小病灶,避免遗漏,在显示外周肺动静脉瘘病灶方面,MSCT明显优于血管造影。

【鉴别诊断】

1.周围型肺癌　肿块周围可见浅分叶、粗短毛刺影,位于外围者可见胸膜牵拉,增强扫描时强化幅度明显与肺动脉不一致。而肺动静脉瘘边缘规整,增强扫描可见供血动脉及引流静脉。

2.错构瘤　肿块周围亦光整,内可见"爆米花"状钙化,增强扫描中度不均匀强化。肺动静脉瘘增强扫描可见供血动脉及引流静脉可资鉴别。

3.结核球　肿块周围多可见斑片状高密度影或斑点状卫星灶。肺动静脉瘘边缘规整,增强扫描可见供血动脉及引流静脉可资鉴别。

【病理】

肺动静脉瘘(PAVMs)又称肺动静脉畸形,是一种罕见的肺部疾病。多为先天性,因胚胎期内脏血管丛的血管间隔形成发生障碍,使毛细血管发育不全,造成动静脉短路,并可因血管祥缺陷形成薄壁血管瘤。好发于两下叶及中叶。有人认为肺动静脉瘘与遗传性毛细血管扩张症有关。后天性主要见于外伤、手术及肝硬化,妊娠及风湿性心脏瓣膜病均可加重肺动静脉瘘病情。

肺动静脉瘘在病理上分两型,即囊状肺动静脉瘘和弥漫型肺小动静脉瘘。前者又分为单纯和复杂两个亚型,单纯型为1支供血肺动脉与1支引流肺静脉直接相沟通,瘤囊无分隔;复杂型为供血肺动脉与引流肺静脉分别为2支以上,瘤囊常有分隔。囊状肺动静脉瘘可表现为单发或多发。

【比较影像学与临床诊断】

X线平片表现为大片致密影,肺叶或肺段分布斑点状阴影,有的病例平片无阳性所见,很难根据X线平片作出正确诊断。肺动脉造影是确诊肺动静脉瘘的可靠方法。肺动脉造影可明确病变部位、形态、累及的范围及程度,为临床治疗方法的选择提供依据。造影主要表现:单纯型囊状肺动静脉瘘可见瘤囊随肺动脉的充盈显影,引流肺静脉显影早于正常肺静脉,供血动脉及引流静脉均为1支,并见不同程度的迂曲扩张。较大的瘤囊可见对比剂排空延迟。复杂型囊状肺动静脉瘘可见2支或多支供血动脉及引流静脉,瘤囊内可见分隔,对比剂排空明显延迟。弥漫型肺动静脉瘘表现为多发"葡萄串"样小血池充盈,病变部位肺静脉提前显影。增强CT检查可以明确诊断本病,薄层动态增强扫描不仅可显示扩张的血管瘤囊本身,还可分辨出供血动脉和引流静脉。另外,MSCT的三维重组可以从各个角度观察病变,对复杂肺动静脉瘘,CT可精确判断供血及引流血管的数量。VR可以清楚地区分供血动脉、引流静脉、迂曲扩张呈瘤囊状异常交通的血管及其走行、病灶的大小及位置,MIP可以准确测量供血动脉的直径,为栓塞目标直径的判定提供了依据,有利于介入治疗或手术治疗方案的制订。

# 第五节　肺部炎症性和感染性疾病

## 一、肺炎

### (一)大叶性肺炎

【典型病例】

1. 男,15 岁,主因寒冷、高热 1 天,体温 39.5℃,咳铁锈色痰 2 次就诊。化验:血常规检查 WBC $15 \times 10^9$/L,红细胞沉降率 25 mm/h;胸部透视考虑为左肺上叶炎症。临床诊断为肺炎(图 5 - 5 - 1)。

2. 男,55 岁,主因发热、体温 38.5℃,咳嗽、发憋、气短 1 周入院。化验:血常规检查 WBC $12 \times 10^9$/L,红细胞沉降率 14 mm/h。临床诊断为肺炎(图 5 - 5 - 2)。

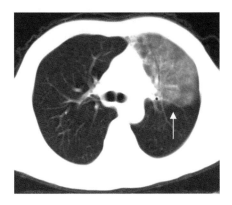

图 5 - 5 - 1　大叶性肺炎(充血期)
左肺上叶大片状毛玻璃样稍高密度影(箭头),边界较清楚

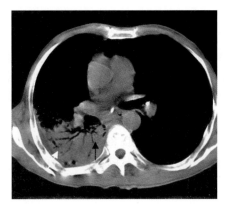
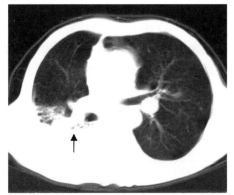

图 5 - 5 - 2　大叶性肺炎(实变期)
右肺下叶大片状软组织样密度影(白箭头),其内可见含气支气管征(黑箭头)

【CT 诊断要点】

1. 早期可无明显变化或仅见局部肺纹理增粗或任何肺叶病变区磨玻璃样影,边界清楚。

2. 肺叶、肺段实变:发病 12~24 小时后,肺泡内充满炎性渗出物,CT 表现为均匀性密度增高致密影,CT 值较低,一般在 20~35 HU。炎症累及肺叶时表现为大片状,以叶间裂为界。由于抗生素的广泛应用,累及全肺叶典型的大叶性肺炎很少见,而不完全性大叶性肺炎,或仅累及单一肺段的较常见,表现为片状或三角状致密阴影。

3. 支气管气相:亦称含气支气管征。实变的肺组织与含气的支气管相衬托,在实变区中可见透亮的含气支气管影,是炎性实变的较可靠的征象。阻塞性炎症不出现此征象。

4. 肺叶的体积增大而不收缩。

5.动态观察影像变化较快。

【鉴别诊断】

1.干酪性肺炎 有结核病史,起病缓慢,白细胞计数正常,痰中可找到结核杆菌,X线检查肺部可有空洞形成。

2.肺癌继发感染 年龄较大,起病缓慢,中毒症状不明显,可持续有痰中带血。HRCT可发现支气管狭窄,纤维支气管镜检查可协助诊断。

3.急性肺脓肿 常咳大量脓痰,CT检查有液平面的空洞形成可资鉴别。

【比较影像学与临床诊断】

大叶性肺炎一般胸部X线片即可诊断,检查次序应为胸部X线片、CT检查,MRI检查可用于支气管内黏液的判定,一般不用。大叶性肺炎早期可无任何发现,依据临床表现可密切观察。其致病菌多为肺炎球菌,但葡萄球菌、结核菌,以及一些革兰阴性杆菌亦能引起肺段或肺叶的整片炎症。由金黄色葡萄球菌和克雷伯杆菌所致肺炎常呈坏死性改变,容易形成空洞。克雷伯杆菌肺炎多发生于长期酗酒,患慢性消耗性疾病,长期大量使用糖皮质激素的病人,咳砖红色痰为其临床特点,起病发展较快,预后差。一旦出现肺多发性脓肿和多部位节段性肺炎,及时痰培养加药敏试验,以明确诊断和指导临床用药。

## (二)支气管肺炎

【典型病例】

男,6岁,因进行性进展的发热、呼吸困难、咳嗽,白细胞增高,以中性粒细胞为主来诊。查体两肺下叶可闻及湿啰音和捻发音。叩诊两肺下部有浊音区(图5-5-3)。

【CT诊断要点】

1.多位于双肺下叶,病变沿支气管分布。

2.呈小斑片状阴影,边缘模糊、浅淡,可部分融合形成小片状,大小1~2cm,边缘模糊,多个小片状阴影之间掺杂有含气的肺组织。有时在小片状影间可见1~2cm的类圆形泡状透亮阴影,系小叶支气管部分性阻塞引起的小叶性过度充气。

3.短期影像变化较快。

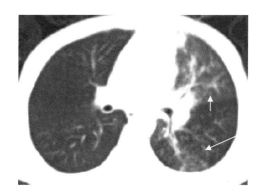

图5-5-3 支气管肺炎

左肺上叶舌段及下叶背段多发小斑片状高密度影,边缘模糊(箭头)

【鉴别诊断】

1.支气管扩张 囊性支气管扩张有明确囊状透光区,柱状支气管扩张可见支气管血管束增粗及小片异常密度影。

2.肺不张及肺癌所致肺炎 肺不张有叶间裂移位现象。

【比较影像学与临床诊断】

CT对小叶性肺炎的诊断较X线片更为明确,已成为首选检查手段。对治疗效果不好和反复发作的肺炎需进行CT复查,必要时行纤支镜检查以除外中心性支气管阻塞。病原体通过支气管侵入,引起细支气管、终末细支气管和肺泡的炎症,临床上病人常出现呼吸困难,高热呈弛张热;叩诊胸部有局灶性浊音区;听诊肺区有捻发音。好发部位为两肺中下肺野中内带,病变沿支气管分布,非肺段、肺叶分布,多见于婴幼儿和年老体弱者。

### (三)间质性肺炎

**【典型病例】**

女,72 岁,主因慢性支气管炎病史 30 年,呈渐进性呼吸困难,咳嗽、咳白痰,间断发热,最近 1 周加重就诊。查体:T 37.9℃,R 30 次/min;两肺可闻及弥漫干湿啰音,叩诊呈实音和过清音。口唇发绀,手指呈杵状。图 5－5－4。

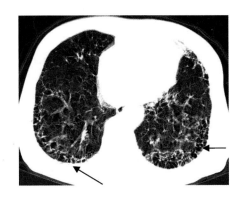

图 5－5－4　间质性肺炎

两肺弥漫性细小结节状和蜂窝状(网状),多发性蜂窝状(箭头),其间有许多小片肺不张阴影

**【CT 诊断要点】**

1.病变分布　弥漫性、散在性,下肺野多于上肺野的不规则条索状阴影,从肺门向外伸展,呈边缘性分布。

2.病变阴影性质　细小的结节状、云絮状和蜂窝状(网状),多发性蜂窝状,其间有许多小片肺不张阴影。

3.肺野缩小　横膈上升,下肺野缩小。

**【鉴别诊断】**

1.癌性淋巴管炎　病变以肺中下叶为主,沿支气管血管束分布,常有原发肿瘤病史,出现 Keley B 线而心影正常时提示癌性淋巴管炎,一般不能鉴别。

2.石棉肺　病变主要累及下肺野并出现胸膜斑或局限性胸膜肥厚。蛋壳样钙化提示矽肺的可能。

3.结节病　气管旁和对称性双肺门淋巴结肿大。

4.肺朗格汉斯组织细胞增生症(PLCH)　病变以肺上叶分布为主,约25%的病人可发生反复发作的气胸,肯定的诊断依靠病理学检查。

**【比较影像学与临床诊断】**

胸部 X 线片为首选检查手段,CT 检查多用于明确病变细节,尤其 HRCT 作用更加明显。间质性肺炎以肺间质为主的炎症,可由细菌或病毒引起,多并发于小儿麻疹和成人慢性支气管炎。支气管壁和支气管周围受累,有肺泡壁增生和间质水肿。临床上以进行性加重的呼吸困难、咳嗽为主的症状,杵状指和两肺特征性啰音的体征,以及肺部有弥漫性肺间质病变阴影、限制性通气功能障碍、弥散功能下降,结合支气管肺泡灌洗等资料,一般即可诊断。最可靠的诊断方法为经纤维支气管镜肺活检获组织学证实。

### (四)放射性肺炎

是由于放射损伤所致非化脓性肺炎,是胸部进行恶性肿瘤放射治疗(大于40Gy)的并发症。早期是照射野内肺泡渗出,晚期发展为相应部位纤维化与收缩。CT 上呈中等密度,范围与照射野的大小一致,而不依赖于肺叶、肺段的解剖形态,根据病史,诊断不难。

（五）病毒性肺炎——以新型冠状病毒肺炎为例

【典型病例】

男性，34岁，以发热、干咳为主，伴有咽痛、流涕、腹泻或头痛等症状，有明确新型冠状病毒肺炎流行病学史，以聚集性发病为主。实验室检查外周血白细胞总数正常或降低，淋巴细胞减少，多数患者C反应蛋白（CPR）和血沉升高。来我院行CT检查，图5-5-5。

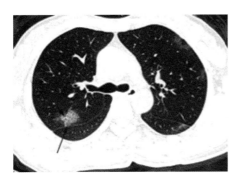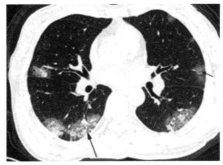

图5-5-5　双肺胸膜下多发斑片状高密度影及磨玻璃密度灶，小叶间隔增厚（短箭头），呈"铺石路征"样改变（长箭头），局部见充气支气管影

【CT诊断要点】

1.分布特点　病变多位于肺外周带或胸膜下，病变呈小叶性、楔形或扇形，长径呈平行于胸膜分布；常为双侧多发累及多个肺叶，早期可呈单发或单侧肺内病变，但病变多具有局限性，不按肺叶段走行分布。

2.影像特点

（1）早期病变：呈散片状、大小不等磨玻璃密度灶，病变浅淡、密度较低，边缘模糊，边界欠清；部分病灶内见增粗血管影。不伴有胸腔积液、肺门纵隔淋巴结肿大。

（2）进展期病变：病灶增多、范围增大，累及多个肺叶，磨玻璃影内出现实变、完全实变，伴索条影、网状影，出现新的磨玻璃影或实变影，病变内支气管扩张。

（3）转归期：病变范围减小，密度减低，部分病变逐渐消失，及后期转变为纤维索条影。

【比较影像学与临床诊断】

1.其他病毒性肺炎　各种病毒性肺炎的影像学表现类似，最终诊断需结合临床资料、流行病学及实验室结果，确诊依赖于病原学检测，病毒性肺炎表现多以肺间质改变为主，伴肺泡壁水肿。

2.肺水肿　肺水肿病理上分为间质性肺水肿和肺泡性肺水肿，严重者常两种情况并存，心源性肺水肿居多。急性期表现为气急、端坐呼吸、咳泡沫白痰或粉红色痰，可闻及湿啰音，可同时出现全身静脉压升高及肝脾大的表现。

新型冠状病毒肺炎（新冠肺炎，COVID-19）：为新型冠状病毒（2019-nCoV）（属于β属的冠状病毒）引起的急性呼吸道传染病，目前已成为全球性重大的公共卫生事件。新冠肺炎在我国传播和扩散的风险也将一直持续存在。

## 二、肺脓肿

【典型病例】

男孩,1 岁,主因吃奶后呛咳 2 周,高热,体温 38~40℃,曾在村内按感冒治疗 3 天,输液 5 天不见好转,在当地县医院发现肺内病变,可疑脓肿,而来我院行 CT 检查(图 5-5-6)。

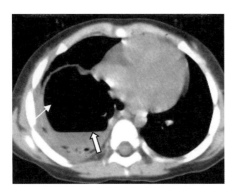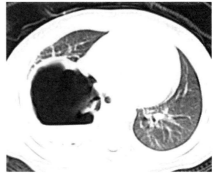

图 5-5-6　肺脓肿

右肺可见巨大脓腔(细箭头)和液气平面(粗箭头)和胸膜改变

【CT 诊断要点】

1.急性肺脓肿

(1)早期:大片状实变,中心密度较浓,边缘模糊。

(2)空洞形成:当病变中心组织发生坏死、液化时,CT 图像上可发现一处或多处低密度区,坏死液化区与支气管相通时,坏死组织从支气管排出后,则在致密实变中出现含有液-气平面的厚壁空洞。肺脓肿呈厚壁圆形空洞者居多,也可呈椭圆形,有的厚壁空洞内外缘均不规则。有时可显示残留的带状肺组织横过脓腔,常可见支气管与脓腔相通。

(3)增强表现:周围明显强化而中心坏死区不强化是急性肺脓肿较为特征性的表现。

(4)病情严重者可侵犯胸膜导致脓胸或脓气胸。

2.慢性肺脓肿　慢性肺脓肿好发于肺的后部,下叶多见,特别是下叶后基底段,但也可发生于上叶。慢性肺脓肿一般为边界清楚的厚壁空洞,伴有索条或索片状纤维组织增生。

【鉴别诊断】

1.包裹性脓胸　脓胸的脓腔 CT 表现一般比较规则,没有周围的小脓肿,脓腔内壁较规整,不呈波浪状,脓肿壁一般较窄,宽度较均匀一致,变换体位扫描脓胸的外形可有改变。

2.肺曲菌球　是曲菌寄生在肺部慢性疾病所伴有的空腔内(如肺囊肿、支气管扩张、肺结核空洞中)繁殖、储积,与纤维蛋白和黏膜细胞凝聚形成,在 CT 下可见在空洞内有一团球影,随体位改变而在空腔内移动。曲菌球不侵犯组织,不引起病人全身症状,只有刺激性咳嗽,有时可反复咯血。由于曲菌球与支气管多不连通,故痰不多,痰中亦常无曲菌发现。

3.肺癌空洞　多为厚壁空洞,内壁不光整,液气平少见,周围可见粗短毛刺及胸膜牵拉征。纵隔内常见肿大淋巴结。少有发热、咳嗽、咳脓痰史,抗炎治疗后,病灶大小变化不明显。

**【临床诊断思路】**

患者多因咳嗽、咳黄色脓痰,伴高热来诊,症状较重,白细胞增高。CT 能够观察脓肿壁的厚度、脓肿内部结构和气液平面、脓肿周围的炎性渗出及与支气管的关系。

# 三、肺结核

**【典型病例】**

1.患者,男,17 岁,发热 1 个月,消瘦、咳嗽、咯血。图 5 - 5 - 7。

2.男,32 岁,半个月来全身乏力,大量盗汗,无食欲。查体温 39.2℃,不咳嗽,否认结核病史,无过敏史。图 5 - 5 - 8。

3.女,67 岁,主因咳嗽 1 周,加重 1 天,痰中血丝就诊。既往吸烟史,右上肺半年前有过炎症。化验:红细胞沉降率 40 mm/h,痰检:痰中找到结核菌。图 5 - 5 - 9。

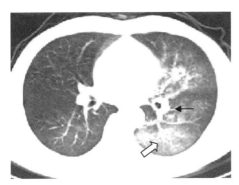

图 5 - 5 - 7 原发综合征

左上叶尖后段及下叶背段点片状高密度影,左肺门淋巴结肿大(黑箭头),左肺可见大致沿支气管走行磨玻璃样高密度影(白箭头)

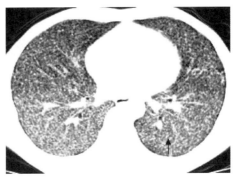

图 5 - 5 - 8 急性血行播散型肺结核

两肺弥漫性分布粟粒状密度增高影,大小、分布及密度大致均匀(箭头),支气管血管束纹理不能满意辨认

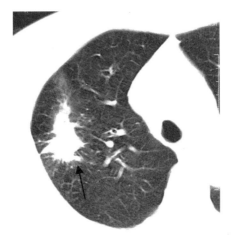

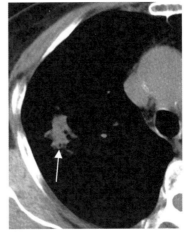

图 5 - 5 - 9 浸润性肺结核

右肺上叶斑片状软组织密度影,边缘可见长毛刺影(黑箭头)和小泡影(白箭头),其外缘胸膜凹陷

**【CT 诊断要点】**

1. 原发型肺结核（Ⅰ型）

（1）原发综合征：由肺内原发病灶、结核性淋巴管炎及淋巴结炎三者组成，肺胸膜下部有时可见斑片状原发灶，表现为小叶性或小叶融合性高密度阴影。

（2）胸内淋巴结结核：患者就诊时，肺内原发病灶多已吸收，仅见肺门或纵隔淋巴结肿大，因此，临床单纯的胸内淋巴结结核较为多见。肺门或纵隔淋巴结肿大可表现为结节型和炎症型（图 5 - 5 - 6）。

（3）病变痊愈后可见钙化，CT 值 >100 HU。

2. 血行播散型肺结核（Ⅱ型）

（1）急性血行播散型：早期肺纹理增多、增粗或呈细网影，CT 可发现早期微小的粟粒性结节，直径 1~2 mm，结节的分布、密度及大小比较均匀（图 5 - 5 - 7）。边缘清楚，沿肺血管分布。

（2）慢性血行播散型：病灶不均匀，大小不一，从粟粒大小到 1 cm 的结节，新旧不齐，有渗出灶，也有硬结钙化灶等，密度有高有低，分布以上肺为主，旧病灶多在上肺，新病灶向下发展延伸。短期内（1 个月）可见阴影变化，吸收或融合。

3. 继发型肺结核（Ⅲ型）

（1）结核性肺内浸润：病变多位于双肺上叶的尖、后段及下叶尖段，表现多种多样，呈不规则斑片状阴影，密度稍高，多种性质的病变混合存在，渗出灶、增殖灶、空洞、钙化、纤维化等均有（图 5 - 5 - 8）。病变变化极慢（2~3 个月），邻近胸膜常见增厚、粘连。

（2）结核球：表现为类圆形致密影，边界清楚，多数直径为 2~4 cm，偶有呈分叶者，CT 能发现其中较细微的钙化，增强扫描时，结核球中心干酪物质不强化，可表现为环状强化，周围可有卫星灶存在。

4. 胸膜炎型（Ⅳ型）　结核性胸膜炎或单独发生，或与肺部结核病变同时出现。病因为：胸膜下肺结核灶或胸壁结核直接侵犯或为肺结核和肺门纵隔淋巴结结核中结核菌经淋巴管逆流至胸膜所致，也可为结核菌的血行播散，机体变态反应增强，结核菌与其代谢产物的刺激使胸膜产生炎症。胸膜结核可分为结核性干性胸膜炎和结核性渗出性胸膜炎，后者临床多见，常为单侧胸腔渗液，偶尔两侧胸腔渗液，一般为浆液性，偶为血性。X 线及 CT 检查均可见不同程度的胸腔积液表现，慢性者可见胸膜广泛或局限性增厚表现。

5. 其他肺外结核（Ⅴ型）　按部位及脏器命名，如骨关节结核、肠结核等。

**【鉴别诊断】**

1. **肺癌**　中心型在肺门处有结节影或有肺门纵隔淋巴结转移，需与淋巴结结核鉴别；周围型在肺周围有小片浸润、结节，需与结核球或结核浸润性病灶鉴别。肺癌多为 40 岁以上，中心型以鳞癌为主，常有长期吸烟史，一般不发热，呼吸困难或胸闷、胸痛逐渐加重，常刺激性咳嗽，有痰血，进行性消瘦，有锁骨上转移者可触及质硬淋巴结，某些患者可有骨关节肥大征。X 线结节可有分叶毛刺，无卫星灶，一般无钙化，可有空泡征；外周型可见胸膜内陷征。痰 70% 可检得癌细胞而肺结核者有 50% 可查到结核杆菌（TB）。纤支镜检中心型可见新生物，活检常可获病理诊断，刷片、BAL 可查到癌细胞，结核者可查到 TB。结核菌素试验时肺癌往往阴性而结核常强阳性。

2. **肺炎**　肺部非细菌性（支原体、病毒、过敏）感染常显示斑片影与早期浸润性肺结核的表现相似，而细菌性肺炎出现大叶性病变时可与结核性干酪型肺炎相混，都需鉴别。支原体肺炎常症状轻而 X 线表现重,2~3 周自行消失;过敏性者血中嗜酸粒细胞增多,肺内阴影游走性,各有特点易于鉴别。细菌性肺炎可起病急、寒战、高热、咳铁锈色痰,有口唇疱疹而痰 TB(-),肺炎链球菌阳性,抗生素治疗可恢复快,1 个月内可全消散。故与炎症鉴别一般不先用抗结核治疗而先抗炎治疗,可较快诊断,避免抗痨药不规则使用造成耐药。

3. **肺脓肿**　浸润型肺结核如有空洞常需与肺脓肿鉴别,尤以下叶尖段结核空洞需与急性肺脓肿鉴别,慢纤洞型需与慢性肺脓肿鉴别。主要鉴别点在于,结核者痰 TB(+),而肺脓肿者(-),肺脓肿起病较急,白细胞总数与中性粒细胞增多,抗生素效果明显,但有时结核空洞可继发细菌感染,此时痰中 TB 不易检出。

4. **胸腔积液**　CT 发现胸膜实性结节或肿块时,有助于肿瘤诊断,仅表现为胸腔积液时不能鉴别结核或转移瘤;包裹性积液以结核多见,但也可见于肺癌转移。可抽取积液进行实验室检查。

【比较影像学与临床诊断】

典型的肺结核根据胸片、CT 表现不难作出诊断,必要时行 HRCT 检查,能够明确病变的分型,明确病变的详细部位、内部结构,与周围组织关系,推断预后。对诊断有困难的病例,应积极结合临床表现、痰培养或涂片,必要时进行经胸穿刺活检或行纤维支气管镜检查。

肺结核临床主要表现为咳嗽、胸痛、咯血、低热、盗汗,部分患者有消瘦、乏力。原发型肺结核多见于婴幼儿,近年来成人原发型肺结核有所增加。其他类型肺结核常有支气管感染及结核中毒症状,在此基础上具有特征性的 X 线表现容易确定诊断。典型的 X 线表现为:病变位于肺结核的好发部位,即为上叶尖后段及下叶背段,阴影形态为斑片、浸润、结节及融合影像,病变可按肺段分布,常伴有播散及空洞。主要病理改变有渗出、增殖、干酪样病变、空洞、纤维化、钙化等。肺结核的临床确诊方法首选病原学,诊断方法为痰培养及涂片检查。NGS(高通量测序技术,分子生物学方法检测微生物 DNA 和 RNA 序列检测技术)可作为补充诊断方法。

# 四、肺曲菌病

【典型病例】

1. **肺曲菌病**　男,59 岁,刺激性咳嗽半个月,咯血 2 天。体格检查无异常,血常规无异常。既往糖尿病史 5 年。图 5-5-10。

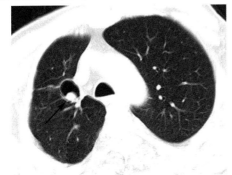
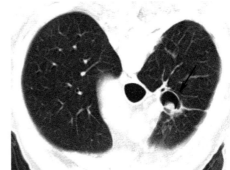

A. 仰卧位　　　　　　　　　　　B. 俯卧位

图 5-5-10　肺曲菌病 CT 诊断
薄壁空洞内可见活动的曲菌球(箭头)

2.气道侵袭性肺曲霉菌病　患者男性,56 岁,乙状结肠恶性肿瘤并肝转移,肿瘤化疗加免疫抑制治疗后。CT 诊断如图 5 - 5 - 11。

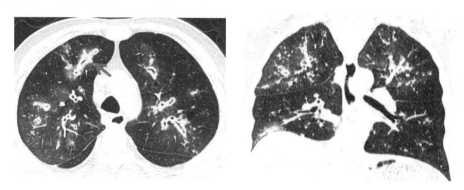

图 5 - 5 - 11　气道侵袭性肺曲霉菌病 CT 诊断

支气管壁明显增厚,伴管腔不规则狭窄,也可伴支气管管腔扩张;沿支气管走行小叶中心结节,树芽征;支气管肺炎;支气管周围斑片实变影;冠状位重建显示病变分布双非上叶为著

【CT 诊断要点】

1.过敏型支气管 - 肺曲菌病(ABPA)　表现为条状致密影像,呈 Y 形、V 形、手指套状或结节状。支气管内黏液栓咳出后形成支气管扩张的环形影像。

2.寄生型肺曲菌病

曲菌球呈球形,密度多均匀,境界清晰,在空洞内呈游离状态,位置可随检查体位而变动。霉菌球与洞(腔)壁之间常留有新月形空隙,形成空气新月征。

3.侵袭性肺曲霉菌病

(1)气道侵袭性肺曲霉菌病 影像表现为支气管血管束增粗、模糊,沿支气管血管束多发结节及分支结节;多发斑片影,内伴有支气管扩张;病变以中上肺明显。

(2)早期一侧或两侧肺内单发或多发边缘模糊的球形斑片状影,晚期多数病例坏死性炎症最终出现空洞;空气新月征可能出现在曲菌性结节(曲菌球)和周围炎症反应带之间;有时在曲菌感染早期、空洞形成之前,围绕中心实性肿块(菌球和凝固性坏死组织)周围显示环形密度较低的实变区,其 CT 值低于实性肿块而高于正常肺实质,形成晕轮征。

【诊断思路】

本病诊断一定要重视病人背景、临床症状、感染表现,是否具有免疫抑制条件:比如化疗,器官移植,大剂量皮质激素应用,粒细胞缺乏以及糖尿病等;最终本病需与中央型肺癌、先天性支气管闭锁、支气管内良性肿瘤引起的支气管黏液栓塞鉴别。过敏性支气管肺型曲霉菌可根据长期支气管哮喘病史,及痰检毛霉菌阳性而确诊。

## 五、肺炎性假瘤

【典型病例】

1.男,42 岁,咳嗽 2 个月余,偶有白痰,无发热,痰中带血 1 天。听诊:右下肺湿性啰音。WBC:$12 \times 10^9/L$。图 5 - 5 - 12。

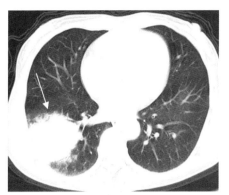
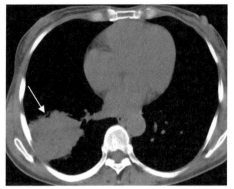

图 5 - 5 - 12　右肺下叶背段炎性假瘤

边缘无分叶,密度均匀(箭头),相邻胸膜广泛粘连

2.男,56 岁,胸痛 2 天来诊。体格检查及实验室检查无异常(图 5 - 5 - 13)。

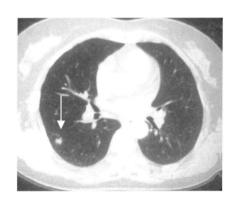
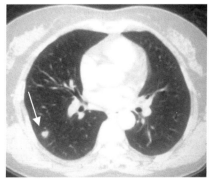

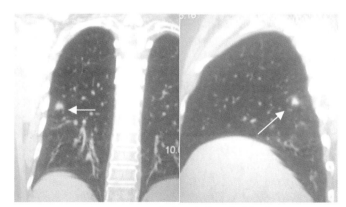

图 5 - 5 - 13　右肺下叶背段炎性假瘤

结节样,边缘欠规整(箭头)

【CT 诊断要点】

1.可发生在两肺的任何部位,以双肺上叶多见,位于下叶的假瘤多位于下叶背段和内后基底段。

2.球型瘤体一般边缘光滑锐利,直径多为 1 ~ 4 cm,密度比较均匀,周围肺野清晰。团块样的瘤体一般界限不清,边缘模糊,部分病灶密度浓淡不匀,如多次并发急性炎症,可造成

"瘤"影扩大,在其周围有炎性浸润影(假瘤边缘清楚与否取决于病程和病理变化,慢性或稳定期瘤体周围有假包膜,急性期瘤周无包膜,因此边缘多模糊)。

3. 平扫多数密度均匀,可有坏死、小空洞、钙化和支气管充气征等,边缘通常没有分叶征象,少数可有浅的分叶征;可有毛刺和血管集束征等,毛刺为粗长毛刺,相邻胸膜发生广泛粘连,且一般不引起肺门及纵隔淋巴结肿大。

4. 增强扫描病灶多明显均匀或不均匀强化,峰值出现时间较早,持续时间长,与肺炎性假瘤慢性炎性增生所形成的较丰富肉芽肿有关,增强值在 60 HU 以上时,炎性结节的可能性大。

【鉴别诊断】

1. 周围型肺癌    周围型肺癌 CT 上多有深分叶,并可见凹陷的胸膜自分叶间切迹进入病灶,与肺组织交界面有细短毛刺,增强 CT 值增加 20 HU 以上,峰值出现较晚;炎性假瘤分叶、细短毛刺较少见,炎性假瘤所致胸膜增厚时胸膜外脂肪间隙不受侵犯;增强程度较周围型肺癌显著,峰值出现时间早,延迟扫描肺炎性假瘤在 90～180 秒各时间段的 CT 增强值均显著高于肺癌,而且肺炎性假瘤的 CT 增强值不降。

2. 结核瘤    形态规则或不规则,界限清晰,实质干酪样坏死物质易于钙化,病灶边缘常常有粗大毛刺,周围卫星病灶多见,大多呈包膜样或周围强化,增强值小于 20 HU,少数不增强。炎性假瘤钙化,卫星病灶少见,边缘无长毛刺,增强形态及增强程度均与结核球不同。

3. 其他肺部良性肿瘤    边缘光滑锐利,病灶密度均匀,可有较大钙化,周围肺纹理及胸膜无改变。

【病理】

病理标本为孤立性结节状包块,位于肺周边部位,与肺组织多有明显界限,可有假包膜;大小多为 2～4 cm,呈实性;切面多呈灰白色或灰黄色,富血供者可呈暗红色。镜下可见具有代表性的浆细胞,以及大量的淋巴细胞、中性粒细胞和嗜酸粒细胞,少量巨噬细胞和泡沫细胞,并可见梭形间充质细胞及明显的纤维化改变,并见肺泡上皮明显增生,肺泡内炎性渗出物机化,纤维组织大量增生,血管增生,组织细胞及泡沫细胞大量聚集,偶见坏死及钙化。

【比较影像学与临床诊断】

X 线平片对其定性困难,常需 CT 增强检查,观察其强化程度,结合病史过程多可诊断。约 2/3 病人由急性演变而来,过程为急性炎症渗出浸润→慢性炎症→病灶吸收不全机化→瘤样病变,病人大多有急性或慢性肺部感染病史,主要临床表现为咳嗽、咳血痰等,症状一般较轻,约 1/3 的病人无症状。

# 第六节    支气管病变

## 一、慢性支气管炎

【典型病例】

1. 男,75 岁,主因发热、咳嗽、气短、发憋 1 周就诊。既往有慢性支气管炎史 40 年。图5-6-1。

2. 患者,男,71 岁,主因咳嗽、气短、发憋 1 周住院。化验:WBC $12×10^9$/L,ESR 22 mm/h,肺通气功能减低(图5-6-2)。

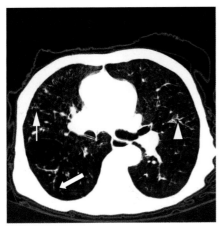

图 5-6-1 慢性支气管炎

双肺支气管血管束粗乱、扭曲(白三角箭头),较多条、片状密度增高(粗箭头)和减低影(细箭头)

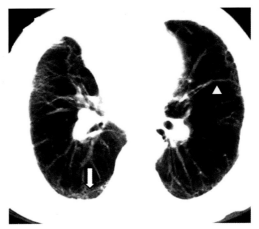

图 5-6-2 慢性支气管炎并肺气肿

双肺支气管血管束稀疏扭曲(白三角箭头),肺密度减低,双侧胸膜下线状及网格状影(粗箭头)

【CT 诊断要点】

1. 双侧肺支气管血管束增强、增粗,支气管壁增厚,出现双轨征。

2. 合并肺间质纤维化,呈网状阴影。

3. 肺气肿末梢支气管扩张。

4. 合并边缘性肺气囊、肺大疱,肺气肿,末梢支气管痉挛,肺支气管血管束稀少、纤细,肺野透亮度增高,肋间隙增宽,膈肌低平等。

5. 胸膜增厚、粘连。

6. 合并感染者可见斑片状阴影;合并肺动脉高压及肺心病者可见肺动脉增宽,右室增大。

【比较影像学与临床诊断】

影像学检查方法有胸部透视、胸片、CT、ECT、PET-CT,常用的为胸部透视、胸片、CT。尤其是 HRCT 对于显示肺大疱与泡性肺气肿更为敏感。在 CT 上亦呈现相应不同的表现:可表现为小叶中心性肺气肿、全小叶性肺气肿、间隔旁肺气肿及瘢痕性肺气肿。多发生于老年人,反复咳嗽,咳白痰,一般临床即可诊断。CT 检查的目的主要在于:①在确立本病的诊断之前,排除其他心肺疾病;②在诊断明确以后,了解有无并发症,如肺气肿、肺心病等。

## 二、支气管扩张

【典型病例】

患者,女,45 岁,主因咳嗽、发热、咯血 1 天就诊。既往有支气管扩张史。CT 诊断见图 5-6-3。

【CT 诊断要点】

根据其形态分为:柱状、囊状和混合型。其影像表现如下:①柱状扩张:支气管腔呈柱状,主要累及肺亚段支气管及其分支,严重者累及肺段支气管。②囊状扩张:多侵犯末梢支气管,呈大小不等的囊状,与先天性多发性肺囊肿难于鉴别或由后者演变而成。③混合型:柱状与囊状扩张同时存在为混合型。也可介于两者之间,病变明显而广泛。

【鉴别诊断】

1. 肺大疱　肺大疱壁薄,约 1 mm,位于胸膜下,肺尖及肺底部,合并感染时内可见液气平,而支气管扩张沿支气管走行分布为特点。

2. 蜂窝肺　蜂窝肺大小一般为 3 ~ 5 mm,位于胸膜下 5 mm 的范围多见,呈多发环形影像,但在严重肺间质纤维化病例,蜂窝肺中包含有支气管扩张的成分。

【比较影像学与临床诊断】

影像学检查包括 X 线胸片、支气管碘油造影、胸部 CT 及 HRCT 检查,既往多利用支气管造影来诊断,HRCT 对此病能够明确诊断,并能明确病变范围及类型。合并感染时可见斑片状影;囊

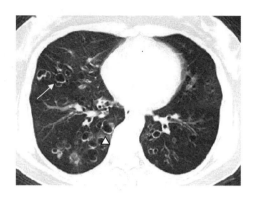

图 5 – 6 – 3　支气管扩张 CT 诊断
双肺多发囊状支气管扩张(长白箭头),可见"印戒征"(白三角箭头)

状支气管扩张尚可见圆形薄壁透亮影,囊内见小液平者示合并感染。临床上患者幼年可有麻疹、百日咳、支气管肺炎、肺结核等病史;症状为慢性咳嗽、咳痰,痰量和痰的性质不等;部分有咯血,咯血量和诱因各异;多数有间歇性发热、乏力、纳差、心慌气急等症状。多有咳嗽、咳血,反复发作的病史,痰细菌学培养:对抗生素的合理应用具有指导意义。支气管扩张的常见伴发表现:①支气管内黏液栓。由于支气管壁受损,清除不良,分泌物潴留于支气管内形成黏液栓。此时含气扩张的支气管征象消失,而表现为串珠状、Y 形或 V 型结节状、卵圆形致密影。②肺感染。支气管感染波及支气管周围的肺泡、呼吸性细支气管内再发展成段或叶实变。③肺段性肺不张。由于支气管周围纤维化引起瘢痕性不张。可表现为支气管并拢,相邻肺叶代偿性肺气肿。

# 第七节　肺部肿瘤和肿瘤样病变

## 一、原发性支气管肺癌

肺癌发生于支气管黏膜上皮亦称支气管肺癌。肺癌一般指的是肺实质部的癌症,通常不包含其他如肋膜起源的中胚层肿瘤(mesothelioma),或者其他恶性肿瘤,如类癌(carcinoid)、恶性淋巴瘤(malignant lymphoma),或是转移自其他来源的肿瘤。占肺实质恶性肿瘤的 90% ~ 95%。

2020 年全球癌症新发病例约 1930 万例,癌症死亡近 1000 万例。其中肺癌新发病例数约为 221 万例,占癌症新发病例总数的 11.4%。肺癌死亡约 180 万例,为癌症死亡首位。

依据肺癌的国际 TNM 分期标准,临床上可将肺癌划为 5 个临床分期:肺癌原位期(0 期)、肺癌早期(Ⅰ)、肺癌中期(Ⅱ)、肺癌中晚期(Ⅲ)和晚期(Ⅳ)。不同分期的肺癌生存率差别很大。原位癌治愈率可达到 100%,肺癌早期如IA 期肺癌,五年生存率也在 70% 以上。

【临床表现】

肺癌在早期不产生任何症状,多数在查体时才发现病变。最常见的症状为咳嗽,多为刺激性呛咳,一般无痰,继发感染后可有脓痰;其次为血痰或咯血,为癌肿表面破溃出血所致,一般多是痰中带有血丝。肺癌阻塞较大的支气管,可产生气急和胸闷,当支气管狭窄,远端分泌物潴

留,发生继发性感染时可引起发热。

1. 肺癌早期常见症状

(1)咳嗽:肺癌因长在支气管肺组织上,常会产生呼吸道刺激症状而刺激性咳嗽。

(2)低热:肿瘤堵住支气管后往往有阻塞性肺叶存在,程度不一,轻者仅有低热,重者则有高热,用药后可暂时好转,但很快又会复发。

(3)胸部胀痛:肺癌早期胸痛较轻,主要表现为闷痛、隐痛,部位不一定,与呼吸的关系也不确定。如胀痛持续发生则说明癌症有累及胸膜的可能。

(4)痰血:肿瘤炎症致坏死、毛细血管破损时会有少量出血,往往与痰混合在一起,呈间歇或断续出现。很多肺癌病人就是因痰血而就诊的。

2. 肺癌晚期症状

(1)面、颈部水肿:在纵隔右侧有上腔静脉,它将来自上肢及头颈部的静脉血输回心脏。若肿瘤侵及纵隔右侧压迫上腔静脉,最初会使颈静脉因回流不畅而怒张,最后还会导致面、颈部水肿,需要及时诊断和处理。

(2)声嘶:是最常见症状。控制左侧发音功能的喉返神经由颈部下行至胸部,绕过心脏的大血管返行向上至喉,从而支配发音器官的左侧。

(3)发生区域性扩散的肺癌患者几乎都有不同程度的气促。由肺和心肌产生的正常组织液由胸正中的淋巴结回流。若这些淋巴结被肿瘤阻塞,这些组织液将积聚在心包内形成心包积液或积聚在胸腔内形成胸腔积液。以上两种情况均可导致气促。

肺癌常转移至脑,其临床表现与原发脑肿瘤相似。纵隔内淋巴结转移,可侵犯膈神经引起膈麻痹,侵犯喉返神经可引起声音嘶哑。上腔静脉侵犯阻塞后,静脉回流受阻,可引起脸部、颈部和上胸部的浮肿和静脉怒张。尚可引起四肢长骨、脊柱、骨盆与肋骨转移,往往产生局部明显的疼痛及压痛。有的病人可引起内分泌症状。肺上沟癌侵犯胸壁,可产生病侧上肢疼痛、运动障碍和浮肿。

【典型病例】

1. 女,56 岁,咳嗽、气短 1 个月,2 周前胸片无异常(图 5-7-1)。

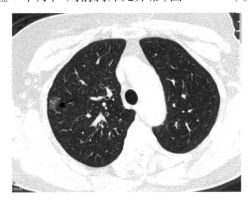

图 5-7-1　右肺原位腺癌

右肺上叶后段磨玻璃影,可见供养血管影(箭头)及胸膜牵拉

2. 女,53 岁,刺激性干咳 2 个月余。X 线片可见右肺小结节,建议 CT 检查(图 5-7-2)。

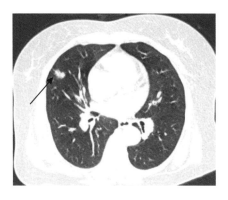 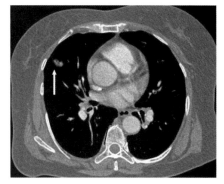

图 5 - 7 - 2　右肺中叶腺癌

右肺中叶小结节,可见分叶征及毛刺、胸膜牵拉(黑箭头),增强后中度不均匀强化(白箭头)

3. 男,60,做白内障手术,术前常规拍片见图 5 - 7 - 3,其余肺窗及纵隔窗未见异常。

4. 男,55 岁,咳嗽 1 个月,偶因痰中带血丝就诊。化验未见异常。X 线片发现右肺下叶病变,考虑为肺癌,建议 CT 检查(图 5 - 7 - 4)。

5. 男,52 岁,咳嗽、咳白色痰,后背痛就诊。透视可疑左肺下叶占位,行 CT 检查(图 5 - 7 - 5)。

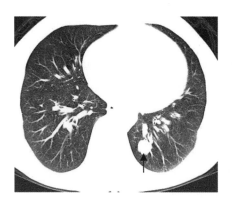 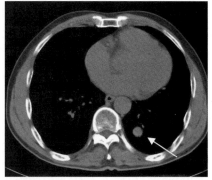

图 5 - 7 - 3　周围型肺癌(小细胞肺癌)

左肺下叶可见类圆形软组织结节(箭头),且有分叶及沿支气管生长征象

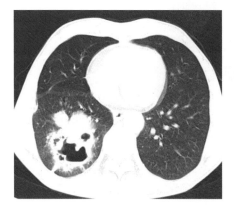 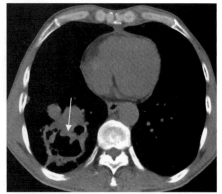

图 5 - 7 - 4　右肺下叶鳞癌

厚壁空洞,内壁可见壁结节(箭头),周围可见毛刺、分叶及胸膜牵拉

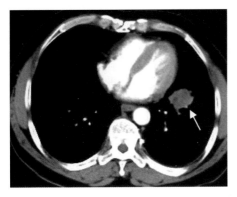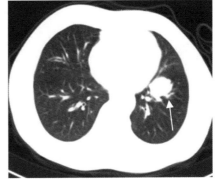

图 5-7-5　周围型肺癌(腺癌)

左肺下叶可见软组织团块影,并可见分叶征及毛刺(箭头)

6.男,71 岁,间断性胸痛,左侧肩胛区疼痛,夜间较重就诊(图 5-7-6)。

7.男,62 岁,左侧胸痛 3 个月,发热 1 周(图 5-7-7)。

8.男,85 岁,前胸壁肿物 3 个月,疼痛 1 周(图 5-7-8)。

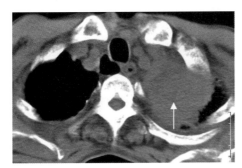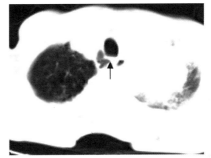

图 5-7-6　肺癌伴发气管囊肿(Pancoat 肺癌)

左肺上叶可见巨大软组织团块(白箭头),局部肋骨骨质破坏,气管旁可见不甚规则的低密度影(黑箭头)

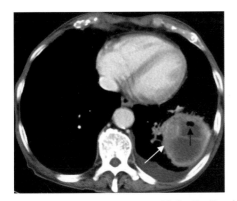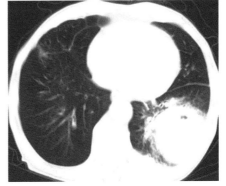

图 5-7-7　左肺中分化鳞癌

左肺下叶囊实性病灶,内可见气体(黑箭头),壁厚,不均匀,周围可见炎症,增强后壁明显强化(白箭头)

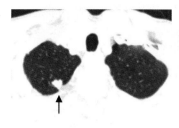
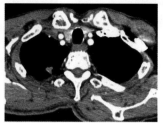
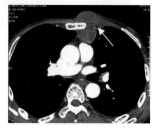

图 5-7-8　右肺上叶神经内分泌癌并前胸壁转移

右肺上叶尖段可见一结节(黑箭头),可见分叶及胸膜牵拉,增强后明显强化,左侧前胸壁可见软组织块影(白箭头),部分凸向前纵隔,强化方式与右肺尖结节相似

9. 女,67 岁,胸闷咳嗽 10 余年,加重 8 天,咳白色黏液痰,无痰中带血及咯血,无发热寒战(图 5-7-9)。

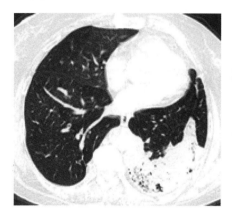
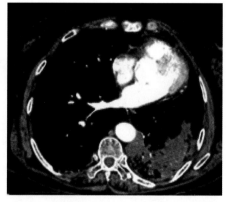

图 5-7-9　黏液腺癌(腺癌)

左肺下叶胸膜下可见片状密度增高影,边界清晰,强化显示内部血管造影征,远端小分支走行迂曲,这种又称肺炎型肺癌,主要需与肺炎鉴别,结合患者临床症状与影像表现,尤其患者抗炎染治疗无效,并且病灶持续存在甚至进展,需警惕黏液腺癌可能

10. 男性,72 岁,1 年前无明显诱因出现反复咳嗽,无发热、畏寒,咳少许白黄痰。7 天前无明显诱因出现咯血(图 5-7-10)。

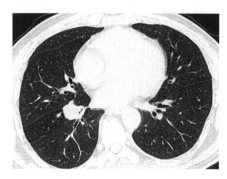
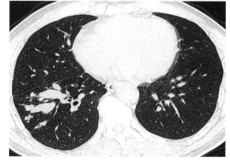

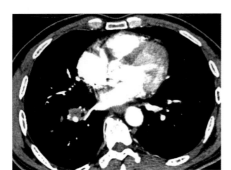
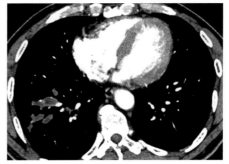

图 5 - 7 - 10 鳞癌

右肺下叶基底段支气管腔内见软组织灶,远端支气管扩张,内部充满黏液,呈"指套征"增强

扫描软组织部分呈轻中度强化,远端分支黏液强化不著

**【诊断思路】**

①是否有指套征;②是否存在支气管腔内病变;③分析支气管腔内病变强化情况。

**【CT诊断要点】**

1. 中心型肺癌  生长在肺段以上的支气管,在影像上靠近肺门部,从病理上多为鳞癌及未分化癌。早期肺癌局限于气管内可无异常改变。病变进展可有以下表现。

(1)支气管改变:主要包括支气管壁增厚和支气管腔狭窄。正常支气管壁厚度均匀,为1~3 mm,但肿瘤浸润时,在周围充气的肺组织衬托下,可清晰显示支气管壁的不规则增厚、狭窄等改变。

(2)肺门肿块:是中央型主要征象,呈结节状,边缘可有分叶和毛刺。常同时伴有阻塞性肺炎或肺不张。阻塞性肺炎表现为受累支气管远侧肺组织实变,多为散在分布。发生肺不张时则表现为肺叶或肺段的均匀性密度增高并伴有容积缩小。

(3)侵犯纵隔结构:中央型肺癌常直接侵犯纵隔结构,特别是受侵犯的血管可表现受压移位、管腔变窄或闭塞、管壁不规则等改变。

(4)纵隔肺门淋巴结转移:增强扫描可明确显示肺门、纵隔淋巴结增大的部位、大小及数量。

右肺中叶中央型肺癌

2. 周围型肺癌  发生在段和段以下的支气管。多为腺癌、小细胞癌、肺泡细胞癌及鳞癌等。腺癌及小细胞癌可较早发生转移,而鳞癌因中心坏死易形成癌性空洞。外围性肺癌多侵犯所属支气管、肺动脉、肺静脉及邻近胸膜。Pancoast肺癌或侵犯胸壁软组织及骨组织。

(1)瘤体内部的CT表现

①空泡征及空气支气管征:由于肿瘤沿肺泡壁及末梢气道壁生长,早期有正常肺泡及肺的框架结构尚未受到侵犯,CT图像上可见到1~3 mm的小圆形、棒状或叉状低密度含气区。多见于鳞癌、细支气管肺泡癌和腺癌。

②肺癌空洞:肺癌的供血动脉来自支气管动脉,血管受压或受侵破坏发生闭塞时癌组织坏死、液化,当坏死、液化组织随支气管排出即形成空洞。肺癌空洞的发病率2%~16%,其中鳞癌的发生概率为80%,次为腺癌,大细胞未分化癌和小细胞未分化癌基本无空洞。洞壁不规则、有

壁结节是恶性肿瘤的重要依据。

（2）肿瘤边缘的 CT 表现

①毛刺征：自病灶向周围肺延伸，呈放射状、无分支细短线条影。是肿瘤瘢痕收缩将肺小叶间隔牵拉所致或肿瘤浸润或炎症所致。肿瘤周围有毛刺高度提示恶性，以腺癌发生率最高，达93.9%。

②分叶征：表现肿瘤边缘凸凹不平呈花瓣样。深分叶对周围型肺癌有诊断价值，尤其是小肺癌。

（3）肿瘤邻近结构改变的 CT 表现

①胸膜凹陷征：瘤灶内纤维瘢痕组织收缩，将相邻的脏层胸膜拉向瘤体，胸膜凹陷征的诊断价值目前仍有争论。此征主要见于腺癌，占70%。

②胸膜浸润和播散：浸润为肿瘤与胸壁的胸膜线消失，并广基底相接，交角变钝。

③血管集束征：与肿瘤内纤维性反应有关，三种表现：血管达肿瘤边缘；血管穿越肿瘤；血管被拉近肿瘤。

④支气管集束征：有三种表现，支气管伸达肿瘤边缘被肿瘤阻断；支气管伸入肿瘤内，沿支气壁浸润，管壁不规则增厚和狭窄；肿瘤挤压支气管呈抱球状。

（4）增强扫描特征：恶性结节的 CT 增强值高于一般良性结节而低于炎性病变。肺内结节HRCT 的增强值在 20～60 HU 时，通常有助于肺癌的诊断，强化值在 15 HU 以下的结节可在临床监视下 X 线复查，而增强值大于 60 HU 者炎性结节的可能性较大。

【鉴别诊断】

中心型肺癌需与炎性或结核性等原因所致肺不张鉴别。CT 增强扫描对于发现肺不张内支气管肿块更为有利，纵隔内淋巴结肿大有助于肺癌的诊断；中老年患者出现不明原因肺不张，需高度怀疑肺癌，有必要进行支气管纤维镜检查。

周围型肺癌常需鉴别的良性结节主要是结核球、炎症、良性肿瘤。

1. 结核瘤　多位于上叶尖后段与下叶背段，边缘清楚，无分叶或有包膜，内有钙化，周围肺野有卫星病灶，增强无强化或周边包膜强化。

2. 炎症　边缘模糊，密度均匀偏低，CT 值 20～30 HU，增强呈明显强化。

3. 良性肿瘤　边缘清晰，无分叶，或有钙化。

【比较影像学与临床诊断】

肺癌的早期诊断具有重要意义。主要的影像学检查有 X 线平片、胸部计算机断层扫描（CT）、磁共振（MRI）、纤维支气管镜检查、痰脱落细胞检查、经皮肺穿刺、纵隔镜检查、骨显像或发射型计算机体层（ECT）、正电子计算机体层（PET）、肿瘤标志物检查（CEA、NSE、SCC 等）。以往胸片是诊断肺癌的主要筛查手段，目前低剂量螺旋 CT 已成为主要手段，但是对于早期肺癌有一定的局限性，如呈磨玻璃影的肺癌原位期（0 期）和部分实性磨玻璃样影的肺癌早期（Ⅰ）难以显示，而螺旋 CT 则可以清楚显示病灶大小、形态、边缘分叶、毛刺、供养血管、胸膜牵拉等细微特征，有利于早期诊断、早期治疗。低剂量螺旋胸部 CT（LDCT）检查是诊断与鉴别诊断肺癌的首选检查方法，可以有效发现早期肺癌，已经逐步取代 X 线胸片成为较敏感的肺结节评估工具，可检出更多结节（包括早期癌），可降低高危人群肺癌病死率的20%，并且通过减低剂量减少了对受试者的潜在辐射损伤。CT 引导下经皮肺病灶穿刺活检是重要的获取细胞学和组织学诊断的技术。

　　肺癌患者早期多无症状,有时在查体中偶然发现,出现症状时多提示肿瘤已进展,尤其是周围型肺癌;常见的症状有咳嗽、咯血、喘鸣、胸闷、气急、体重下降、发热、胸痛、呼吸困难、咽下困难、声音嘶哑、上腔静脉压迫综合征等,中心型肺癌的诊断临床可以通过纤支镜活检证实,早期周围型肺癌多表现为孤立性肺结节。CT 能够显示支气管变窄、闭塞、管内壁的光滑度,周围阻塞性炎症和肺不张;周围性肺癌可显示病变的具体形态、内部结构、肺癌的详细特征;判定有无肺内、肺门及纵隔淋巴结转移情况。

## 二、肺转移瘤

　　人体许多部位的恶性肿瘤可以经血行、淋巴转移、直接蔓延和经支气管播散等途径转移至肺部,以血行转移最多见,淋巴结转移次之。淋巴转移可以是肺内血行转移癌经肺内淋巴管引流至肺门淋巴结;也可以是先有纵隔淋巴结转移,再逆流至肺内淋巴管。肺与纵隔的淋巴结转移时,胸膜可因淋巴回流障碍出现浆液性积液,有别于胸膜转移出现的血性胸水。

【典型病例】

1. 男,56 岁,确诊胰腺癌 3 个月,化疗前胸片发现左肺结节,图 5 - 7 - 11。

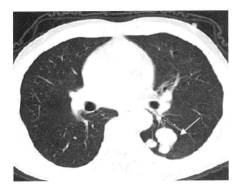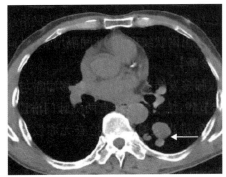

图 5 - 7 - 11　胰腺癌肺转移
左肺下叶可见多发结节状转移瘤(箭头),边缘光整

2. 男,72 岁,直肠癌术后 1 年,胸片发现双肺小结节,图 5 - 7 - 12。

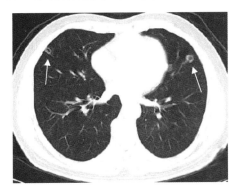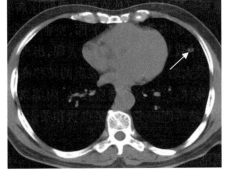

图 5 - 7 - 12　直肠腺癌肺转移
双肺可见多小空洞影(箭头),与血管相连,边缘光整

3. 女,60 岁,乳腺癌术后,现出现发憋、气短、呼吸困难而就诊,图 5 – 7 – 13。

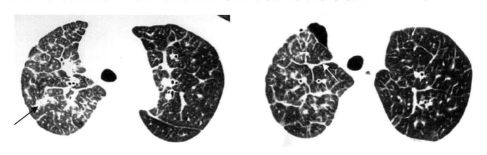

图 5 – 7 – 13　癌性淋巴管炎

界面征、小叶间隔增厚、小叶中心结构增厚(白箭头)、胸膜下线、长瘢痕线(扭曲肺结构)、蜂窝样改变、结节影、牵拉性支扩、磨玻璃样改变(黑箭头)

【CT 诊断要点】

1. 血行转移　多发结节状或球形病灶,密度均匀(CT 值多为 30 ~ 40 HU);大小不等(大小常为 1 ~ 2 cm,亦可更大,3 ~ 4 cm),呈渐进行增大;边缘多光滑,肺组织窗观察效果较好,以两下肺叶外周部多见;少数可单发。

2. 淋巴转移　肺纹理增多、增粗,并见沿纹理分布的串珠状小结节影;淋巴回流障碍引起肺间质水肿表现出网状纹理,小叶间隔增宽,叶间裂增厚及少量胸腔积液。

【鉴别诊断】

1. 以双肺多发结节为表现的转移瘤需与以下疾病鉴别。

(1)结节病:结节病多伴有两侧肺门淋巴结对称性增大伴纵隔淋巴结增大,临床以青壮年多见,症状较轻,进程缓慢,临床检查无原发肿瘤病史;组织学活检为非干酪性肉芽肿;激素治疗有效。

(2)Wegener 肉芽肿:常表现为散在分布、大小不等、边缘模糊的肺内多发性结节,较大结节内可有空洞形成,空洞呈边缘性强化,结节出现后短期内大小无明显变化,随后逐渐缩小,缩小过程中结节边缘由模糊变清楚,较大结节边缘出现针刺状突起,最后变为星芒状纤维灶,结节性空洞的洞腔由小变大,洞壁由厚变薄,然后洞腔随结节缩小而逐渐缩小以至闭塞,变为星芒状纤维灶。

(3)血源性肺脓肿:可伴有肺泡浸润性病变和楔形阴影,易出现空洞,但其结节大小短期内变化明显,且空洞内常有气液平面,空洞可在一至数日内明显增大,洞壁变薄,同时,临床有高热、血白细胞计数升高等急性感染表现,出现空洞后,痰检多可确定致病菌。

2. 以单发大结节或肿块为表现的转移瘤需与以下疾病鉴别。

(1)结核球:结核球的密度较高,内部常有钙化,可有空洞,一般较小,洞壁较厚,壁内常见斑点状钙化,结节周围多出现斑点状和条索状"卫星灶",肺内可有浸润性病变,但极少出现楔形阴影。

(2)周围型肺癌:多为圆形和类圆形的小结节或肿块,边缘多不规则,有分叶切迹、粗短毛刺,内部可见空泡征。而转移瘤边缘多光整,可见晕征。

(3)球形肺炎:多呈圆形或类圆形,边缘欠清楚,病变为炎性且密度均匀。多无钙化。有时周围可见细长毛刺,周围胸膜反应较显著。抗感染治疗短期复查逐渐缩小。

(4)肺动静脉瘘或动静脉畸形:CT 上为软组织密度肿块,呈圆形或椭圆形,可略有分叶状,边缘清晰,病灶和肺门之间有粗大血管影相连,增强动态扫描呈血管增强,有助于肺动静脉瘘或动静脉畸形的诊断。

【比较影像学与临床诊断】

对于易发生肺转移的肿瘤病人,如肝癌、乳腺癌、骨肉瘤等,即使胸片正常或仅发现孤立性结节,也应该进行 CT 检查,CT 是发现小的肺转移灶或评价纵隔转移的最有效的方法,可发现更多的病灶,HRCT 扫描效果更好,能够显示细小病灶,病灶的多少、部位、内部特性以及肺间质的网状改变,伴发细小结节、小叶间隔不规则增厚等。肺转移瘤早期呼吸道症状较轻或无,常在胸部常规 X 线检查时,或在根治性手术或放疗后 6 个月到 3 年间复发时被发现,症状随转移部位的不同而不同。临床诊断并不困难,结合病史和影像学检查大多数能够明确诊断。

## 三、肺滑膜肉瘤(PPSS)

【典型病例】

男,47 岁,左侧胸痛 1 周伴低热,胸片见左肺肿块,建议 CT 检查(图 5 - 7 - 14)。

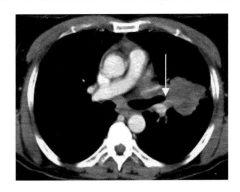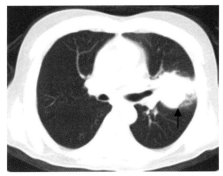

图 5 - 7 - 14　左肺滑膜肉瘤

左肺上叶舌段支气管狭窄(白箭头),远侧可见软组织块影(黑箭头),增强后明显不均匀强化,左侧胸膜牵拉

【CT 诊断要点】

1. 肿瘤可位于肺内或主要位于胸膜,呈不均质实性团块影,直径一般 >5 cm,边缘清楚。

2. 增强后肿块不均匀强化,分叶不明显,多为切迹样或铸型改变。

3. 多为局限性侵犯及血行转移,极少出现淋巴结转移,通常侵犯胸膜引起胸腔积液,而无肺门、纵隔淋巴结转移。

【鉴别诊断】

1. 肺癌　常见肺癌多具有分叶征、毛刺征、胸膜凹陷征等典型征象,较易鉴别;部分神经内分泌癌亦可表现为巨大类圆形肿块,与 PPSS 形态相似,但前者边缘多不规整,局部侵袭性更强,更易出现肺门、纵隔淋巴结转移。

2. 肺肉瘤样癌　常表现为巨大类圆形或不规则肿块,兼具肺癌和肺肉瘤影像学特征,部分可见分叶、毛刺征,中心多可见坏死区。

3.其他肺或胸膜原发性肉瘤　如纤维肉瘤、平滑肌肉瘤、横纹肌肉瘤等：由于同属间叶性恶性肿瘤，影像表现具有较多共性，均可形成边界清晰的巨大肿块，仅从形态和强化特点难以鉴别，但从众多文献报道总体来看，PPSS 的局部侵袭性和破坏性较其他肉瘤相对较轻。

【比较影像学与临床诊断】

PPSS 是一种少见的间质源性恶性肿瘤，典型表现为边界清晰的巨大类圆形肿块，不均匀强化，较少合并纵隔、肺门淋巴结转移；也可表现为不典型的铸型、指状或鹿角状病变。PPSS 的 CT 表现不具有绝对特异性，确诊需要依靠病理和免疫组织化学检查，但 CT 对于肿瘤的定位、定性、范围、转移、明确手术的可切除性及评价疗效具有重要参考价值。

## 四、错构瘤

【典型病例】

男，37 岁，体检发现右肺结节，图 5 - 7 - 15。

【CT 诊断要点】

1.病灶多呈圆形、椭圆形，可位于任何肺叶。

2.边缘锐利清晰，其中常见骨化爆玉米花征。钙化 CT 值 > 100 HU。

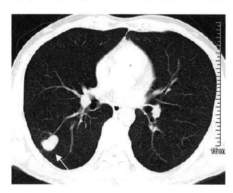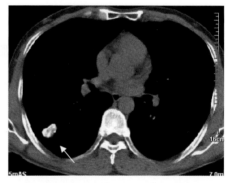

图 5 - 7 - 15　肺错构瘤

右肺下叶结节影（箭头），边缘光整，内可见斑片状钙化（手术证实）

3.边缘可有浅切迹，肿瘤周围清晰无外侵。

4.相邻的支气管、血管无改变。

5.肿瘤增大缓慢，1 ~ 2 年仅增大 12 mm。

6.无淋巴结转移及相邻胸膜的改变。

【鉴别诊断】

1.结核球（瘤）　多位于上叶尖后段、下叶背段或基底段，病灶类圆形，边缘光整或见长毛刺，周围可见卫星灶；其内主要为干酪样物质，通常 CT 值低于软组织，可见沙砾样钙化或不规则钙斑；增强扫描无强化或仅见包膜强化；随访过程中病灶不增大反而逐渐缩小。

2.周围型肺癌　多见于 50 岁以上人群，男女发病率接近，吸烟史可参考。病灶以软组织密度为主，边缘分叶和毛刺，较大者内见坏死、囊变的低密度区；增强扫描均匀强化或不均匀强化，可见小结节堆聚，少见钙化灶，无包膜强化征象。

3. 孤立性纤维瘤　可见于胸膜、胸膜下或肺实质内，也可见于支气管壁内；为边缘光整的结节，密度均匀致密，靠近胸膜者常有蒂与脏层胸膜相连；血供丰富，注射对比剂后 CT 明显强化。

4. 平滑肌瘤　常发生在主支气管壁内，镜下见支气管上皮或鳞状上皮，位于肺实质者瘤内见成束的平滑肌细胞，常有包膜形成；与支气管腺瘤鉴别困难，具有手术指征。

5. 软骨瘤　发生于大支气管壁的软骨组织，表面光滑，略呈分叶状，密度较高，与支气管壁紧密相连，瘤组织可发生骨化或钙化；与中央型错构瘤难以鉴别，但镜下软骨瘤仅由单一的软骨成分构成且分化好。

**【比较影像学与临床诊断】**

常有的检查方法有胸片，CT，HRCT，MRI，PET-CT。随着影像学技术的不断更新与发展，HRCT 对肺错构瘤的诊断率明显提高。错构瘤乃支气管软骨与支气管上皮的混合性错构性软骨瘤，是由软骨、骨化及脂肪组织等构成的良性肿瘤。最早由德国病理学家 Albrecht 于 1940 年提出的。到目前是最常见的肺部良性肿瘤，占肺部良性肿瘤的 75%，一般发生于 40~60 岁成人，极少见于婴儿及儿童。大部分作者认为它是一种真性的间叶性良性肿瘤，称之为肺纤维软骨脂肪瘤更为贴切。HRCT 对判定病变的性质，显示细小钙化、脂肪组织效果良好。临床上根据上述特点能够作出明确诊断。

# 五、支气管腺瘤

支气管腺瘤发生于支气管黏膜腺体上皮细胞，以女性患者较多见。支气管腺瘤可分为两种类型：类癌型和唾液腺型，以前者多见，占 85%~95%。约 3/4 的支气管腺瘤发生于大支气管，为中央型。支气管镜检查可以看到肿瘤。中央型腺瘤常向支气管腔内生长，呈息肉样，引起支气管腔的狭窄、阻塞，产生阻塞性肺炎、肺不张、支气管扩张等继发改变。

中央型腺瘤可引起支气管腔阻塞，产生阻塞性肺炎、肺不张，引起发热、咳嗽、咳痰和咯血。类癌型腺瘤偶可产生类癌综合征，出现面部潮红、发热、恶心、呕吐、腹泻、低血压、支气管哮鸣、呼吸困难，以及心前区有收缩期杂音等。

**【典型病例】**

男，40 岁，干咳 3 个月，无发热，实验室检查未见异常。图 5-7-16。

**【CT 诊断要点】**

1. 中央型支气管腺瘤　表现为支气管腔内息肉样肿瘤，支气管腔阻塞中断，断端常呈杯口状，其远侧可有阻塞性炎症或肺不张表现。反复感染发作可导致支气管扩张或肺脓肿。当肿瘤侵犯支气管壁并向壁外发展形成肺门肿块，可有肺门及纵隔淋巴结转移。

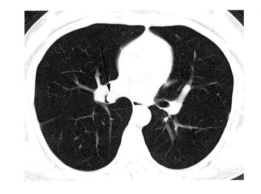

图 5-7-16　右支气管腺瘤（手术证实）
右肺支气管腔内见一软组织结节（箭头），边缘光滑

2. 周围型支气管腺瘤　CT 表现为肺野内球形病变，通常轮廓清楚，整齐而光滑，密度均匀，不形成空洞，少有钙化。有些腺瘤可有分叶征象，并可伴有细小毛刺影。

【鉴别诊断】

1. 中央型肺癌　中央型支气管腺瘤侵犯支气管壁并向壁外发展形成肺门肿块时需与中央型肺癌鉴别,后者支气管壁增厚程度常较明显,多伴有肺门或纵隔淋巴结转移,鉴别困难时需支气管镜活检。

2. 周围型肺癌　周围型支气管腺瘤需与周围型肺癌鉴别,后者肿块边缘多不规则,有分叶切迹、粗短毛刺,内部可见空泡征。有些腺瘤可有分叶征象,并可伴有细小毛刺影,两者鉴别困难,需要穿刺活检。

3. 支气管囊肿　含液支气管囊肿发生在肺内可呈孤立肿块性阴影;CT 表现为边缘光滑清楚的肿块,密度均匀,CT 值在 0 ~ 20 HU,增强扫描无增强改变。

# 第八节　肺结节

1.【**典型病例 A　实性结节**】女,60 岁,体检发现右肺中叶实性小结节(图 5 - 8 - 1)。

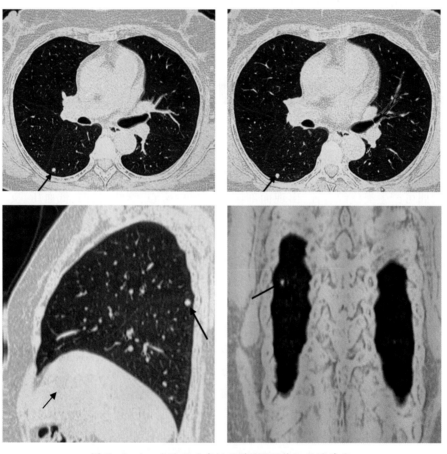

图 5 - 8 - 1　右肺下叶实性结节影(黑箭),边缘清晰

2.【**典型病例 B　纯磨玻璃结节**】

女,55 岁,体检发现右肺上叶小磨玻璃结节(图 5 - 8 - 2)。

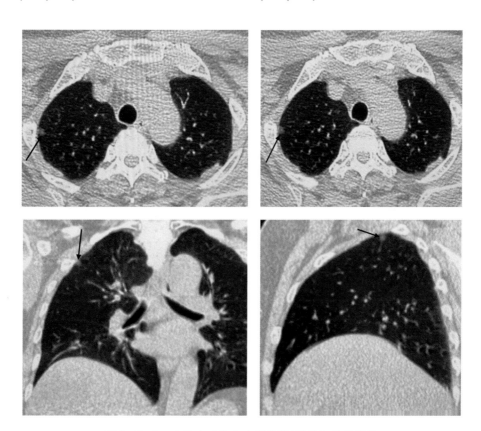

图5-8-2 右肺上叶纯磨玻璃结节(黑箭),边界清楚

3.【典型病例C 混合磨玻璃结节】

男,57岁,体检发现左肺下叶磨玻璃结节(图5-8-3)。

【CT诊断要点】

1. 肺内小于30 mm的结节灶,其中小于5 mm者为微结节(小于5 mm)、5~10 mm者为小结节。按密度分为实性结节和磨玻璃结节,磨玻璃结节又包括纯磨玻璃结节和混合磨玻璃结节。

2. 病灶呈圆形、椭圆形,可位于任何肺叶。

3. 边缘多锐利清晰,大小不等,病变较大时边缘可有分叶、毛刺或胸膜牵拉。

4. 微、小结节相邻的支气管、血管无改变;结节较大时可引起邻近支气管、血管改变,如支气管堵塞、支气管扩张、血管移位、血管迂曲。

5. 可多年无变化,亦可缓慢增长。

6. 无淋巴结及远处转移。

【鉴别诊断】

单纯肺内实性结节往往无法准确定性,炎性或肿瘤性病变均有可能,尤其是微、小结节。磨玻璃结节一般需与炎性病变相鉴别,炎性病变一般抗炎2周,后1~3个月复查病变会有缩小;若复查无变化,纯磨玻璃结节需定期随诊,混合磨玻璃结节若病变内出现实性成分/血管迂曲增粗/边缘不规则分叶/毛刺/胸膜牵拉等周围性肺癌的CT征象,则需高度警惕早期恶性肿瘤

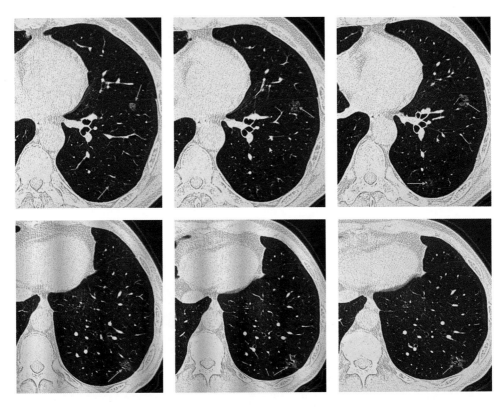

图5-8-3　左肺下叶多发混合磨玻璃结节,密度不均,内见空泡,局部见迂曲小血管,部分边缘可见分叶、毛刺,邻近胸膜牵拉,手术病理示左肺下叶浸润性腺癌

可能。

发现肺结节的患者基本需要定期随诊,根据病变大小、形态随诊时间亦有区别,一般微、小结节可年度随诊,其余肺结节需要根据病变情况决定随诊情况或进一步检查。随诊一旦发现病变有体积增大、内部密度变化等情况则需高度警惕恶性可能,可穿刺活检。

**【比较影像学与临床诊断】**

大多数小于1cm的肺结节在X线胸片上不显示,故不推荐X线胸片作为肺结节的常规评估。胸部CT是目前公认肺结节最可靠、最敏感的影像学检查方法,常规CT敏感度高、特异性较低,可用于肺结节筛查及定期随诊。CT增强可帮助显示肺结节的基本形态及结节内部的细微结构,有助于对肺结节性质的进一步评估。PET-CT对于实性成分大于8mm的结节有助于良恶性鉴别。但微、小结节因体积较小目前的影像检查方法基本很难定性,需定期随诊。

肺部结节一般无明显临床症状,多由体检时发现,且病因复杂,良性居多,若要明确结节性质多依靠病理活检。

# 第九节　CT 导引下微创介入手术

## 一、概述

1. **定义**　胸部 CT 导引下微创介入手术是借助 CT 高精度的影像定位技术,经皮穿刺对胸部病变进行诊断和治疗的一系列操作。它涵盖了穿刺活检、消融治疗(包括微波消融、氩氦刀冷冻消融等)、引流等多种手段,以微小的创伤达到明确诊断或有效治疗胸部疾病的目的。

2. **发展历程**　随着医学影像技术的进步,尤其是 CT 扫描分辨率和速度的提升,以及介入器械的不断改进和创新,胸部 CT 导引下微创介入手术从最初简单的穿刺活检发展到如今多样化的治疗方法。早期穿刺活检准确性有限,并发症相对较多,经过多年的技术改进,现在能够精准定位微小病变,同时降低了手术风险和患者痛苦,消融治疗等技术也在不断成熟和推广应用,为胸部疾病的治疗提供了更多选择。

3. **临床意义**　对于许多胸部疾病,传统的诊断方法如 X 线、CT 等检查可能无法准确确定病变性质,开胸手术活检或切除创伤大、风险高。而 CT 导引下微创介入手术则可以在局部麻醉下,通过微小创口获取组织样本进行病理诊断,对于确诊的肿瘤等疾病,还能直接进行微创治疗,避免了不必要的开胸手术,缩短了患者的住院时间,提高了患者的生活质量,并且为一些无法耐受手术切除的患者提供了有效的治疗途径。

## 二、CT 导引下穿刺活检

1. **穿刺活检的原理**　利用 CT 图像清晰显示胸部病变的位置、大小、形态及其与周围组织器官的解剖关系,通过特制的穿刺针经皮穿刺进入病变部位,获取病变组织标本,然后送病理检查,以明确病变的性质(良性或恶性)、组织学类型及分化程度等,为后续的治疗方案制订提供关键依据。

2. **穿刺活检的适应证**

(1)肺部孤立性或多发性结节、肿块,难以通过影像学特征明确诊断者。

(2)纵隔占位性病变,如纵隔肿瘤、肿大淋巴结等,需要明确病理诊断以指导治疗。

(3)胸膜病变,如胸膜增厚、结节、胸腔积液等,怀疑为恶性或需明确病因者。

(4)无法手术处理的肿瘤,为了明确细胞类型以便制订合理的化疗或放疗方案。

3. **穿刺活检的操作步骤**

(1)术前准备:详细询问患者病史,完善血常规、凝血功能、传染病筛查等实验室检查,评估患者心肺功能,进行胸部 CT 增强扫描以更清晰地显示病变及周围血管等结构。根据病变位置选择合适的穿刺体位,如仰卧位、俯卧位或侧卧位,并标记穿刺点。

(2)穿刺过程:患者摆好体位后,再次进行 CT 扫描确定穿刺路径,避开重要的血管、神经和脏器。对穿刺部位进行局部麻醉,在 CT 实时监控下,将穿刺针缓慢插入病变部位,到达预定位置后,根据病变情况采取切割活检、抽吸活检或针芯活检等方式获取组织标本,一般获取 2~3 条组织,以提高诊断的准确性。

(3)术后处理:穿刺结束后,拔出穿刺针,局部压迫止血 10~15 分钟,然后用无菌敷料包扎。

患者需卧床休息 2 ~ 4 小时,密切观察生命体征(血压、心率、呼吸等),有无咯血、气胸、胸痛等并发症发生。术后常规进行胸部 CT 检查,评估有无并发症,并将标本及时送检病理。

4. 穿刺活检的并发症及防治

(1)气胸:是最常见的并发症,发生率约为 10% ~ 30%。少量气胸(肺压缩小于 30%)可自行吸收,无需特殊处理;对于肺压缩大于 30% 或患者出现呼吸困难等症状时,需行胸腔闭式引流。穿刺时选择合适的穿刺路径,尽量减少穿刺次数,可降低气胸的发生风险。

(2)出血:包括咯血和针道出血。少量咯血一般可自行停止;若咯血量较多,可给予止血药物治疗,必要时行支气管动脉栓塞等介入止血措施。针道出血通常通过局部压迫可止血,术前完善凝血功能检查,纠正异常凝血状态,可减少出血风险。

(3)感染:较为少见,表现为穿刺部位红肿、疼痛、发热等。严格遵守无菌操作原则,术后预防性应用抗生素(必要时),可预防感染的发生。

【典型病例 A　穿刺活检】

女,72 岁,右肺下叶占位行 CT 导引下穿刺活检(图 5 - 9 - 1)。

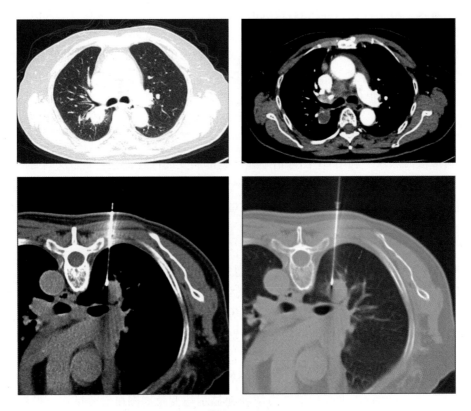

图 5 - 9 - 1

## 三、CT 导引下微波消融治疗

1. 微波消融原理　微波是一种频率介于 300 MHz 至 300 GHz 的电磁波。在微波消融治疗中,将微波消融针经皮穿刺插入肿瘤组织内,通过微波辐射使肿瘤组织内的水分子等极性分子

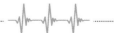 

快速振动、摩擦产生热量,导致肿瘤组织温度迅速升高,从而使肿瘤细胞发生凝固性坏死,达到灭活肿瘤的目的。同时,肿瘤周围的血管组织也会因热损伤而形成血栓,进一步阻断肿瘤的血供,增强治疗效果。

2. 微波消融的适应证

(1)早期原发性肺癌:对于因心肺功能差、高龄等原因不能耐受手术切除的Ⅰ期非小细胞肺癌患者,微波消融可作为一种有效的局部根治性治疗手段。

(2)肺部转移性肿瘤:对于数目有限(一般 3~5 个以内)、最大径不超过 5cm 的肺部转移瘤,尤其是来源于结直肠癌、乳腺癌、肾癌等对消融治疗敏感的肿瘤,微波消融可控制肿瘤生长,缓解症状,提高患者生活质量,部分患者甚至可获得长期生存。

(3)其他胸部肿瘤:如纵隔肿瘤、胸膜肿瘤等,在无法手术切除或患者拒绝手术时,也可考虑微波消融治疗,但相对较少见。

3. 微波消融的操作步骤

(1)术前准备:与穿刺活检类似,完善各项检查,评估患者病情及身体状况。根据肿瘤部位和大小制订消融方案,包括选择合适的微波针类型、数量、功率及消融时间等。同时,准备好术中监测设备,如心电监护、血氧饱和度监测等,以及必要的抢救设备和药品。

(2)消融过程:患者取合适体位,在 CT 引导下确定穿刺路径,将微波消融针准确插入肿瘤组织内,一般要求消融针尖端超出肿瘤边缘 0.5cm,以确保肿瘤组织完全被消融。设置好微波消融参数后,启动消融仪进行消融,在消融过程中,可通过 CT 扫描实时观察肿瘤组织内及周围组织的变化情况,根据消融情况调整消融时间和功率,以达到最佳的消融效果。对于较大的肿瘤,可能需要多次调整消融针位置进行多点消融,确保肿瘤整体被灭活。

(3)术后处理:消融结束后,拔出微波消融针,局部压迫止血,包扎伤口。患者需卧床休息,密切观察生命体征变化,注意有无发热、胸痛、咯血等并发症发生。术后常规给予抗感染、止血、止痛等对症治疗,并定期复查胸部 CT,观察肿瘤消融后的变化情况,评估治疗效果,一般术后 1个月、3 个月、6 个月等时间节点进行复查,以后根据情况逐渐延长复查间隔时间。

## 四、CT 导引下氩氦刀冷冻消融治疗

1. 氩氦刀冷冻消融原理　氩氦刀冷冻消融是基于焦耳 - 汤姆逊效应,即高压氩气通过特制的探针进入肿瘤组织内,迅速膨胀使局部温度急剧下降(可降至 -160 ~ -140℃),使肿瘤组织形成冰球,细胞内水分结晶,导致肿瘤细胞破裂死亡。随后,通过氦气使冰球快速解冻,这种快速的冻融循环过程会进一步破坏肿瘤细胞的细胞膜、细胞器等结构,引起肿瘤组织的缺血、坏死,激发机体的免疫反应,增强抗肿瘤效果。

2. 氩氦刀冷冻消融的适应证

肺部恶性肿瘤:与微波消融类似,适用于早期不能手术切除的肺癌、肺部转移性肿瘤等,尤其是对于靠近大血管、气管等重要结构的肿瘤,氩氦刀冷冻消融相对更安全,因为其冰球形成过程中对周围组织的推挤作用可在一定程度上保护重要结构免受损伤;胸部其他实体肿瘤:如纵隔肿瘤、胸壁肿瘤等,在特定情况下也可考虑氩氦刀冷冻消融治疗。

3. 氩氦刀冷冻消融的操作步骤

(1)术前准备:基本同微波消融,包括患者评估、制订治疗计划、准备器械和设备等。

（2）消融过程:在 CT 引导下,将氩氦刀探针经皮穿刺插入肿瘤组织内,根据肿瘤大小和形状确定探针的数量和布局。首先开启氩气制冷系统,使肿瘤组织快速冷冻形成冰球,通过 CT 扫描观察冰球的覆盖范围,确保其完全包裹肿瘤组织,并超出肿瘤边缘一定距离(一般 0.5 ~ 1.0cm)。然后切换至氦气加热系统,使冰球解冻,如此反复进行 3 个冻融循环。在消融过程中,同样要密切监测患者的生命体征和身体反应,如有异常及时处理。

（3）术后处理:术后处理措施与微波消融相似,包括伤口处理、并发症观察与防治、定期复查等。患者可能会出现发热、局部疼痛、少量咯血等反应,一般给予对症处理后可逐渐缓解。复查胸部 CT 可观察到肿瘤组织逐渐被吸收、缩小,形成纤维化瘢痕组织等改变,以此评估消融效果。

【典型病例 B　CT 导引下消融治疗 】

患者女,右肺恶性肿瘤术后(T1aN0M0,ⅠA1)术后,随诊复查左肺上叶结节进展,穿刺活检病理为浸润腺癌,行 CT 导引下消融治疗(图 5 - 9 - 2)。

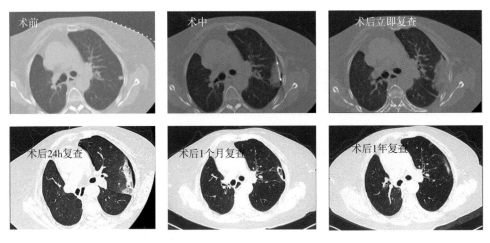

图 5 - 9 - 2

胸部 CT 导引下微创介入手术在胸部疾病的诊断和治疗中具有重要地位,不同的介入技术各有其适应证和特点,医生应根据患者的具体情况选择最适合的治疗方案,以达到最佳的治疗效果和最小的创伤。

# 第十节　弥漫性肺疾病

## 一、肺气肿

【典型病例】

1. 患者,男,83 岁,主因反复发憋、气短 30 年就诊(图 5 - 10 - 1)。

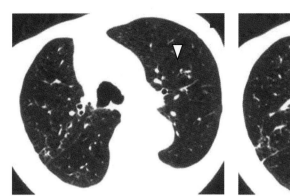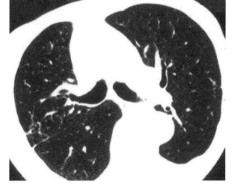

图 5 - 10 - 1  双肺泡性肺气肿

双肺内满布大小不等的小气泡影(白三角箭头)。小叶中央型肺气肿

2.患者,男,83岁,主因发憋、气短1周住院(图 5 - 10 - 2)。

**【CT 诊断要点】**

1.小叶中央型肺气肿(CLE)  直径大于1 cm,位于呼吸性细支气管及其周围,周围为正常肺密度为本型肺气肿在 CT 上的主要表现。肺的上部和前部较底部病变严重。

2.全小叶型肺气肿(PAE)  本型肺气肿的特征是肺小叶的一致性破坏,影响所有腺泡,导致较大范围的异常低密度,表现为病变区域内血管纹理变形、稀疏。

3.间隔旁型肺气肿  由于本型肺气肿多发生于胸膜下、小叶间隔旁以及血管和支气管周围,故特别适用于 CT 诊断。它的典型表现为肺周围局限性低密度区。

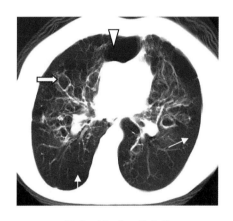

图 5 - 10 - 2  肺气肿

两下肺及左肺周围肺支气管血管束减少(细箭头),囊状肺大疱(白三角箭头)及支气管扩张(粗箭头)

**【比较影像学与临床诊断】**

肺气肿的诊断并不难,常用的影像学检查有 X 线胸部透视、胸片、常规 CT 及 HRCT,但 X 线胸片对轻、中度肺气肿的诊断是极不准确的,HRCT 对肺气肿状态评估的价值较高,HRCT 能够充分显示病变的细节。肺气肿是指终末细支气管远端(呼吸细支气管肺泡管、肺泡囊和肺泡)的气道弹性减退,过度膨胀充气和肺容积增大或同时伴有气道壁破坏的病理状态。肺气肿的诊断主要依据临床症状、体征、X 线胸片和肺功能,临床上早期无明显症状和体征,患者多因咳嗽、咳痰、气短就诊,常有反复呼吸道感染并逐渐加重,后期可发生肺源性心脏病。

## 二、特发性肺间质纤维化

【典型病例】

男,67 岁,咳嗽 3 年,无咳痰,呼吸困难半年(图 5 - 10 - 3)。

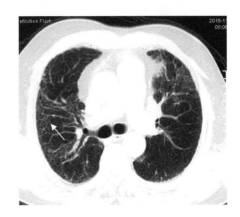

图 5 - 10 - 3　双肺间质纤维化

双肺多发索条影,局部呈网格状,胸膜下为著(箭头)

【CT 诊断要点】

1. 蜂窝征　这是最有特征性的 CT 表现。蜂窝征好发于胸膜下,蜂窝直径 5 ~ 20 mm,呈斑片状,间隔正常表现的肺实质。晚期可弥漫性分布,在病变区域常伴有牵引性支气管扩张。

2. 网状改变　这种改变早于蜂窝征出现,主要是累及小叶间隔与小叶中心结构。HRCT 表现为小叶间隔增厚,次级肺小叶结构紊乱,在肺底部,增厚的次级小叶可呈现多角形。

3. 胸膜下间质纤维化　CT 表现为肋面脏层胸膜不规则增厚和叶间裂增厚。

4. 支气管周围间质增厚与血管壁不规则

5. 长索状瘢痕　见于进展性病例,病变呈细长索状致密影,穿过肺野向胸膜面延伸,形态上与血管容易区分;与此相似的纤维化表现也可见于类风湿、系统性红斑狼疮、硬皮病和混合性结缔组织病。

6. 磨玻璃样密度　见于肺野周围,病变范围遵循肺叶的解剖;这一征象可能提示活动性肺泡炎症。

【鉴别诊断】

1. 石棉肺　蜂窝状影好发于两下肺,胸膜斑为其特征性表现,病人有石棉接触史。

2. 结节病　蜂窝状影常见于两上肺,呈支气管血管周围分布,有融合块影,肺门和纵隔淋巴结肿大常见。

3. 外源性过敏性肺泡炎　蜂窝状影也常呈胸膜下分布,多为弥漫性,仅靠 HRCT 检查鉴别困难,确诊主要依据病史和活检。

【比较影像学与临床诊断】

X 线片能够显示肺间质纤维化,但远不如 HRCT,采用高分辨 CT 扫描能更好地显示病变,HRCT 是目前最方便和最敏感的无创性检查方法之一。

## 三、矽肺

【典型病例】

男,37 岁,体检未见明显异常,临床无低热、消瘦、盗汗等结核中毒症状。有 5 年的煤矿井下工作史(图 5 - 10 -4)。

【CT 诊断要点】

1. 两肺内结节状影,密度较高、中心浓密,以两肺上叶后部、肺门区明显,逐渐向全肺扩展。

2.两肺支气管血管束增强,肺间质纤维化及肺气肿表现,气管、主支气管通畅。

3.肺门淋巴结肿大,可有蛋壳样钙化。

4.胸膜肥厚、钙化,胸膜下小结节。

【鉴别诊断】

1.血行播散型肺结核　有结核中毒症状,急性双肺可出现分布、大小、密度均匀的粟粒状结节影,亚急性新旧病灶同时存在,肺尖受累常见,且结合红细胞沉降率快,痰中查到结核菌等可以区分。

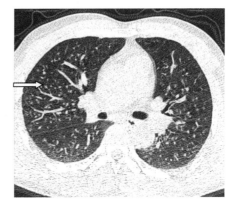

图5-10-4　矽肺
双肺多发粟粒样小结节影及磨玻璃样影(箭头)

2.浸润型结核或结核球　浸润病灶多局限于肺尖,矽结节融合很少在肺尖区开始,位于锁骨上下区的多发性浸润病灶如分布不均匀,大小、形态、密度不一,较模糊者,或出现空洞,则考虑结核。结核球为单发或多发圆形病灶,可有空洞,周围可见卫星灶。

3.细支气管肺泡癌　弥漫分布结节影,但病变进展较快,且多伴有肺门淋巴结肿大、胸腔积液等,有恶病质症状,痰中查到肿瘤细胞,及远处转移改变有助区分。

4.周围型肺癌　常单发,呈分叶状,有短细毛刺,肺门及纵隔间隙内可有肿大淋巴结,可有肋骨等处的转移及胸腔积液等。

【比较影像学与临床诊断】

目前还是以X线平片作为基本的检查方法,并具有明确的X线平片的诊断标准,但CT对于检出小结节的范围与程度以及弥漫性或局限性肺气肿优于X线。矽肺是一种职业病,由于在生产环境中长期吸入游离二氧化硅浓度很高的粉尘而引起,本病的症状主要为反复咳嗽、咳痰、气短、胸痛、呼吸困难甚至咯血;均有时间不等的粉尘接触史。

## 四、肺泡蛋白沉积症

【典型病例】

女,53岁,偶有活动后气促、咳嗽、咳少量白色黏液痰,行CT检查(图5-10-5)。

【CT诊断要点】

1.双肺散在分布的毛玻璃样高密度影,密度欠均匀,形态呈三角形、方形和多边形,病灶边界清楚。

2.病变分布以肺门区及肺野外带为主,上下肺叶均可见到。HRCT可见"地图样"或"铺路石样"的特征性改变。

3.相邻肺组织未见明显异常表现。

【鉴别诊断】

1.特发性肺间质纤维化　表现为以小叶间质呈网格状增厚,围绕含气的肺组织呈蜂窝状改变为特征,病灶与正常肺组织界限不清,在胸膜下区见与胸壁垂直的线状影或弓形线。

2.弥漫型肺泡癌　肺内病变密度较高,边界清楚,向小叶外侵犯并出现分叶征象,随访观察

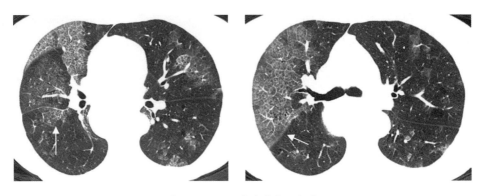

图 5 – 10 – 5　肺泡蛋白沉积症

两肺可见散在分布"地图样"或"铺路石样"(箭头)改变,边界清楚。肺泡灌洗液可见大量粉红色无定形蛋白样物质,肺泡结构正常

病灶融合增大呈团块状,纵隔肺门淋巴结肿大常见。

3.肺泡性肺水肿　患者均有心衰病史,影像检查可见心影增大、Kerley – B 线、胸腔积液等相关征象,肺部表现以双侧肺野内带的蝶翼状模糊影为特征,临床表现及特征为诊断的重要依据。

4.小叶性肺炎　表现为沿支气管分布的斑片状模糊影,与正常组织分界不清,临床上伴有咳嗽、咳痰、发热症状,抗炎治疗后可明显吸收。

【比较影像学与临床诊断】

肺泡蛋白沉积症非常罕见,常规检查为胸部 X 线检查,HRCT 可发现"地图样"或"铺路石样"的特征性改变,能提高对该病的早期正确诊断。肺泡蛋白沉积症由 Rosen 等于 1958 年首先报道,临床表现为活动后气促,偶有咳嗽,症状进行性加重,无感染及血液病的依据。纤维支气管镜活检病理学检查示肺泡腔内充满 PAS 阳性的粗颗粒状物质,肺泡灌洗液可见大量无定形的碎片,常伴 PAS 染色阳性的巨噬细胞。胸部 X 线可表现为弥漫性小结节影、斑片状影或大片实变影,HRCT 可见"地图样"或"铺路石样"的特征性改变。综合上述应想到本病。

## 五、肺朗格汉斯细胞组织细胞增生症

【典型病例】

男,41 岁,左侧枕部包块,活检组织病理诊断为肺朗格汉斯细胞组织细胞增生症,化疗前胸部常规检查(图 5 – 10 – 6)。

【CT 诊断要点】

1.双肺结节状和网状结节状影,主要累及中、上肺。

2.早期表现为双肺内广泛分布的细支气管周围渗出的小斑片影、磨玻璃样影和小结节影,部分病灶也可以融合成大片状。小结节影可弥漫分布于小叶内、支气管血管束旁及小叶间隔旁等,以肺外围为主,其边缘模糊、不规则,直径一般小于 10 mm,同时可合并结节内小环状、小囊状改变。此后可出现肺内形态各异的纤维条索影,但纤维灶一般较细、短,部分呈网格状影。

3.中晚期,可出现肺气肿及大小不等囊状影,其形态呈圆形、类圆形,少部分囊状影亦可呈多边形、不规则形,囊状影其直径一般小于 10 mm,少数可大于 10 mm。囊壁薄而光整,囊壁厚度

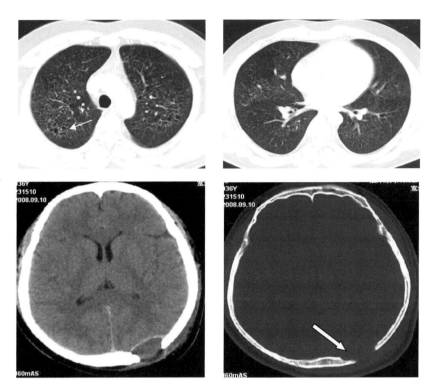

图 5 - 10 - 6　朗格汉斯细胞组织细胞增生症

双肺内广泛分布的小斑片影、囊状和小结节影(白细箭头),以双肺上叶为著;左顶骨可见
融骨性骨质破坏(粗箭头),无硬化边,周围软组织肿胀

小于 2 mm,甚至部分囊壁在 CT 上观察不清,随着囊状影的增多可出现蜂窝肺。

4.肺门、纵隔淋巴结一般不大。

【鉴别诊断】

1.肺结核　朗格汉斯细胞组织细胞增生症的早期、中期应与浸润性肺结核和非分枝杆菌肺病鉴别。浸润性肺结核和非分枝杆菌肺病可出现渗出性的小斑片影、增殖性的结节影、干酪性的片状影及干酪性物质排空后的空洞影,而且病灶以双肺出现,并以中上野为主,但它们的病灶在肺内某一处相对集中,而且病灶为肺泡内病变,空洞大小、厚薄不一,并可见引流支气管影,空洞周围有典型的卫星灶,并同时可见钙化(非分枝杆菌肺病钙化少见),病变常累及胸膜、肺门及纵隔淋巴结,CT 上亦有相应的改变。

2.小叶中央型肺气肿　表现为双肺以上叶为主的散在、广泛的肺小叶内低密度灶,其边缘模糊,通常不能见到壁组织,而朗格汉斯细胞组织细胞增生症囊状影有明显的囊壁,边缘清晰。

3.囊状支气管扩张　常呈一簇囊腔聚集一起,并按肺叶、段分布,囊腔内可伴气－液平面,囊腔很少分布在外周肺内,相应肺组织体积可缩小及肺血管变形,而朗格汉斯细胞组织细胞增生症无以上改变。

4.淋巴管腺肌瘤病　绝大多数为女性,表现为均一性分布在肺内的多发囊状影,很少累及肋膈角,而朗格汉斯细胞组织细胞增生症多分布在中上肺野,可累及肋膈角,而且朗格汉斯细胞组织细胞增生症结节样病灶的出现率远高于肺淋巴管腺肌瘤病。

【比较影像学及临床诊断】

本病最好的影像学检查方法为胸部 HRCT。本病常表现为无明显诱因开始出现咳嗽,均为晨起咳嗽,伴少量黏痰,易咳出,反复发作,多在晨起后感呼吸困难加重,休息时亦觉气短。既往史无特殊,否认结核病史。大多数预后较好,晚期后遗症发生率 33% ～50%,包括智力问题、神经症状、内分泌异常等。诊断除依据临床、实验室、影像学等表现外,主要依靠病理组织细胞诊断,因此凡疑诊病例应做皮肤软组织、淋巴结、骨骼、骨髓、胸腺、肺组织等侵犯组织器官的活检,根据组织细胞增生的普通病理改变作出初步诊断后,应进一步做 S - 100 蛋白、ATP 酶、α - D -甘露糖酶、花生凝集素受体等免疫组织化学检查,以便作出诊断,当电镜检查发现 Birbeck 颗粒,或 CD1a 阳性便可确诊。

## 六、结节病

【典型病例】

女,51 岁,无意中触及左耳后"鹌鹑蛋"大小包块,无其他不适而就诊。包块无明显增大,无痛。入院查体:左耳后触及大小约 1.5 cm × 1.0 cm 肿块,质韧,边界欠清,活动欠佳,无痛。颈部右后外侧触及大小约 1.0 cm × 1.0 cm 淋巴结,质韧,边界清楚,活动可。实验室检查无异常改变。B 超示双侧颈部、锁骨上多发淋巴结肿大。临床诊断为占位、转移性淋巴结肿大,建议 CT检查(图 5 - 10 - 7)。

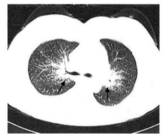 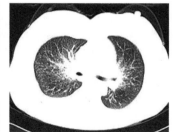 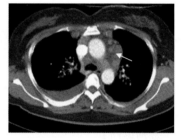

图 5 - 10 - 7 肺结节病

两侧肺门增大(黑箭头),支气管血管束聚集,纵隔淋巴结肿大(白箭头),右侧胸腔积液。颈部淋巴结活检证实为结节病。追踪化验结节病抗原皮内试验(Kveim)阳性

【CT 诊断要点】

1. 双肺内可见呈斑点状、小结节状阴影。

2. 肺支气管血管束增强、聚集。

3. 双侧性对称性肺门、纵隔淋巴结肿大,单侧较少。

4. 本症进展缓慢且可自行痊愈。结节病抗原皮内试验(Kveim)阳性。

【鉴别诊断】

1. 肺门淋巴结结核　患者较年轻、多在 20 岁以下,常有低度毒性症状,结核菌素试验多为阳性,肺门淋巴结肿大一般为单侧性,有时钙化。可见肺部原发病灶。

2. 淋巴瘤　常见全身症状有发热、消瘦、贫血等,胸膜受累,出现胸腔积液,胸内淋巴结肿大多为单侧或双侧不对称肿大,常累及上纵隔、隆凸下和纵隔淋巴结。纵隔受压可出现上腔静脉

阻塞综合征。结合其他检查及活组织检查可作鉴别。

3. 肺门转移性肿瘤  肺癌和肺外癌肿转移至肺门淋巴结,皆有相应的症状和体征,对可疑的原发灶做进一步检查可助鉴别。

4. 其他肉芽肿病  如外源性肺泡炎,矽肺,感染性、化学性因素所致的肉芽肿,应与结节病相鉴别,结合临床资料及有关检查综合分析判断。

【比较影像学与临床诊断】

胸部 X 线表现常是结节病的首要发现,约有 90% 以上患者伴有胸片的改变。目前 CT 已广泛应用于结节病的诊断,不仅能较准确估计结节病的类型、肺间质病变的程度和淋巴结肿大的情况,而且 HRCT 对肺间质病变的诊断更为精确。结节病是一种多系统多器官受累的肉芽肿性疾病,常侵犯肺、双侧肺门淋巴结,临床上 90% 以上有肺的改变,几乎全身每个器官均可受累。本病为一种自限性疾病,大多预后良好,有自然缓解的趋势。结节病的诊断决定于临床症状和体征及组织活检,并除外其他肉芽肿性疾病。

# 第十一节  纵隔疾病

## 一、胸内甲状腺肿

【典型病例】

女,32 岁,咽部不适 2 个月,喉镜检查未见异常,行颈部 CT 检查(图 5 - 11 - 1)。

【CT 诊断要点】

1. 一般为多结节状,轮廓清晰平坦、结构不均匀,有钙化或囊性变及实质肿块。病灶与颈部甲状腺相延续。

2. 增强后强化明显,且延迟时间较长。

3. 多数病例纵隔大血管及气管有典型推移表现。

【鉴别诊断】

发生囊性变者需与气管支气管囊肿鉴别,位于气管后方推压气管和食管者需与食管壁内平滑肌瘤鉴别,根据其位置和与甲状腺的关系,特别是 CT 值较高,增强后强化明显,且延迟时间较长等特点,鉴别多不困难。

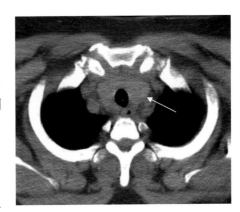

图 5 - 11 - 1  胸内甲状腺肿

气管旁可见与甲状腺相连的高密度影,密度均匀(箭头)

## 二、胸腺瘤

【典型病例】

1. 男,29 岁,进行性肌无力 1 个月就诊,行 CT 检查(图 5 - 11 - 2)。

2. 患者,男,36 岁,胸骨后疼痛 1 周,胸片见纵隔增宽(图 5 - 11 - 3)。

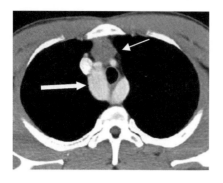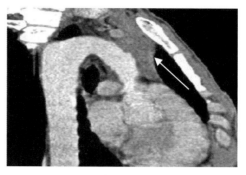

图 5 – 11 – 2　非侵袭性胸腺瘤

前上纵隔软组织结节影(细箭头),边缘光滑,密度均匀,增强后均匀强化,患者为右位主动脉弓(粗箭头)

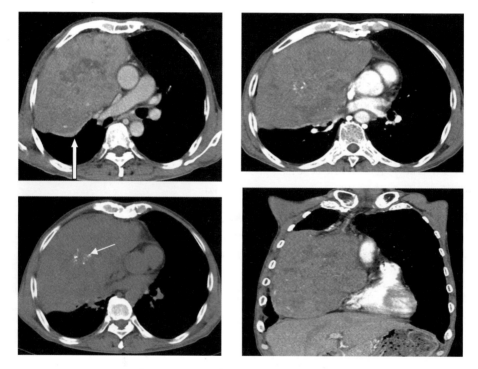

图 5 – 11 – 3　侵袭性胸腺瘤(低分化鳞癌)

前纵隔巨大肿块(粗箭头),边缘分叶状、不规则,中心可见低密度影及多发钙化(细箭头),
不均匀增强,与心脏大血管间脂肪间隙模糊

## 【CT诊断要点】

1.非侵袭性胸腺瘤　前上纵隔软组织肿块,多呈球形、卵圆形、密度均匀的软组织块影,边缘光整清楚,与周围组织间隙分界清楚,其间的脂肪层存在。增强检查肿块均匀增强。

2.侵袭性胸腺瘤

(1)肿块具有分叶征象和毛刺征象;

(2)密度不均匀,可见坏死、出血和囊性变;

(3)与附近器官之间界限不清,其间的脂肪层消失;

（4）纵隔内组织器官受压变形,如上腔静脉受压变形、梗阻;胸膜和心包增厚、粘连,出现结节和积液。

【鉴别诊断】

1. 胸腺增生　胸腺增生发病年龄多为 20 岁以下,女性多见。CT 表现为胸腺弥漫性增大和密度增高,宽径和长径均超过同年龄组正常值上限,但胸腺形态、轮廓仍保持正常,无结节及肿块形成。胸腺增生的 MRI 信号与正常胸腺信号无差异。

2. 畸胎瘤　若瘤内见液性、脂肪、钙化或骨化密度影者诊断囊性畸胎瘤较容易。实性畸胎瘤缺乏典型征象,诊断较困难,需借助穿刺活检以明确诊断。

3. 淋巴瘤　常累及多组淋巴结,呈多发结节或 HRCT 可分辨的结节融合肿块。常累及主动脉弓上层面,肿块多为双侧性。增强扫描多不均匀轻度强化,其中有结节样明显强化区,环形强化对淋巴瘤定性诊断有帮助。胸腺瘤可对胸膜、心包和肺组织种植转移,但淋巴瘤很少出现。多数淋巴瘤患者除纵隔内肿块外,在颈部或其他区域常伴有淋巴结肿大。

4. 胸腺类癌　胸腺类癌发生于中老年男性,与一般所认为的类癌均属低度恶性不同,胸腺类癌的恶性度高,预后差;50% 的胸腺类癌于手术时即已有周围组织的侵犯,30% ~40% 可以发生胸外转移,最多的部位是皮肤、骨、肾上腺、淋巴结,另一个特点是易复发。类癌在光镜下可以见到嗜银染色阳性、电镜检查细胞浆内有神经内分泌颗粒;免疫组织化学检查对低分子角蛋白的反应,50% 有上皮膜抗体;神经特异性烯醇化酶存在于神经内分泌细胞,对类癌有直接反应。而胸腺瘤无上述特点。

【比较影像学与临床诊断】

X 线检查是发现及诊断纵隔肿瘤的重要方法。胸部 CT 是先进而敏感的检查纵隔肿瘤的方法,它能准确地显示肿瘤的部位、大小、突向一侧还是双侧,肿瘤的边缘、有无周围浸润以及外科可切除性的判断,对于临床和普通的 X 线检查未能诊断的病例,胸部 CT 有其特殊的价值。MRI 检查等可以帮助诊断,对判断其切除的可能性及难易性也大有裨益。胸腺瘤次于畸胎瘤和神经源性肿瘤占纵隔肿瘤的第三位,占 22.37% 。胸腺瘤大约半数无临床症状,有的可有胸闷、胸痛、咳嗽、消瘦、呼吸道感染的症状,吞咽困难、声音嘶哑、上腔静脉综合征。结合临床和影像学表现,不难作出正确的诊断。

## 三、畸胎瘤

【典型病例】

男,17 岁,主因胸部不适体检发现纵隔肿物 2 个月就诊(图 5 – 11 – 4)。

【CT 诊断要点】

1. 纵隔内混杂密度肿块,内有脂肪、软组织、钙化和囊液等密度成分。

2. 边缘光整。

3. 增强扫描可见软组织部分强化。

4. 囊性畸胎瘤表现为薄壁囊性肿块,壁可以有

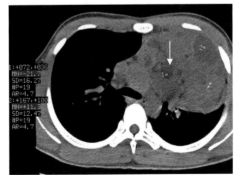

图 5 – 11 – 4　纵隔畸胎瘤

左纵隔旁巨大混杂密度肿块,其内以软组织为主,其次斑片状脂肪密度影(长白箭头),与心包分界不清

钙化。

【鉴别诊断】

1. 胸腺瘤　二者均以前纵隔为好发部位,囊性畸胎瘤和胸腺囊肿或囊性胸腺瘤因其组成结构不同,CT 值可有根本性差别,基本可鉴别。另由于前者壁厚有钙化,后者看不到囊壁,胸腺瘤钙化多呈壳状,前者多为散在小球状,故二者易于区分。恶性畸胎瘤需与侵犯性胸腺瘤鉴别,胸腺瘤浸润邻近脏器可致周边的脂肪间隙消失,本身轮廓模糊,有毛刺,瘤内可有囊性变。

2. 纵隔原发精原细胞瘤　本病多发生于男性,女性极少见,与畸胎瘤发病年龄正好相反。本病多见于性功能旺盛期,约 30% 的病人确诊前无症状,10% 病人有上腔静脉阻塞症状。本病恶性程度低,对放射线敏感,预后较好,5 年生存率为 75%。一般肿块也位于前纵隔,但偏一侧。最初发现肿瘤即已为大块状,并累及中纵隔,引起气管和支气管压移位,密度均匀,无钙化,有分叶,肿瘤容易侵犯肺及邻近的淋巴结和骨骼系统。精原细胞瘤多较大,包膜薄,相邻之脂肪间隙多消失,胸壁可受累,胸腔积液和心包积液为少见症状。

3. 淋巴瘤　常为全身性疾病的纵隔表现,位于前纵隔者多为霍奇金病,CT 上表现为两侧纵隔或支气管肺门淋巴结肿大,气管旁淋巴结可融合成团块状,包绕或侵犯大血管。有时犹如血管插入肿块内呈莲蓬状。受累淋巴结可轻度或中度增强。恶性淋巴瘤对放疗及化疗敏感,经治疗肿瘤短期内可明显缩小。

4. 胸腺脂肪瘤　位于胸腺部位,以脂肪密度为主的肿块,其内夹杂有散在灶状软组织密度结构。少数胸腺脂肪瘤可含有较多软组织成分。

【比较影像学与临床诊断】

X 线、CT 检查是常用的检查方法。畸胎瘤是一种真实性肿瘤,由 2 个或 3 个胚层的几种不同类型的组织构成,这些组织可由成熟的、非成熟的或混合型成分所组成。偶尔也可见由 1 个胚层组织成分占优势,或由一种高度特异性的组织类型占绝对优势而成。本病多发生于成人 20 ~40 岁。良性畸胎瘤病人无任何症状,即使肿瘤巨大仍可无任何不适。恶性肿瘤大部分会出现不同的症状,仍以胸痛、咳嗽和呼吸困难为主,同时出现体重下降及发热。如肿瘤生长快速,并向周围器官侵犯或转移会出现相应的症状和体征。肿瘤大小 0.8 ~30 cm,巨大者占据一侧胸腔,穿破肺和支气管者占 10.5%,因感染出现呼吸道感染症状,且常可咳出毛发、皮脂等物。CT 能够明确病变内部组织结构,平扫一般能够诊断。

## 四、心包胸膜囊肿

【典型病例】

患者,男,39 岁,无症状,体检发现纵隔增宽(图 5 - 11 - 5)。

【CT 诊断要点】

1. 平扫:约 2/3 位于心膈角区域,靠近心脏、横膈和胸壁,多呈卵圆形或水滴状,外缘清楚,密度均匀,CT 值近于水,与心包不分离。有时壁有弧形钙化。

2. 增强扫描不强化。

【鉴别诊断】

1. 心包脂肪垫　心包脂肪垫为脂肪密度,没有完整轮廓,易于鉴别。

2. 心包憩室　鉴别困难,改变体位,体积缩小者为心包憩室。

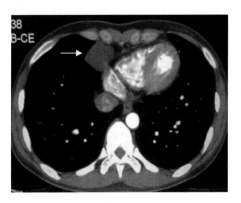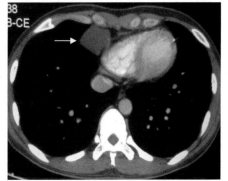

图 5 - 11 - 5 心包囊肿

肿块为水样密度(箭头),增强后无强化

**【比较影像学与临床诊断】**

心包囊肿较少见。最常见于心膈角处。囊肿与心包腔相通,CT、MRI 是最理想的检查方法,能够明确诊断。心包囊肿位于心包的任何部位,临床上病人常无症状。通过影像学诊断并不困难。

## 五、脂肪瘤

**【典型病例】**

男,42 岁,查体发现心影增大,超声检查后建议 CT 扫描(图 5 - 11 - 6,图 5 - 11 - 7)。

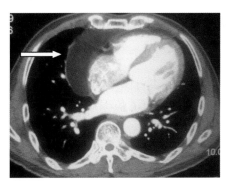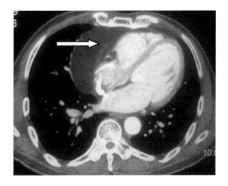

图 5 - 11 - 6 前纵隔脂肪瘤

心影右前方见脂肪密度块影(箭头),密度均匀,可见薄的包膜,增强后无强化

**【CT 诊断要点】**

1.平扫:病变边缘光滑,密度均匀,CT 值为负值的肿块,CT 值为 - 70 ~ - 120 HU。

2.增强后无强化,常可见薄而均匀一致的包膜,厚度约 1 mm。

**【鉴别诊断】**

1.纵隔脂肪增多症 纵隔内脂肪组织显著增多,无明显轮廓、边界、包膜,常见于中上前纵隔,亦可见于心膈角和脊柱旁。而脂肪瘤有边界。

2.畸胎瘤 含脂肪成分较多的畸胎瘤表现为前纵隔的不均质肿块,瘤内常可见液性、钙化

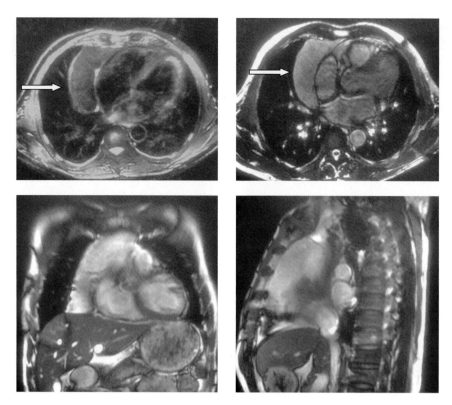

图 5－11－7　前纵隔脂肪瘤

心影右前方可见脂肪密度块影（箭头），密度均匀，可见薄的包膜（与上图同一病人）

及软组织成分等。

【比较影像学与临床诊断】

X 线平片不能定性，CT 平扫时为脂肪密度是其特点，基本可以定性，但是需要与脂肪肉瘤鉴别，MRI 更能鉴别脂肪成分与实性组织。如果肿块密度不均，CT 值偏高，边界不清楚并向周围浸润，应考虑为脂肪肉瘤或脂肪母细胞瘤。

## 六、淋巴瘤

【典型病例】

男，20 岁，胸闷 3 天，胸片见纵隔增宽，右侧胸腔积液，行 CT 检查（图 5－11－8）。

【CT 诊断要点】

1. 表现为前或中纵隔内多组淋巴结增大，常累及纵隔两侧及肺门淋巴结。

2. 增大的淋巴结可融合成块，可压迫侵犯上腔静脉、肺动脉以及气管、支气管。

3. 增强扫描时肿块可有中等强化。

4. 肿瘤可侵及胸膜、心包产生积液，还可沿肺间质向肺内浸润。

5. HD 通常累及多组淋巴结，血管前组和气管旁淋巴结受累达 84% ～ 98%，而在 NHL 累及一组纵隔淋巴结者较 HD 相对多见，约占 40%，多为中纵隔和肺门淋巴结肿大。

6. 原发的纵隔大 B 细胞型淋巴瘤典型表现为前纵隔巨大分叶状肿块，常伴有坏死。

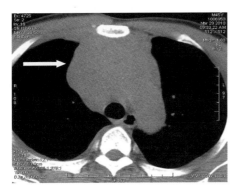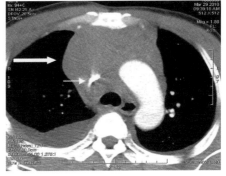

图 5 - 11 - 8 纵隔淋巴瘤(HD)

前纵隔肿块(粗箭头),包绕主动脉弓及上腔静脉,气管前间隙及主动脉窗淋巴结肿大,上腔静脉口
受压变细(细箭头),右侧胸腔积液

7.通常淋巴瘤在纵隔内弥漫浸润,侵犯纵隔间隙与周围解剖结构,融合成片而不能分辨出单个肿大淋巴结。

【鉴别诊断】

1.转移瘤 通常原发灶来自于纵隔附近脏器,如肺和食管等,通常位于一侧。临床上先有肺部症状,如咳嗽、痰中带血或食管癌的吞咽困难等,病灶常无包绕大血管的征象。

2.结节病 多以肺门淋巴结增大为主,纵隔淋巴结增大多位于中纵隔,较少融合成块,增强扫描多呈中、重度强化。Kveim 试验及血管紧张素测定对诊断有帮助,应用激素治疗有效。

3.纵隔淋巴结结核 也表现为肺门、纵隔淋巴结增大,但多数为一侧肺门增大,少数两侧增大者以一侧明显,增强扫描呈典型环状强化。多有结核中毒症状,PPD 试验阳性。

【比较影像学与临床诊断】

对纵隔方面 MRI 较 CT 更清晰,对较大血管不需造影剂,因此较容易将血管与肿块及淋巴结分开。对纵隔淋巴显示也较 CT 为佳。MRI 应用于胸部检查当前更受重视。淋巴瘤患者多因压迫症状,如上腔静脉、气管、支气管、食管、喉返神经受压表现,本病对 X 线极为敏感。

## 七、支气管囊肿

【典型病例】

男,41 岁,气短半年,实验室检查无异常(图 5 - 11 - 9)。

【CT 诊断要点】

1.多位于纵隔上部,在气管旁或气管分叉处,一般不与支气管相通,囊肿多呈卵圆形,边缘光滑锐利,无分叶现象,密度均匀,壁薄,呼吸时可随气管活动。

2.由于囊肿内液体成分不同,其 CT 值可有差异,约半数呈水样密度,囊液内蛋白或黏液含量高者,CT 值可达 30 ~ 40 HU,增强扫描时无强化。

【鉴别诊断】

1.食管囊肿 一般在食管周围,大多体积较小,钡餐检查可见食管有压迹,而气管、支气管壁多无压迹。当支气管囊肿发生在食管周围时鉴别困难。

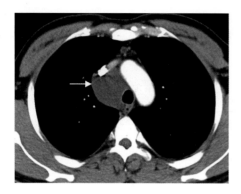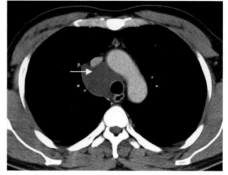

图 5 - 11 - 9  支气管囊肿

气管右侧囊性肿块(箭头),密度均匀，CT 值约 18 HU,增强后无强化,边缘光整,与支气管壁关系密切

2. 心包囊肿  多位于前纵隔心膈角处,立位呈泪滴状,CT 和 MRI 呈典型水样密度或信号,增强扫描后无强化。

【比较影像学与临床诊断】

本病属于支气管发育过程中,支气管发育障碍所致。CT 能够发现支气管囊肿与支气管不通,呈含液囊性肿物,能够明确诊断。

## 八、神经源性肿瘤

【典型病例】

1. 男性,20 岁,体检发现纵隔旁占位(图 5 - 11 - 10)。

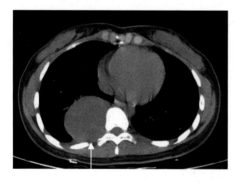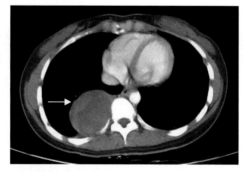

图 5 - 11 - 10  神经纤维瘤

脊柱旁的圆形软组织肿块(箭头),境界清楚,其内密度不均匀,动脉期呈中度强化

2. 女,33 岁,背部疼痛 2 个月来诊(图 5 - 11 - 11)。

【CT 诊断要点】

1. 肿瘤表现为一侧脊柱旁沟区内的圆形或卵圆形肿块良性肿瘤,边缘光滑锐利,与周围组织分界清楚,多数为软组织密度,但有时因肿瘤含脂肪组织致肿瘤的密度低于周围肌肉,偶见肿瘤内点状钙化灶。

2. 多数呈中度均匀一致性强化,邻近骨骼可因肿瘤压迫有骨萎缩,甚至形成边缘光滑的压迹与骨缺损,椎间孔扩大。

【鉴别诊断】

1. 脂肪瘤　是一种良性肿瘤,多发生于皮下。瘤周有一层薄的结缔组织包囊,内有被结缔组织束分成叶状成群的正常脂肪细胞。有的脂肪瘤在结构上除大量脂肪组织外,还含有较多结缔组织或血管,即形成复杂的脂肪瘤。CT 可见脂肪样密度。

2. 周围型肺癌　一般有咯血病史,常有小泡征,边缘凹凸不平,非均匀强化等特点。

3. 肺脓肿　常有发热病史,中心密度低,周边可见淡片状密度影(晕征),形成空洞时,内壁光滑。

【比较影像学与临床诊断】

本病最佳检查方法为 MRI,其次是 CT。MRI 因其成像特点及分子水平显像,能够明确诊断。以青、中年人为多。生长缓慢,病程可达十余年。早期多无症状,后期出现压迫症状,可出现呼吸困难、发憋以及神经根痛症状。CT 一般能够明确诊断,增强能够提供更多的依据,对判定手术情况、疗效较好。

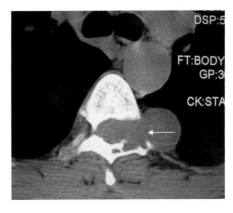

图 5 - 11 - 11　胸椎神经鞘瘤(病理证实)
左侧椎间孔扩大,骨质破坏,病灶呈哑铃状(箭头)

# 第十二节　胸膜与胸壁疾病

## 一、气胸

【典型病例】

患者,女,20 岁,主因突发胸疼、发憋、气短 2 小时(图 5 - 12 - 1)。

【CT 诊断要点】

1. 气胸　空气进入胸腔则形成气胸,可为自发性、外伤性和人工气胸。CT:少量气胸在肺尖部显示无肺纹的透光区。大量气胸可将肺向肺门方向压缩。呈密度均匀的软组织影,肺边缘有脏层胸膜,形成纤细的致密影,纵隔向健侧移位,患侧横膈下降,肋间隙增宽。张力性气胸时,可发生纵隔疝。如有胸膜粘连,可见该处肺部被压缩,呈条状阴影与胸壁相连。健侧肺可有代偿性肺气肿。

2. 液气胸　胸腔内有液体和气体同时聚积为液气胸。气体较少时,可见液面而不易看到气腔。明显的液气胸时则表现为横贯胸腔的液面,液面上方为空气及压缩的肺。如有胸膜粘连,也可形成多房性液气胸。

【比较影像学及临床诊断】

检查方法有:胸部透视、胸片、CT 扫描,对于少量气胸,HRCT 明显优于常规透视及 X 线胸片(CR、DR)。临床上患者多有明显的病史,一般因突发呼吸困难来诊。自发性气胸多为肺大疱破裂所致,外伤、医源性气胸多为液气胸。CT 对本病有明确的诊断价值。

## 二、胸腔积液

【典型病例】

患者,男,71 岁,主因胸痛,发憋、气短 1 个月就诊(图 5 - 12 - 2)。

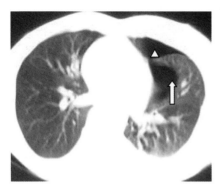 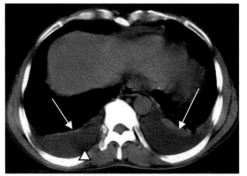

图 5 - 12 - 1　自发性气胸　　　　　　　图 5 - 12 - 2　双侧胸腔积液

右下胸腔前部呈三角形(白三角箭头),内　　两侧胸腔呈新月形液性密度影(箭头)

侧心缘旁呈半月形空气密度影(白长箭头)

【CT 诊断要点】

1. 游离性胸腔积液

(1)少量积液:积液聚积于后肋膈角,CT 检查时患者仰卧位仅于后胸壁处可见少许条弧形水样密度影。

(2)中等量积液:液体量较多时,液体积聚于胸腔下部肺的四周。CT 检查时,液体流向胸腔的最低部位而分散,呈较厚的弯月形和/或半月形水样密度影,部分肺组织受压变小呈软组织密度。

(3)大量积液:一侧胸部显示为大量均匀水样密度影。仅肺上叶一部分呈含气组织,中下叶多为不张的肺组织,同侧肋间隙增宽,膈肌下降,纵隔向对侧移位。

2. 局限性(包裹性)胸腔积液

(1)胸腔包裹性积液:胸膜炎时,脏层、壁层胸膜发生粘连使积液局限于胸腔的某一部位,为包裹性积液。积液多包裹在腋缘或靠后侧胸壁。可见从胸壁向胸内凸出的半圆形或纺锤形均匀的水样密度影,边缘锐利。

(2)叶间积液:多与游离性胸腔积液并存,包裹在叶间胸膜腔者则显长圆形或梭形均匀水样密度影,其长轴沿叶间延伸。液体量多时,可呈球形。

3. 脓胸　急性脓胸表现与胸腔积液相同。慢性者由于胸膜增厚伴多房性包裹性脓液。常发生胸廓塌陷、肋间隙变窄、纵隔向患侧移位、横膈上升等表现。慢性脓胸可累及肋骨,引起骨膜炎或骨髓炎,亦可伴有支气管胸膜瘘。

【鉴别诊断】

位于膈肌附近的胸腔积液应注意与腹水鉴别,腹水靠前,胸水靠后,即腹水介于膈与肝前缘之间,而胸腔积液位于后肋膈角即肝后方。

**【比较影像学与临床诊断】**

胸腔积液的影像学检查常用的方法有:变换体位胸部透视、胸片、胸部 CT、MRI 和超声学检查。最常用的为胸部平片,而 CT、MRI 对少量积液及积液的性质判定有一定的帮助,尤其 MRI 检查对积液的成分判定较好。对判定性质困难的可做化验和病理学检查。本病常见病因有结核性胸膜炎、肺癌胸膜受侵犯、心衰、肾衰、低蛋白血症、胸膜肿瘤等,一般有相对的临床症状和体征及相关的病史,结合影像学特征和病史可以鉴别积液的性质,作出相对明确的诊断。

## 三、胸膜间皮瘤

**【典型病例】**

患者,女,19 岁,胸痛 3 个月(图 5 - 12 - 3)。

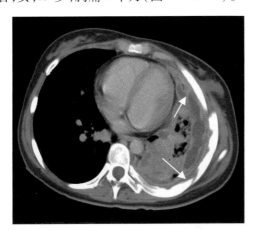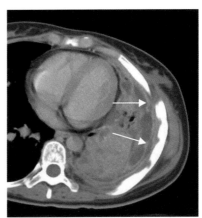

图 5 - 12 - 3　左侧胸膜间皮瘤

左侧胸膜增厚并有较多软组织密度结节(箭头),不连续性改变

**【CT 诊断要点】**

1. 胸腔积液　多为一侧性,恶性间皮瘤 80% 有胸水,多为血性;大量胸水时纵隔无健侧移位,肋间隙不增宽。MRI 可呈现血性胸水的信号特点。

2. 胸膜不规则增厚　呈大小不等的软组织肿物影,呈半球形或椭圆形,边界清楚,与胸壁成钝角,部分肿瘤有瘤蒂形成,随体位改变肿瘤位置和形态亦可改变。瘤周胸膜可呈结节状或凹凸不平的改变。弥漫型可侵犯纵隔、心包、胸壁以及对侧胸膜。形成纵隔固定、心包积液、胸壁软组织肿块、肺内大片或大块状浸润病变。

3. 肋骨或椎体骨破坏　CT 有时可见肿瘤内小点状钙化。CT 增强扫描肿瘤病变明显强化。

**【鉴别诊断】**

1. 良性单发胸膜间皮瘤　需与包裹性积液后机化相鉴别,后者多伴有邻近胸膜增厚,既往可有胸腔积液病史,且常可见钙化。

2. 胸膜转移瘤　多有恶性病变的病史,以肺癌多见。

3. 孤立性纤维性胸膜肿瘤　约 12% 为恶性,常无症状,偶尔表现为疼痛、咳嗽、呼吸困难和低血糖症状,以及肺性骨关节病,后者在肿瘤切除后迅速缓解。与石棉接触史无关。

**【比较影像学及临床诊断】**

最好的检查方法为低剂量螺旋 CT、MRI,不仅可以弥补胸部透视、X 线片掩盖的小病变,而且能够显示病变的内部结构、与周围组织的关系。因此,CT 检查最为有用,是评估病变范围的关键步骤。胸膜间皮瘤属于胸膜原发肿瘤,有局限型(多为良性)和弥漫型(都是恶性)之分。其中弥漫型恶性间皮瘤是胸部预后最差的肿瘤之一。大多数病人在 40～70 岁之间,男性多于女性,约 2/3 有石棉接触史。国外发病率高于国内,各为 0.07%～0.11% 和 0.04%。首发症状以胸痛、咳嗽和气短为最常见。也有以发热、出汗或关节痛为主诉症状者。约一半以上的病人有大量胸腔积液伴严重气短。无大量胸水者胸痛常较为剧烈,体重减轻常见,可有锁骨上窝及腋下淋巴结肿大。胸腔积液的细胞学检查也有助于诊断。常规实验室检查中,部分病人可有血小板增多、血清癌胚抗原(CEA)升高等。本病确诊依赖于病理检查。CT 引导下经皮胸膜穿刺活检、胸腔镜探查两种诊断方法,一般大部分病人可因此而获得诊断。一经诊断即应争取手术。

## 四、胸膜转移瘤

**【典型病例】**

患者,女,65 岁,乳腺癌术后 3 年,左侧胸痛(图 5 - 12 - 4)。

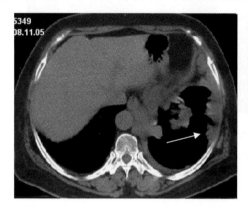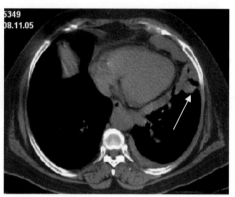

图 5 - 12 - 4　乳腺癌术后胸膜转移瘤
左侧胸膜不规则增厚,呈结节状(箭头)

**【CT 诊断要点】**

胸膜面多发结节及胸膜不规则增厚。

**【鉴别诊断】**

1. 胸膜间皮瘤　约 2/3 有石棉接触史,肺被膜明显增厚,可达正常的 20 倍,随体位改变肿瘤位置和形态亦可改变。

2. 结核性胸膜炎　无特征性表现,仅表现为胸腔游离积液常见,有时候出现结核中毒症状,穿刺抽吸积液进行检验可以帮助诊断。

**【比较影像学与临床诊断】**

HRCT 是目前最好的检查方法,能发现大部分胸膜转移瘤,其次为常规螺旋 CT、MRI、胸片、透视,但 MRI 费用较高。临床上多有恶性病变的病史,以肺癌多见,其次为乳腺癌、恶性淋巴瘤、恶性胸腺瘤、消化道癌、胰腺癌、肾癌及卵巢癌。约 50% 胸膜转移瘤的病人有恶性胸水,最常见的症状是气短。只有25%恶性胸腔积液病人有胸痛,通常为钝性胸痛。有些症状与肿瘤本身有关,如体重减轻、全身不适和厌食。约20%病人在出现胸腔积液时并无症状。一般结合原发灶病史及其他胸内转移征象,大部分病例能作出正确诊断。

# 第十三节 临床误诊病例精选

女,17岁,低热2天。双侧锁骨上区触及多发淋巴结。实验室检查无异常,既往体健(图5－13－1)。

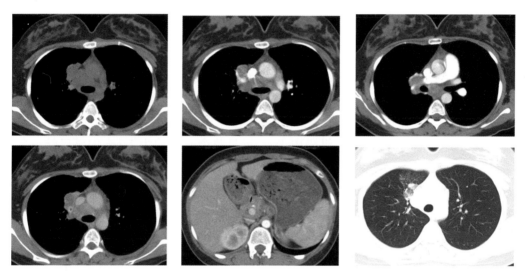

图5－13－1 平扫示气管前间隙、右肺门、隆突下间隙及肝胃韧带区多发软组织结节影,增强后软组织结节中度强化,部分包绕右肺动脉干致其狭窄,肝胃韧带区软组织结节呈环状强化。肺窗示右肺上叶前段斑片状炎症。考虑淋巴瘤可能性大,建议穿刺活检。活检后病理:淋巴结结核

误诊原因:多组纵隔淋巴结肿大,且有融合趋势,中心坏死不明显,肺内见斑片状炎症,无明显结核征象,同时合并腹部淋巴结肿大,易诊为淋巴瘤(纵隔淋巴结结核,稍有腹部淋巴结肿大)。

正确诊断思路:多组纵隔淋巴结肿大且合并腹部淋巴结肿大,肺内无结核灶,首先应考虑淋巴瘤,但是肝胃韧带区淋巴结强化为环状强化,内液化坏死明显,与淋巴瘤强化方式不一致,应该考虑到淋巴结结核(可以无肺内结核)的诊断。

# 第十四节 胸部CT诊断报告示范

## 一、胸部CT报告模板

1. 胸部正常 双肺未见明显实质性病变,双肺纹理清晰,走行自然,双肺门不大,气管及支气管未见受压狭窄和阻塞征象,纵隔无偏移,心影及大血管形态正常,纵隔内未见肿块及肿大淋巴结。胸腔无积液,胸膜无肥厚。胸廓对称,肋骨及胸壁软组织未见异常。

2. 肺炎 *可见斑片状密度增高影,边缘模糊,密度不均,其内可见充气支气管征,余肺野清晰,未见实质性病变,双肺门不大,气管及支气管未见受压狭窄和阻塞征象。纵隔窗示病灶区呈稀疏散在斑点状影,未见明显实性团块影,纵隔内未见肿大淋巴结,心影及大血管形态正常。胸腔无积液,胸膜无肥厚。胸廓对称,肋骨及胸壁软组织未见异常。

3. 气胸 *侧见脏层胸膜显示,呈弧形细线样软组织密度影,其外侧为无肺组织的透亮区,内侧的肺组织受压,肺纹理聚集,纵隔有无向对侧移位。

4. 食管癌 食管壁增厚,局部见软组织肿块形成,其上方的食管管腔扩张。纵隔内见肿大淋巴结。心影无明显异常,胸膜无增厚,胸腔无积液,两侧胸廓对称,胸壁无异常。

5. 食管癌术后改变,未见明显肿瘤复发 食管癌术后吻合口处黏膜增厚,建议胃镜进一步检查除外肿瘤复发:食管癌术后复查示原食管肿瘤已切除,食管上/中段胸腔胃,吻合口处黏膜稍/明显均匀/不规则增厚,边界清楚/不清楚,邻近胸腔胃区肺纹理较增粗,呈条索状/斑片状高密度影,纵隔内可见数个小淋巴结,最大直径约为 1 cm,余未见特殊。

6. 肺癌并纵隔淋巴结转移 *可见一直径约为 *×* cm 结节病灶,薄层高分辨率 CT 扫描示病灶形态不规则,呈分叶状,边缘毛糙,可见细小毛刺,纵隔窗该病灶中央可见空泡征/支气管充气征,密度均匀,CT 值为 * HU,纵隔内未见/可见数个直径约为 1 cm 的淋巴结。余未见特殊。

7. 中央型肺癌 *肺门增大,并见不规则高密度肿块影,边界清楚,边缘见浅分叶及小数点毛刺,其周围有或无不规则斑片状毛玻璃状影,边缘模糊,密度不均,其内可见充气支气征;*支气管管壁增厚,管腔狭窄/闭塞,肺门及纵隔内有或无多个肿大淋巴结。*侧胸腔后侧可见弧形水样密度影。

8. 周围型肺癌并肺门及纵隔淋巴结转移并胸腔积液 肺窗示右肺上叶尖段/后段/前段|中叶内侧段/外侧段|下叶前/外/后/内基底段/背段|左肺上叶尖后段/前段/舌段|下叶前外/后/内/基底段/背段可见一孤立性肿块/结节影,大小约为 *×* cm,边缘毛糙,可见分叶及细小毛刺,密度均匀/不均匀,CT 值约 * HU,其内可见偏心性空洞,肿块内无钙化/点状少量钙化,纵隔窗示纵隔内可见多个肿大淋巴结。左/右侧胸腔内可见弧形低密度影,心影及大血管形态正常。

9. 陈旧性肺结核 肺窗示左/右肺尖、左/右肺上叶后段/下叶背段可见条索状及斑片状密度增高影,纵隔窗病灶密度偏高,可见点状钙化,余肺野未见明显异常。纵隔内未见/可见数个直径约 1 cm 淋巴结,部分可见钙化。心影及大血管形态正常。

10. 结核球 肺窗示左/右肺尖、左/右肺上叶后段/下叶背段可见一球形/类圆形/不规则形高密度影,大小约为 *×* cm, CT 值为 * HU,边缘光滑,未见明显毛刺,纵隔窗其内可见点/斑片状钙化灶,余肺野未见明显实变。纵隔内见数个小淋巴结,部分可见钙化。心影及大血管形态正常。

11. 结核/结核球并纵隔淋巴结肿大 肺窗示左/右肺尖、左/右肺上叶后段/下叶背段可见斑片状密度增高影,周围有多个卫星灶。余肺野未见明显实变。纵隔内见多个肿大淋巴结,部分可见钙化。心影及大血管形态正常。

12. 多发转移瘤,肺门及纵隔淋巴结转移 肺窗示左肺上叶中叶/下叶|右肺上叶/下叶/双肺可见一个/多个弥漫分布/散在分布类圆形/不规则形肿块/结节影,边缘清楚,呈棉花团状,无明显分叶及毛刺。双肺门影增大。纵隔窗示纵隔内可见/ 未见多个肿大淋巴结。心影及大血管

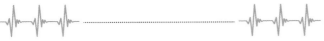

形态正常。

13. **神经鞘瘤**　于后纵隔相当于 $T_{12}$ 椎体平面,椎体左/右旁见一类圆形占位性病变,大小约为 ＊×＊ cm,平扫呈等密度,密度尚均匀/不均匀,其内可见低密度囊变区,边界清楚,增强扫描后病灶实质部分呈明显强化,囊性部分不强化,纵隔结构向前推移。双肺未见明显异常。

14. **畸胎瘤**　前纵隔可见一圆形/类圆形/分叶状厚壁囊性/实质性软组织肿块影,其内密度不均匀,可见钙化及脂肪性低密度区。纵隔内大血管受推移移位。增强扫描,肿块实质部分呈轻度/中度/明显强化。双肺门不大,纵隔内未见明显肿大淋巴结。双肺野未见异常。

15. **慢性支气管炎、肺气肿、肺大疱**　扫描示胸廓双侧对称,但前后径增大呈桶状胸,肺窗示双肺野透亮度增高,肺纹理稀疏,左/右/双肺上/中/下叶可见纤维条索状影,双肺门不大,左/右/双肺上/中/下叶可见一/多个肺大疱,纵隔窗肺野内未见明显实性密度影,各大血管结构正常,未见/可见个别小淋巴结,左/右/双侧上/下胸膜增厚。

16. **胸骨后甲状腺肿/腺瘤**　前上纵隔胸廓入口处可见一类圆形/不规则形软组织密度影,其内密度均匀/不均匀,肿块与周围结构分界清楚。增强扫描,肿块实质部分明显强化,低密度区无强化。上下层面追踪观察见该软组织影与颈部甲状腺相连,其密度改变与其类似。双肺门不大,纵隔内未见明显肿大淋巴结。双肺野未见异常。

17. **胸膜肥厚、粘连**　肺窗示双侧肺野清晰,肺纹理正常,双肺门不大,左/右肺上/中/下胸膜呈幕状/条索状高密度改变,纵隔窗示局部胸膜增厚,表现欠光滑,纵隔内未见明显肿大淋巴结/可见个别小淋巴结,未见胸腔积液。

18. **胸腔积液**　＊侧胸腔后内侧见弧形水样密度影,CT 值约为 ＊ HU,密度均匀,局部肺组织 ＊度压缩。胸膜增厚/无增厚。余肺野清晰,未见明显异常密度影,纵隔内未见/可见个别小淋巴结。胸廓未见异常。

19. **恶性胸腺瘤**　于前上纵隔胸腺位置可见不规则形软组织肿块,边界不清楚,大小约为 ＊×＊ cm,密度不均匀,内部可见囊性低密度影,增强扫描后病灶呈中度不均匀强化,肿块与纵隔内血管影分界不清楚/粘连紧密,包绕大血管/血管推压移位。心包未见增厚,双肺未见明显异常。

20. **胸腺瘤**　于前上纵隔胸腺位置可见一圆形/类圆形/分叶状软组织肿块,边界清楚,大小约为 ＊×＊ cm,密度均匀/略不均匀,增强扫描后病灶呈中度均匀强化,肿块与纵隔内血管影分界清楚,纵隔内其他结构未见异常。

21. **胸腺增生**　于前上纵隔胸腺位置,胸腺体积较大,约为左右径 ＊ cm,厚 ＊ cm,但保持正常胸腺的形态,边界清楚,呈软组织密度,密度均匀,与周围血管结构分界清楚,增强扫描后呈均匀轻中度强化,双肺及余纵隔内未见其他异常。

22. **支气管囊肿**　纵隔窗示中纵隔内可见圆形/类圆形水样低密度影,边界清楚,增强扫描未见强化。纵隔内未见肿大淋巴结。肺窗示双肺无实变,肺纹理清晰,走行自然。

23. **淋巴结转移**　于前、中纵隔可见多发大小不等结节影,主要位于支气管隆突下方/主动脉窗下/奇静脉隐窝,部分病灶相互融合,平扫呈等密度,增强扫描后病灶呈轻中度强化,正常血管明显强化,分界清楚,部分血管受压,双侧肺内未见明显肿块影。

24. **淋巴瘤**　中上纵隔内见软组织密度肿块,病灶由多个结节融合而成,病变两侧缘超出纵隔范围突入肺野内,病灶与周围大血管分界不清并融合在一起。气管及支气管未见受压狭窄和阻塞征象,心影未见明显异常,胸膜无增厚,胸腔无积液,胸廓对称,胸壁无异常。

25.纵隔淋巴瘤　于前、中纵隔可见多发大小不等结节影,主要位于双肺门及支气管隆突下方,部分病灶相互融合,平扫呈等密度,增强扫描后病灶呈轻中度强化,正常血管明显强化,分界清楚,部分血管受压,双侧肺内未见明显肿块影。

## 二、典型病例报告示范

1. 女,23 岁,低热 3 天,伴夜间盗汗。红细胞沉降率升高(图 5 - 14 - 1)。

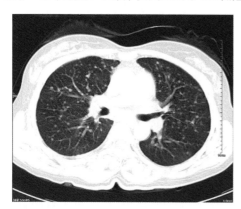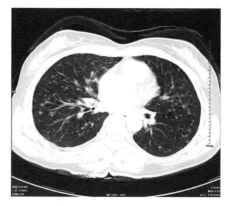

图 5 - 14 - 1　胸部 CT 平扫(肺窗)

双肺内可见弥漫性粟粒状小结节,大小、形态、分布均匀,双肺门不大,气管及支气管未见受压狭窄和阻塞征象,纵隔无偏移,心影及大血管形态正常,纵隔内未见肿块及肿大淋巴结。胸腔无积液,胸膜无肥厚。胸廓对称,肋骨及胸壁软组织未见异常。

意见:符合双肺粟粒性肺结核表现。

报告医师:签字　　审核医师:签字
××××年××月××日

# 第六章 腹 部

## 第一节 肝脏疾病

### 一、肝脏恶性肿瘤

#### (一)肝细胞癌

肝细胞癌(hepatocellular carcinoma，HCC)亦称原发性肝癌，是一种起源于肝细胞的恶性肿瘤。男性多见，好发于30~60岁。

【典型病例】

男性，58岁，腹胀、乏力4个月，既往有乙肝病史(图6-1-1)。

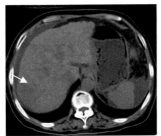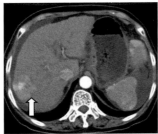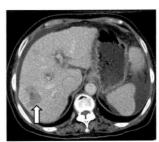

图6-1-1 平扫时肝右叶低密度灶，增强扫描动脉期，病灶明显强化；门脉期病灶呈不均匀低密度(箭头所示)

2. 男，35岁，单位体检时超声发现肝脏类圆形低回声影，考虑为小肝癌，追问病史发现家族肝炎史(图6-1-2)。

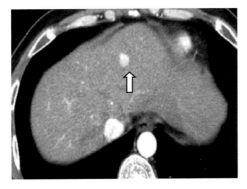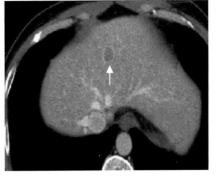

图6-1-2 动态增强CT，动脉期肝脏4段呈现为约1.2 cm大小的高密度结节状影(粗箭头)。门脉期呈现为略低密度，周围狭带状高密度环为增强的假包膜(细箭头)

**【CT诊断要点】**

1. 平扫　多数病灶表现为低密度肿块,少数约为等或高密度病灶;病灶多呈单发、多发结节、肿块或呈弥漫病变;病灶的边界模糊不清,有包膜者境界清楚。

2. 增强扫描　典型者表现为"快进快出"的特点,即在动脉期,主要由门静脉供血的肝脏尚未出现明显增强,而主要由肝动脉供血的肝癌出现明显的斑片状、结节状早期增强;门脉期,门脉和肝实质明显增强,而肿瘤没有门静脉供血则增强密度迅速下降;平衡期,肝实质继续保持高密度增强,而肿瘤增强密度继续减低而呈相对低密度。门静脉期,多数表现为边界较平均更清晰的低密度,可发现门静脉、下腔静脉是否有瘤栓形成,瘤栓表现为充盈缺损的低密度。

**【鉴别诊断】**

1. 胆管细胞癌　胆管细胞癌女性多见,AFP多呈阴性,患者不伴肝硬化。强化表现门脉期及延迟期的边缘强化,常伴肝内胆管扩张。肝内占位效应可不明显,很少侵犯门脉系统。

2. 局灶性结节增生　其血供非常丰富,动脉期明显强化呈高密度,门脉期可持续强化呈略高密度或等密度,延迟期多呈相对低密度,中心瘢痕可强化,呈相对高密度。临床资料AFP多呈阴性,患者无肝硬化病史。

3. 腺瘤　动脉期扫描呈均匀强化的高密度,门脉期可为等密度或略高密度,延迟期呈低密度。中国肝细胞腺瘤男性居多,50%患者超重或肥胖、糖原累积症,青少年期糖尿病、家族性腺瘤性息肉病、血红蛋白沉积症均与肝细胞腺瘤发生相关。

4. 转移性肝癌　一般为多发结节状低密度灶,动、静脉期均可出现高于正常肝组织的环状强化,但延迟期瘤灶均呈低密度。少数病例门脉期表现为周边强化,中心不强化,即"牛眼征"。

**【比较影像学与临床诊断】**

肝癌的影像学检查方法有很多,常用的有:超声、CT、MRI、核素显像、PET-CT、DSA等,以超声、CT、MRI最实用,能够显示病变的特点及周围组织关系;CT、MRI动态增强扫描是最好的早期诊断方法。临床上患者绝大多数有肝炎、肝硬化病史,化验检查AFP升高,结合影像学表现,不难作出明确诊断,小肝癌早期诊断和鉴别诊断尤为重要。

**(二)肝内胆管细胞癌**

肝内胆管细胞癌(intrahepatic cholangiocarcinoma,ICC)是指起源于二级胆管及其分支上皮的腺癌,是肝第2位的原发恶性肿瘤,男性略多于女性,已知有许多致病因素与ICC的发生有密切关系,包括肝内胆管结石、慢性胆管炎、HBV/HCV感染、胆管畸形(胆总管囊肿和Caroli病)、糖尿病、肥胖及环境因素等。

**【典型病例】**

女,75岁,消瘦半年,皮肤、巩膜黄染2个月,小便色深(图6-1-3)。

**【CT诊断要点】**

1. 肿块型胆管细胞癌　平扫表现为边缘不规则的不均匀低密度占位性病变,部分肿瘤内可见钙化,远端肝内胆管扩张,邻近肝包膜凹陷和所在远端肝叶萎缩有一定特征性。增强扫描动脉期周边出现轻-中度强化,后期向心性强化,肿瘤强化的程度、方式与肿瘤内部纤维组织的成分有关。

2. 管周浸润型胆管细胞癌　平扫表现为胆管壁弥漫性增厚,伴有异常扩张或狭窄的胆管以及外周胆管的扩张,增强扫描动脉期增厚的胆管壁轻度强化,静脉期及延迟期可见延迟强化,MRI强化特征显示较CT更清晰。

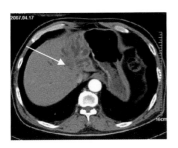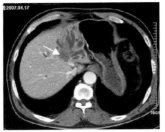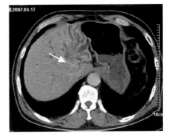

图6-1-3 肝内胆管扩张,肝门区可见软组织影,增强扫描动脉期强化不明显,延迟扫描见强化(箭头所示)

3.管内生长型胆管细胞癌 平扫表现为扩张的胆管内低或等密度病灶,早期呈轻至中度强化,腔内生长的肿瘤因不含有丰富的纤维组织成分,因此通常不伴有延迟强化,典型者 MRCP 可显示胆管内的充盈缺损。

【鉴别诊断】

1.慢性胆管炎 多有胆管炎病史,管壁增厚基本均匀,且走行规则,无明显僵硬。

2.末梢部胆管内发育的乳头状胆管癌与肝内胆管结石鉴别 前者常以末梢胆管的局限性扩张为唯一诊断依据。MRI 及 MRCP 检查可以帮助诊断。

【比较影像学与临床诊断】

最好的诊断方法为 MRI 平扫、增强及 MRCP,基本能够明确诊断;影像学检查方法还有 CT 及 CT 动态增强扫描,超声、核素显像,PET-CT 等。肝内胆管癌即从肝左右管合流部(肝门部)至末梢的胆管上皮细胞发生的癌。临床症状因发生部位不同而异。末梢型胆管癌早期无症状,晚期可有上腹不适、肝大、体重下降等;肝门部胆管癌常以黄疸为初发症状。

(三)肝母细胞瘤

肝母细胞瘤是一种具有多种分化方式的恶性胚胎性肿瘤。它是由类似于胎儿性上皮性肝细胞、胚胎性细胞以及分化的间叶成分组成。大部分的肝母细胞瘤为单发。

【典型病例】

男,2 岁,主因上腹部膨隆伴腹痛 1 周来诊(图6-1-4)。

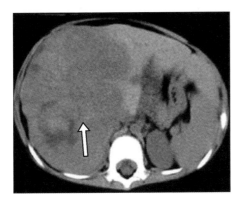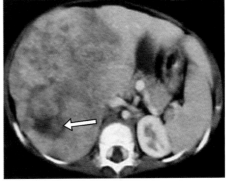

图6-1-4 平扫,肝右叶可见巨块状低密度影(粗箭头),边缘尚清晰,密度不均。增强扫描,肿块可见不均匀强化

**【CT 诊断要点】**

1. 肿块单发或多发,多为圆形或类圆形,平扫呈低密度或等密度,中心可有更低密度区,边缘清楚。

2.50%的病变内有钙化。

3. 增强扫描动脉期可见多个结节样强化,门静脉期呈低密度,中心有不规则更低密度区,为肿瘤坏死所致。

**【鉴别诊断】**

1. 肝炎性假瘤 动脉期病灶无强化,门脉期及延迟期病灶边缘或中心核样强化,或分隔,可提示本病诊断。

2. 肝血管瘤 增强扫描中有从病变边缘到中心强化的特点,呈慢进慢退型强化。

3. 肝癌 多发生于成人,临床有肝炎、肝硬化病史,化验检查 AFP 多呈阳性。

**【比较影像学与临床诊断】**

超声、CT、MRI、核素显像、PET-CT 是目前较为实用的检查方法。多排螺旋 CT 对本病诊断有较高价值。本病好发于婴儿和儿童,好发年龄为 3 岁以下,以 1 岁以下更多见。临床特点是 AFP 明显升高,肝脏肿大,腹部膨隆,早期可发生转移。但肝母细胞瘤发生于成人非常少见,鉴别诊断亦非常困难。

**(四)肝转移瘤**

肝脏转移性肿瘤是最常见的肝脏肿瘤。肺、乳房、结肠、胰腺和胃是肝脏转移肿瘤最常见的原发性部位。

**【典型病例】**

男性,67 岁,上腹部疼痛,曾有结肠癌病史(图 6 - 1 - 5)。

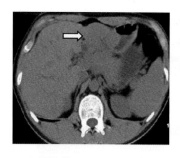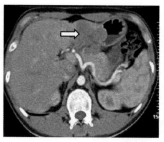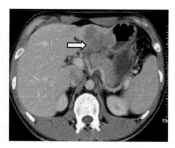

图 6 - 1 - 5 肝左外叶病灶,动脉期,病灶无强化,呈低密度;门脉期边缘强化(箭头所示)

**【CT 诊断要点】**

1. 平扫:肝实质内可见多发或单发圆形、类圆形低密度或等密度影,边界清晰或不清晰。肿瘤内有新鲜出血和/或钙化时可见高密度影。

2. 增强扫描时转移瘤的表现主要取决于肿瘤本身的血供方式,大多数转移瘤是少血供,增强扫描时低于肝实质的密度,病灶边缘强化,病灶中央密度可更低("牛眼征");富血供的转移灶,可表现为整个病灶强化。

**【鉴别诊断】**

1. 肝血管瘤 增强扫描中有从病变边缘到中心强化的特点,呈慢进慢退型强化。

2.肝癌 CT检查时尚未发现原发病灶或在病史不详的情况下单发的转移灶与肝癌鉴别非常困难,转移瘤AFP正常,也无肝硬化病史,强化无"包膜征",门静脉无瘤栓形成。

【比较影像学与临床诊断】

常用的影像学检查方法为超声、CT、MRI,CT是多期动态增强扫描诊断率较高。肝转移癌常见的原发病灶主要来源于消化系统肿瘤、肺癌、乳腺癌和鼻咽癌等,最常见为结直肠腺癌,早期发现及诊断肝内转移灶具有非常重要的临床意义。一般临床上有明确病史,CEA可以升高,但AFP正常,一般无肝硬化病史。结合影像学表现,对比既往影像检查资料多能作出明确诊断。

## 二、肝脏良性肿瘤及肿瘤样病变

### (一)肝血管瘤

肝内血管瘤几乎均为海绵状血管瘤,偶尔杂有毛细血管瘤结构,是最常见的肝良性肿瘤,好发于女性,多见于30~60岁。

【典型病例】

女性,45岁,B超查体发现肝血管瘤(图6-1-6)。

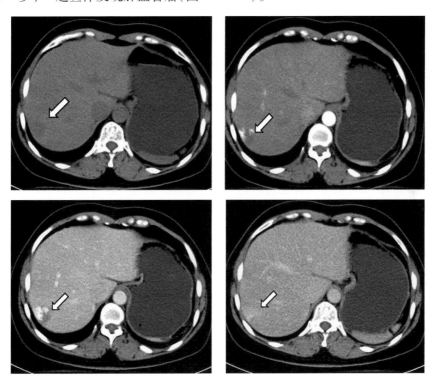

图6-1-6 平扫肝右叶病灶为低密度(箭头),边界清楚;增强动脉期,病灶边缘斑点状强化,门脉期进一步填充强化,延迟期呈等密度

【CT诊断要点】

1.平扫表现为肝实质内边界清楚的圆形或类圆形低密度肿块,直径大于4 cm病灶中央可见更低密度区,病灶内偶见钙化。

165

2. 动脉期自肿瘤边缘开始出现斑片状、结节状强化,增强密度高于正常肝脏的增强密度,接近同层大血管的密度。门脉期及延迟期病灶强化持续存在且向中央扩展,低密度未强化区域逐渐缩小,有的病灶可完全充填呈均匀高密度或等密度,而伴有中央更低密度区始终无充填。整个对比增强过程呈"早出晚归"的特征。直径小于 3 cm 的血管瘤,其增强表现多样化:①动脉期病灶边缘或中心点状或球状高密度强化,门脉期扫描时为高密度或等密度;②动脉期即为均匀高密度,而门脉期时仍为高密度,接近同层大血管的密度。

肝海绵状血管瘤

【鉴别诊断】

1. 肝转移瘤　病灶边缘大部分不清,部分病灶可出现边缘强化,但延迟扫描病灶很少出现等密度充填。转移瘤往往有原发肿瘤病史。

2. 肝癌　临床有肝炎、肝硬化病史,化验检查 AFP 多呈阳性。强化"包膜征",门静脉常有瘤栓形成。

【比较影像学与临床诊断】

常用的影像学检查包括:超声、CT、MRI、核素显像、PET-CT、DSA 等。临床上患者一般没有任何症状,多在体检时发现,血管瘤多以周边结节样或团状强化,逐渐向中心扩张,延迟期大多数为高密度或等密度,表现一般很典型,不难诊断及鉴别诊断。

(二) 肝细胞腺瘤

肝细胞腺瘤(hepatocellular adenoma,HCA)是少见的肝脏良性肿瘤,西方国家 HCA 患者女性占 85%,相关病因有长期口服避孕药、肥胖、糖原累积症和肝血管性疾病。但中国的 HCA 患者以男性居多,男女比例约 2:1,绝大多数女性患者无长期口服避孕药史。血清肝功能检查 ALP 和 γ - GT 可升高,AFP 水平正常。约 20% ~ 30% 的患者可发生肿瘤破裂出血,当肿瘤 > 5cm 时,破裂风险增加,部分 HCA 可恶变为肝细胞癌。

【典型病例】

女性,50 岁,右上腹疼痛伴发热半年(图 6 - 1 - 7)。

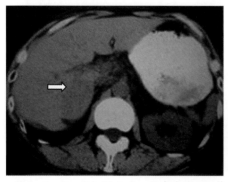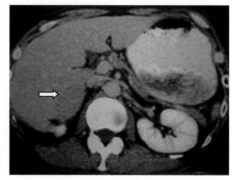

图 6 - 1 - 7　平扫肝右叶一低密度影(粗箭头),边界清楚;门脉期,示病灶为等密度,边界清楚

【CT 诊断要点】

1. 平扫　为边界清楚的类圆形低密度肿块,有坏死或陈旧性出血时,部分呈不规则囊性低

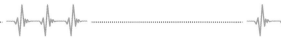

密度。肿块内有新鲜出血时可见高密度。肝腺瘤周围正常肝细胞常含较多脂质,肝腺瘤低密度影外围有一等密度环包绕。

2.增强扫描　动脉期呈均匀强化的高密度。门脉期可为等密度或略高密度,边界不清。延迟期呈低密度。

【鉴别诊断】

1.肝脏局灶性结节增生(FNH)　表现为动脉期明显强化,强化亦均匀一致,与肝细胞腺瘤相似。50% FNH延迟期可见肿瘤中心呈星状低密度,可有从中心到边缘的强化。FNH临床无须处理。

2.原发性肝癌　原发性肝癌多有慢性乙型肝炎、肝硬化的病史,有肝功能异常和AFP值的升高。肝腺瘤一般有口服避孕药病史。肝癌主要由肝动脉供血,动脉期也表现为高密度强化,与腺瘤表现类似,但大于3 cm者强化往往不均匀,不像腺瘤内除出血坏死灶外其强化多均匀一致。

【比较影像学与临床诊断】

检查方法有超声检查、核素肝扫描、选择性肝动脉造影、CT、MRI检查等,CT能够明确病变的性质、范围及与周围组织的关系,指导临床治疗。早期常无症状,多在查体或上腹部其他手术中被发现。肿瘤较大,压迫邻近器官时,可出现上腹胀满,纳差,恶心或隐痛。常因上腹部发现肿块而就诊。肿瘤破裂出血时,出现突发性右上腹剧痛,腹膜刺激症状,严重者可出现休克。患者多为生育期妇女,与长期口服避孕药有关,常因自发出血而来就诊。本病可发生恶变,故须手术切除。

(三)肝局灶性结节增生

肝局灶性结节增生(focal nodular hyperplasia,FNH)不是真正的肿瘤,而是肝脏的一种良性肿瘤样病变,是因肝血管畸形引起肝脏局部血流灌注增加所导致的肝细胞结节状增生。由肝细胞、小胆管和细胞等构成的一种较少见的良性肿瘤样病变,中心或偏心可出现瘢痕,无包膜,多单发,可多发,以30~50岁的女性多见,部分女性患者有口服避孕药病史,提示女性激素在FNH发病中有一定作用。而在中国,男性发病率高于女性。多数患者无临床症状,血清AFP、CEA、CA19-9等肿瘤标志物多在正常范围内。

【典型病例】

女性,45岁,体检B超发现肝左叶肿块(图6-1-8)。

【CT诊断要点】

1.平扫　病灶一般密度均匀,呈等密度或低密度,边界清楚。部分较大病灶可显示中心部分的瘢痕结构呈更低密度。

2.增强扫描　可为高密度、等密度或低密度不等,主要因其供血情况而不同。增强后动脉期多呈显著均匀强化,静脉期早期密度逐渐下降,最终呈较低密度。较大病灶中央的纤维瘢痕组织和向周围放射状分布的分隔纤维无增强而呈低密度,为FNH的特征。

【鉴别诊断】

1.肝血管瘤　增强方式为早期从周边开始呈结节状或环形强化,逐渐向中心扩展,延迟期等密度或高密度充填。而FNH的强化方式为中心向四周弥散且均匀一致。

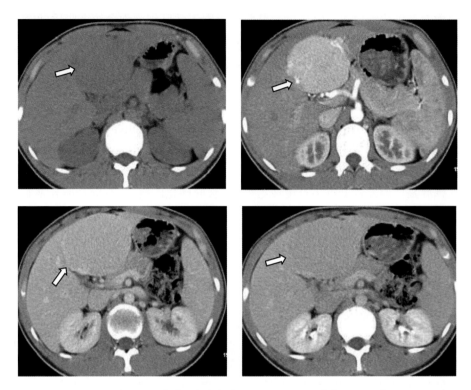

图 6 - 1 - 8　平扫病灶呈低密度;动脉期病灶明显强化,门脉期及延迟期扫描呈略低密度(箭头所示)

2. 肝腺瘤　动脉期扫描呈均匀强化的高密度,门脉期可为等密度或略高密度,延迟期呈低密度。腺瘤几乎都有包膜。本病主要发生于生育期妇女,与长期口服避孕药有关。

3. 肝细胞癌　临床有肝炎、肝硬化病史,化验检查 AFP 多呈阳性。强化"包膜征",门静脉常有瘤栓形成。分化良好的肝细胞癌难以和 FNH 鉴别,必要时应作穿刺活检明确诊断。

【比较影像学与临床诊断】

超声、CT、血管造影、同位素$^{99m}$Tc 胶体硫扫描是常用的检查方法。肝局灶性结节增生为一种非常少见的良性占位性病变,实际上并非真正的肿瘤,多见于女性。结合临床资料如 AFP 阴性、无肝硬化病史、年龄较轻,结合 CT 平扫和增强的表现及同位素$^{99m}$Tc 胶体硫扫描的特点,可提示本病的诊断。

（四）肝血管平滑肌脂肪瘤

肝血管平滑肌脂肪瘤(hepatic angiomyolipoma, HAML)是肝脏罕见的良性肿瘤,多为单发,偶有多发和伴发肾 AML 和结节性硬化。肝血管平滑肌脂肪瘤多见于女性成人。

【典型病例】

女性,33 岁,右上腹间歇性疼痛伴食欲减退(图 6 - 1 - 9)。

【CT 诊断要点】

1. 平扫:呈边界清楚的圆形低密度影,依成分不同可呈略低密度或等密度,脂肪 CT 值在 - 20 HU 以下。

2. 增强扫描:病灶内血管平滑肌部分强化,以血管成分为主时,在增强扫描动脉期可明显强

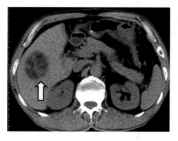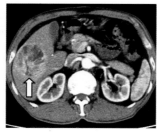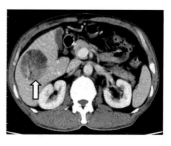

图6-1-9 平扫示肝右叶有一低密度肿块,呈卵圆形,肿块内密度不均匀,可见脂肪样密度。增强扫描病灶内自不均匀的轻度强化到明显强化,呈索条状及斑片状(箭头所示)

化,门脉期或静脉期表现为等密度或低密度影,强化的方式与血管、平滑肌和脂肪组织的比例有关,部分可见引流肝静脉提前显影的征象。

3. HAML 传统意义上是良性病变,但上皮样血管平滑肌脂肪瘤是潜在的恶性病变,当肿瘤合并瘤内坏死出血,对于 >4cm 或影像学随访过程中肿瘤生长速度较快的患者,应尽早施行手术治疗。

【鉴别诊断】

1. 肝脏的脂肪瘤、髓样脂肪瘤 二者增强扫描无强化。

2. 少数含有脂肪成分的肝癌 较难鉴别,但其分布弥散,界限不清,伴有液化坏死和血管侵犯。有肝硬化和甲胎蛋白升高。

【比较影像学与临床诊断】

常见的检查方法有:超声、CT、MRI、核素显像。肝血管平滑肌脂肪瘤是罕见的肝脏间叶性肿瘤,多发于女性,多见单发,可与肾脏血管平滑肌脂肪瘤、多发性硬化性结节并存;肿瘤内含有血管、脂肪和平滑肌三种成分。临床一般没有症状和体征,多在体检时发现。根据影像学征象不难作出诊断。

## 三、其他

### (一)肝单纯囊肿

肝囊肿(liver cyst)多见于30~50岁病人,症状轻微。病因大多数系肝内小胆管发育障碍所致。单发性肝囊肿的发生是由于异位胆管造成肝囊肿生长缓慢,所以可能长期或终生无症状,其临床最终表现也随囊肿位置、大小、数目以及有无压迫邻近器官和有无并发症而异。

【典型病例】

女性,48岁,查体发现肝囊性病变(图6-1-10)。

【CT诊断要点】

1. CT平扫 肝内圆形和类圆形水样低密度,密度均匀,边缘光滑,境界清楚。囊壁薄而不能显示。

2. 增强扫描 常无强化,伴发感染可见边缘强化。

【鉴别诊断】

1. 肝囊性转移瘤 病灶多为多发,形态呈类圆形,CT 和 MRI 检查可以显示囊性转移瘤的一

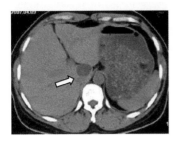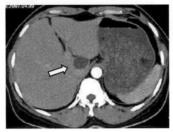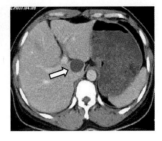

图 6－1－10　肝尾状叶内可见类圆形囊性病灶,病灶内密度均匀,边界清楚,其内未见强化(箭头所示)

些特征,如多发的囊性病灶,囊壁可薄可厚,大多不均匀,有的还见到壁结节。囊壁和壁结节均有强化表现。

2. 肝包虫病　有疫区生活史,囊壁钙化常见,呈蛋壳状或弧形;若出现囊内囊或囊内"飘带征"时易鉴别。

【比较影像学与临床诊断】

一般没有任何不适,多数在体检时发现,较大的可有肝区疼痛、腹部略膨隆表现,依据平扫、强化的征象不难作出诊断。

(二)肝脓肿

肝脓肿是细菌、真菌或溶组织阿米巴原虫等多种微生物引起的肝脏化脓性病变,若不积极治疗,死亡率可高达 10%～30%。

【典型病例】

1. 男性,45 岁,胆管结石病史,寒战、发热 1 周(图 6－1－11)。

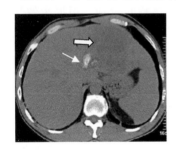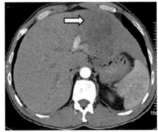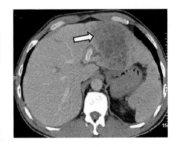

图 6－1－11　肝左叶片状低密度灶(粗箭头所示),肝左叶胆管结石(细箭头所示)。增强扫描门脉期呈蜂窝状强化(粗箭头所示)

2. 男,26 岁,发热、寒战 3 周,肝区压痛(图 6－1－12)。

【CT 诊断要点】

1. CT 平扫　肝实质内圆形、类圆形边缘模糊的低密度影。约 20% 的病人在低密度区内可出现特异性气体影,气体多呈小气泡状,可有气液平面。

2. 增强扫描　动脉期扫描脓肿壁即可强化,门脉期及延迟期扫描脓肿壁和病灶内分隔可持续强化,而中心坏死区域无强化。可见单个或多个圆形或卵圆形界限清楚、密度不均的低密区,

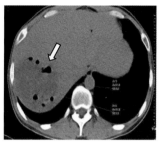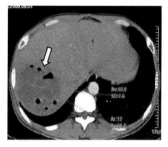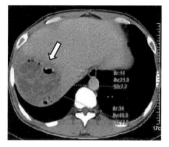

图 6 - 1 - 12　平扫肝右叶见不规则的低密度灶,边缘欠清晰,内见气体影。增强病灶动脉期增强不明显,门脉期出现分隔强化,符合肝脓肿表现

内可见气泡。

【鉴别诊断】

1. 肝囊肿并发感染　一般无分隔或不呈多房样改变。

2. 浸润型肝癌　肝脓肿的早期强化不及肝癌明显;另外,门脉期和延迟期可见到持续强化,病灶有缩小的趋势。浸润型肝癌门脉期时多为低密度,病灶边缘较平扫时略为清楚。

【比较影像学与临床诊断】

影像学检查方法有 X 线、超声、CT、MRI,CT 是首选检查方法,把握其强化的特点,认准低密度内的泡状低密度影,能够明确诊断。临床多有高热、寒战、白细胞明显增高。肝脏多有肿大,肝区持续性疼痛,随深呼吸及体位移动而增剧。由于脓肿所在部位不同可以产生相应的呼吸系统、腹部症状。常有腹泻病史。因此,应详细询问既往病史,尤其发热、腹泻史,发病缓急、腹痛部位,伴随症状,诊治经过及疗效。

(三)肝炎性假瘤

肝脏炎性假瘤(IPT)是非肝实质性细胞成分的炎性增生病变,是一种良性增生性瘤样结节。本病可能与创伤、感染及免疫、变态反应等因素有关。

【典型病例】

女性,62 岁,因右上腹不适来诊(图 6 - 1 - 13)。

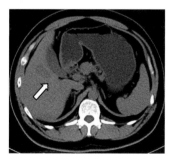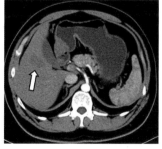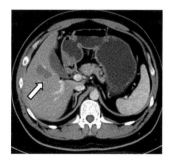

图 6 - 1 - 13　平扫,病灶呈片条状低密度,边界不清;动脉期病灶无明显强化;门脉期病灶周边环状强化,边界清(箭头所示)

【CT 诊断要点】

1. 平扫　病灶可为圆形、葫芦形或不规则形的低密度影,病灶边界清或不清楚,常为单发。

2.增强扫描 动脉期,病灶绝大多数无强化表现。门脉期,病灶常有强化表现,形态各异,可为周边环状强化,中心核样强化,偏心结节样强化,有些病灶可见粗细不均的低密度间隔。延迟期扫描有些病灶可见周边强化。不同病理表现的病灶,其增强扫描特点具有显著差异:中心坏死型以四周环形强化居多,成片坏死型以无明显强化居多,纤维组织增多型以环状+分隔状强化居多,多组织混杂型以不均匀持续强化居多。

【鉴别诊断】

1.肝癌 患者多有肝区疼痛,化验 AFP 多为阳性,CT 增强有"快进快出"、中心部不规则强化的特点,一般可以鉴别。

2.肝脓肿 一般有高热病史,强化的特点,认准低密度内的泡状低密度影,能够明确诊断。

【比较影像学与临床诊断】

常规影像学检查手段为超声、CT。CT 检查越来越得到临床的认可,炎性假瘤依据 CT 特征性表现不难作出诊断。肝脏炎性假瘤少见,一般炎性假瘤多见于膀胱、肺、胃肠道,患者多因肝区不适来诊,对诊断确实困难的不典型病例应行穿刺活检,以提高术前诊断率。

(四)肝硬化

肝硬化是由一种或多种病因长期或反复作用形成的弥漫性肝损害,是临床常见的慢性进行性肝病,在我国大多数为肝炎后肝硬化,少部分为酒精性肝硬化和血吸虫性肝硬化。

【典型病例】

男性,52 岁,肝炎病史多年(图 6 – 1 – 14)。

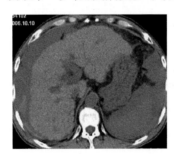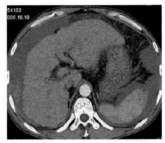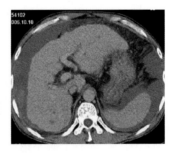

图 6 – 1 – 14 肝脏体积缩小,轮廓不光整,肝比例失调,肝裂增宽,腹水

【CT 诊断要点】

1.平扫 典型表现为:早期肝脏体积增大,失代偿期肝脏体积缩小,边缘呈结节状或锯齿状,肝实质内密度不均,肝硬化结节平扫多为边缘模糊的高密度灶,肝叶比例失调,肝裂增宽;脾脏肿大,门静脉、脾静脉迂曲扩张及侧支循环血管扩张。

2.增强扫描 动脉期,肝内结节不强化,门脉期,整个肝脏密度趋于一致,而结节反而不明显,迂曲扩张的门静脉、脾静脉及侧支循环的血管呈明显强化。

【鉴别诊断】

肝硬化的结节应注意和变性结节、肝癌进行鉴别诊断。变性结节无包膜,以门脉血供为主,动脉期无强化,门脉期出现明显强化。肝癌具有强化特征,可资鉴别。

【比较影像学与临床诊断】

超声和 CT、MRI 是常用的影像学检查方法,尤其是 CT 动态增强扫描能够明确区分 RN 结节、低级 DN 结节、高级 DN 结节以及小肝癌。患者常有病毒性肝炎或血吸虫病史及酒精中毒史,我国以病毒性肝炎后及血吸虫性肝硬化为多见,结合影像学表现可作出诊断。

（五）脂肪肝

是指由于各种原因引起的肝细胞内脂肪堆积过多的病变。

【典型病例】

女性,40 岁,上腹部不适半年,肝功能正常(图 6 - 1 - 15)。

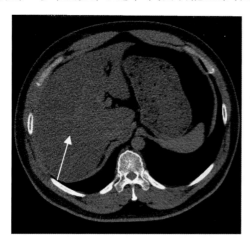
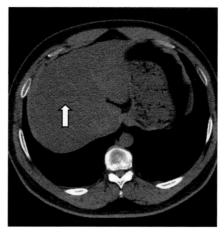

图 6 - 1 - 15 平扫示肝密度弥漫均匀性减低(细箭头),明显低于同层面脾的密度,肝内大血管呈相对高密度(粗箭头)

【CT 诊断要点】

1. 弥漫性脂肪肝 正常肝脏 CT 值平均比脾脏高 7 ~ 8 HU,高于肝内血管密度。脂肪肝时可出现倒置关系。CT 表现,肝脏密度弥漫减低,门静脉、肝静脉及下腔静脉等呈现高密度影,但无受压移位。弥漫性脂肪肝内残存正常肝组织,平扫表现为高密度,增强后,有更明显的增强效果,具有正常肝组织动脉期、门脉期表现。

2. 局限性脂肪浸润 CT 特点 局限性脂肪肝在 CT 平扫时,呈边界不鲜明的低密度区,易误认为肿瘤或其他病变。增强后,病变范围及形态不变,与周围正常肝组织增强变化相比,仍属低密度,无占位效应。

【鉴别诊断】

肝癌并局限性脂肪浸润应与之鉴别:依据强化特点可资鉴别。

【比较影像学与临床诊断】

最常用的检查方法为超声,其次为 CT、MRI,由多种原因引起,脂肪比正常肝实质 CT 值明显低,肝细胞脂肪变性后,肝实质 CT 值减低,因而,CT 检查及 CT 值测量多可明确诊断。对不典型的可以进行 CT 动态增强扫描以资鉴别。脂肪肝的临床表现多样,轻度脂肪肝多无临床症状,易被忽视;中重度脂肪肝有类似慢性肝炎的表现,可有食欲不振、疲倦乏力、恶心、呕吐、体重减轻、肝区或右上腹隐痛等。肝脏轻度肿大可有触痛,质地稍韧,边缘钝,表面光滑,少数病人可有脾肿大和肝掌。严格来讲,脂肪肝是一种常见的临床现象,而非一种独立的疾病。一般而言,脂肪肝属可逆性疾病,早期诊断并及时治疗常可恢复正常。

### (六)肝外伤

肝脏为腹内最大的实质性脏器,质地较脆,其外伤发生率占腹部内脏伤的第二或三位。肝脏内血运丰富,并含有肝内胆管,因此伤后大量失血致出血性休克,大量胆汁溢入腹腔,引起胆汁性腹膜炎,死亡率15%~20%。

【典型病例】

男性,30岁,右上腹部钝器伤1个月余来诊(图6-1-16)。

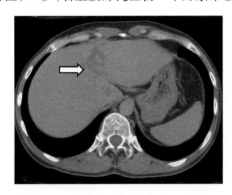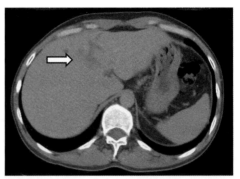

图6-1-16　肝脏CT扫描显示肝内不均质高低密度灶,结合外伤病史,符合挫裂伤表现

【CT诊断要点】

1.肝内血肿　平扫表现为单发或多发的类圆形或不规则的异常密度区,早期平扫呈比肝实质稍高密度,肝内血肿的密度随时间的推移逐渐降低。

2.被膜下血肿　表现为月牙形或半月形低密度区,边缘光滑锐利,相邻肝实质受压变平坦或呈凹陷状。

3.肝撕裂　为单一性或多发性,呈线状低密度,其边缘模糊,常延伸到肝包膜下,与肝包膜下血肿相连。胆道内出现气体常提示有胆道损伤。肝脏外伤后可有继发感染及假性动脉瘤的形成。

【比较影像学与临床诊断】

CT是肝脏外伤最快捷、准确的影像学检查方法,其他方法还有X线平片、超声、MRI。CT平扫一般可以明确诊断。但小的撕裂伤,当CT平扫呈等密度时可能漏诊,故检查时应进一步行增强扫描。肝脏创伤主要分为钝性伤和穿通伤,肝外伤病人有明确的腹部外伤史。

# 第二节　胆道疾病

## 一、胆道结石

胆道结石是胆道系统中最常见的疾病,包括胆囊结石、胆总管结石和肝内胆管结石。

## 【典型病例】

1. 男性,63 岁,右上腹疼痛 1 周,莫菲征阳性(图 6 - 2 - 1)。

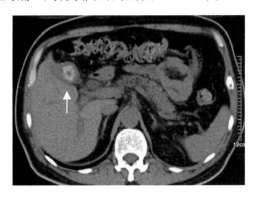

图 6 - 2 - 1　胆囊结石,结石呈环形,胆囊壁增厚

2. 女性,45 岁,右上腹疼痛 1 周,伴恶心、呕吐,莫菲征阳性(图 6 - 2 - 2)。

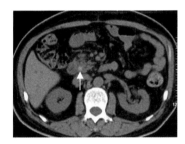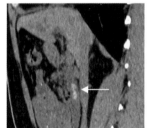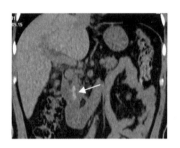

图 6 - 2 - 2　胆总管下端结石,矢状位及冠状位重建呈条状高密度

## 【CT 诊断要点】

1. 胆囊结石　胆固醇结石,表现为低密度及等密度结石,CT 值在 40 HU 以下。平扫诊断多有困难。口服胆囊造影 CT 检查表现为低密度充盈缺损,单发或多发,卵圆形或多角形。变换体位结石位置有变动,少数与胆囊壁粘连者不能移动;胆色素结石,表现为高密度结石,CT 值在 50 HU 以上,单发或多发,形态、大小各异,泥沙样结石常沉积在胆囊下部,呈高密度,与上部胆汁形成液平面;混合性结石,表现为结石边缘呈高密度环状,中心为低密度区。

2. 胆管结石　胆总管内有圆形或环形致密影,结石以上层面胆总管扩张,结石位于中心呈致密影,形成"靶征";结石嵌顿于胆总管紧靠一侧壁,形成"半月征"。当胆总管扩张逐渐变细,且突然中断,未见结石,也无肿块,应考虑有等密度结石之可能。

## 【比较影像学与临床诊断】

最常见的影像学检查方法为超声、CT、MRI 及 MRCP,变换体位 CT 扫描常可见结石随体位变化而移动,而占位性病变及息肉则固定在侧壁上,结合 B 超检查不难作出诊断。MRI 及 MRCP 可以直接显示结石的部位、成分、梗阻程度。胆道结石在无感染时,一般无特殊体征或仅有右上腹轻度压痛。但当有急性感染时,可出现中上腹及右上腹压痛、肌紧张,有时还可扪及肿大而压痛明显的胆囊,莫菲征呈阳性。

## 二、胆囊炎

胆囊炎是较常见的疾病,发病率较高。

【典型病例】

女,34 岁,主因上腹部疼痛就诊,查体莫菲征呈阳性(图 6 - 2 - 3)。

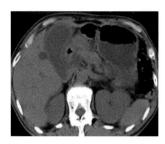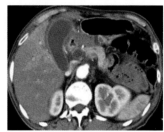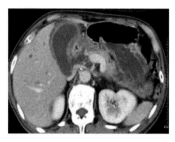

图 6 - 2 - 3　平扫胆囊壁增厚,边缘模糊,周围可见低密度水肿环;增强扫描胆囊壁明显强化

【CT 诊断要点】

1. 急性胆囊炎　胆囊增大,长径大于 5.0 cm,胆囊壁厚超过 3.0 mm,胆囊壁、胆囊窝及周围肝脏界限模糊或出现低密度环。

2. 慢性胆囊炎　胆囊缩小或扩大,甚至闭合,其壁增厚,胆囊内密度可均匀,常合并结石。

【比较影像学与临床诊断】

急性期为急性右上腹痛,向右侧肩胛区放射,多伴有高热、寒战、恶心、呕吐、轻度黄疸,主要依靠 B 超诊断,CT 检查主要用于发现周围脓肿及胆囊炎是否合并穿孔;胆囊脓肿表现为软组织密度,其内密度不均,如有穿孔,其胆囊窝区可形成有液平面的脓肿。慢性期为右上腹痛及反复发作性急性胆囊炎,有消化不良、饱胀等表现,常伴有结石,应注意和胆囊癌的鉴别。

## 三、胆囊癌

胆囊癌(carcinoma of gallbladder)是胆道系统最常见的恶性肿瘤,在消化道恶性肿瘤发病中占第 5 位。好发于 55 岁以上老年女性,其病因未明,可能与胆囊结石、慢性胆囊炎长期刺激损伤胆囊黏膜及胆汁内较高浓度的致癌物质引起胆囊黏膜上皮细胞化生、异型增生和突变有关。

【典型病例】

女性,62 岁,右上腹疼痛不适,伴消瘦半年余(图 6 - 2 - 4)。

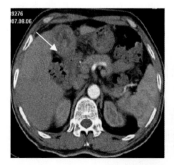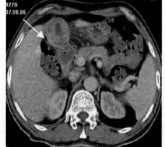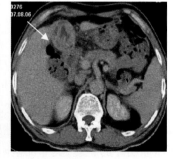

图 6 - 2 - 4　平扫胆囊壁明显不规则增厚;动脉期明显强化,门脉期示增厚的胆囊壁延迟强化

【CT 诊断要点】

1.胆囊壁局限性或广泛性不规则增厚,胆囊腔内乳头状结节或胆囊呈等密度实性肿块。肿瘤可直接侵犯肝脏及附近淋巴结转移,亦可合并胆囊结石、慢性胆囊炎和或高位胆道梗阻。

2.增强扫描示肿块或胆囊壁有不规则强化,显示病变常较平扫时清楚。

【鉴别诊断】

1.胆囊炎　胆囊壁多为较均匀性增厚,腔内光整,常合并结石、胆囊窝积液,临床上有发热、莫菲征阳性表现,一般不难鉴别。

2.胆囊腺肌增生症　胆囊造影 CT 检查可见增厚的囊壁内多发小点状造影剂充盈,且与胆囊腔相通。

【比较影像学与临床诊断】

超声是最便捷的检查方法,CT、MRI 能够明确显示病变的类型、范围及胆囊窝的情况及肝脏是否受侵、腹膜后有无淋巴结转移等。一般有长期慢性胆囊炎症状,而突然恶化,肩、背疼痛,体重减轻,晚期出现黄疸、发热等。依据上述影像学特征,结合临床与病史不难作出诊断。

## 四、胆囊腺瘤和炎性息肉

胆囊息肉样病变是指胆囊黏膜局限性隆起病变,在普通人群中较常见,单纯的胆囊息肉没有特征性的临床症状,主要通过体检时发现或者合并胆囊炎行超声和 CT 检查时被发现,它可分为非肿瘤性息肉(胆固醇息肉、胆囊炎性息肉、胆囊腺肌增生症)和肿瘤性息肉(胆囊腺瘤)。

【典型病例】

男性,57 岁,上腹部饱胀感,食欲差半年余(图 6-2-5)。

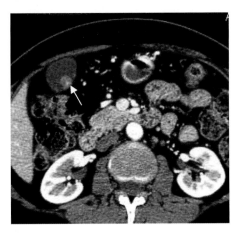
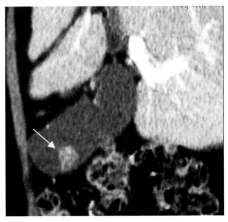

图 6-2-5　增强扫描,胆囊内可见一不规则形软组织病变(箭头),有轻度增强,胆囊壁未见异常改变

【CT 诊断要点】

1.胆固醇息肉、胆囊炎性息肉平扫时可见突入腔内的单发或多发软组织结节影,并可有蒂与胆囊壁相连,胆囊壁无增厚,结节表面光滑。对比增强扫描后结节明显强化,境界清楚;口服胆囊造影剂后 CT 扫描可见小结节状低密度影,边缘光滑,无蒂者变换体位时形态和位置无变

化,有蒂者位置可变动。

2.胆囊腺瘤常为单发,CT平扫呈突向腔内的软组织结节影,边缘光滑,可有蒂或窄基底与胆囊壁相连,增强扫描时结节轻、中度强化,胆囊壁无浸润。需与腔内型胆囊癌鉴别:癌结节的基底部较宽,与胆囊壁呈钝角相交,胆囊壁局部不规则增厚,黏膜、浆膜面局限性僵硬或凹陷,增强扫描明显强化。

【鉴别诊断】

胆囊癌:胆囊腔内乳头状结节或胆囊呈等密度实性肿块,可直接侵犯肝脏及附近淋巴结转移,高位胆道梗阻,增强扫描示肿块有不规则强化。

【比较影像学与临床诊断】

患者多因胆囊炎症状来诊,超声是本病最实惠的检查方法,CT可作为超声检查困难的补充检查方法。综合临床和影像学表现,基本能够明确诊断。

### 五、胆囊腺肌增生症

胆囊腺肌增生症为一种原因不明的良性增生性疾病。为胆囊壁增生性疾病,女性多见。

【典型病例】

女性,38岁,上腹部不适多年(图6-2-6)。

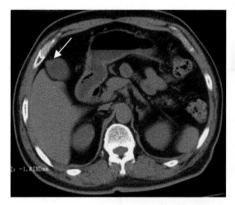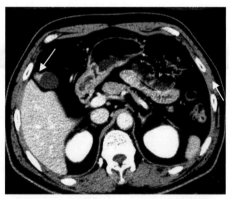

图6-2-6 平扫示胆囊底部局限性胆囊壁增厚,状如小帽,增强扫描明显强化,增厚的胆囊壁内外面均光整,与正常胆囊壁交界清晰(箭头所示)

【CT诊断要点】

基底型的CT表现胆囊底部局限性胆囊壁增厚,状如小帽,增厚的胆囊壁内外面均光整,与正常胆囊壁交界清晰,胆囊其他区域胆囊壁则可无异常增厚。弥漫型CT平扫示胆囊缩小,壁不均匀增厚,可达2 cm以上,对比增强有强化。胆囊壁内偶可见小结石影。

【鉴别诊断】

1.胆囊癌 胆囊腔内乳头状结节或胆囊呈等密度实性肿块,可直接侵犯肝脏及附近淋巴结转移,高位胆道梗阻,增强扫描示肿块有不规则强化。

2.胆囊炎 有典型的临床表现,且胆囊壁均匀增厚,无增厚的囊壁内多发小点状造影剂充盈与胆囊腔相通。

【比较影像学与临床诊断】

临床表现不具特异性,患者多因胆囊炎症状来诊,术前确诊依赖于影像学检查。超声是本病首选的检查方法,CT、MRI可作为超声检查困难的补充检查方法。

## 六、先天性胆管扩张症

先天性胆管扩张症(congenital biliary dilation,CBD)俗称先天性胆总管囊肿。本病的病因尚不完全明确,大多认为与先天发育有关。Babbitt等认为因胆、胰管连接异常,造成胰液反流入胆管,引起胆管炎症、黏膜破坏、管壁纤维化。CBD典型临床表现为腹痛、腹部肿块和黄疸三联征。

目前最常用的分型方法是Alonso-Lej提出、经Todani修订的分型方法,具体分为5型。Ⅰ型:胆总管囊性扩张,又分为三个亚型。Ⅰa型,弥漫性胆总管囊性扩张;Ⅰb型,局限性胆总管囊性扩张;Ⅰc型,弥漫性胆总管梭状扩张。Ⅱ型:肝外胆管憩室样扩张。Ⅲ型:胆总管末端囊性扩张。Ⅳ型又分为两个亚型,Ⅳa型:肝内外胆管多发性囊性扩张,Ⅳb型:肝外胆管多发性囊性扩张。Ⅴ型:肝内胆管单发或多发性囊性扩张,即Caroli病。

【典型病例】

女,10岁,黄疸、腹胀1年余(图6-2-7)。

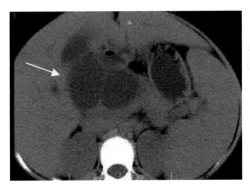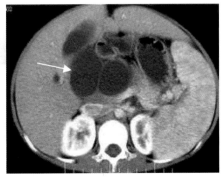

图6-2-7　平扫示胆总管囊状扩张,增强扫描胆总管囊状扩张,未见对比增强

【CT诊断要点】

1.肝内型胆管囊肿为肝外周见囊袋状低密度影,可多发或单发,边缘光滑其内可见点状高密度影。增强扫描可明显强化,称为中心圆点征,囊肿内可见散在的结石影,囊壁与胆道相通,注入胆道造影剂后CT扫描,囊内有造影剂充盈。

2.肝外胆管囊肿以囊肿型胆管囊肿为多见,CT可清楚地显示胆管扩张,外形光滑,壁薄而均匀,囊内为均匀的水样低密度,静脉注射胆影葡胺后囊肿为均一的高密度的增强影,或仅见部分造影剂进入囊肿内。

【鉴别诊断】

1.肝囊肿　肝囊肿不与胆道相通,形成独立的囊腔,很容易鉴别。

2.胆总管梗阻性病变所引起的普遍性肝内胆管扩张　本病肝内胆管可无扩张或仅见近端胆管在肝门附近呈局限性轻度扩张,故与梗阻造成的扩张迥然不同。

【比较影像学与临床诊断】

CT、MRI 及 MRCP、超声检查是应用最多的影像学检查方法,CT 是目前最好的检查方法。先天性胆管囊肿也称胰胆管合流异常综合征。患者多因腹痛、黄疸及腹部肿块三大症状来诊,一旦明确诊断,宜及时手术治疗。

## 七、胆管错构瘤

肝内胆管错构瘤是一种小叶间胆管畸形,又称微小错构瘤或 Von Meyenburg(VMC)综合征,临床较为少见,其发病机制尚未明确,临床表现缺乏特异性。

【典型病例】

患者男,58 岁,间歇性腹痛 2 周(图 6 - 2 - 8)。

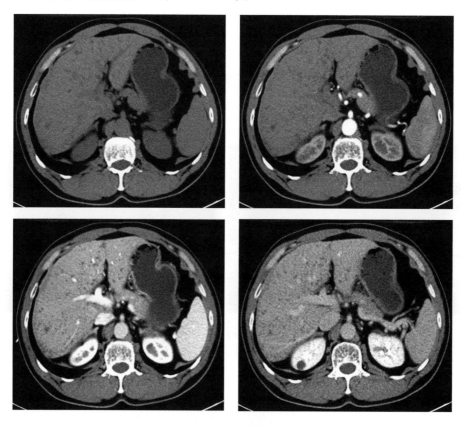

图 6 - 2 - 8　胆管错构瘤

【CT 诊断要点】

多发肝内胆管错构瘤表现为肝内弥漫分布的小囊状低密度影,边界清楚或不清楚,没有包膜,病灶多小于 15mm,病灶形态多种多样,可以为圆形、椭圆形、长条形、菱形或多角形,以菱形和多角形常见。增强扫描时病灶无强化。

MRI 检查 $T_1WI$ 病变呈低信号,呈多发、沿血管胆管树分布,$T_2WI$ 病灶显示清楚,呈明显的囊状高信号,好似"满天星",DWI 大部分病灶扩散不受限;增强扫描病灶无明显强化。MRCP 可多角度显示沿胆管树分布的囊状明显高信号,但与胆管树不相通,且与扩张的胆管也未相通,

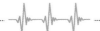

MRCP 被认为是诊断肝内胆管错构瘤的最佳影像学检查。

【鉴别诊断】

1.多发肝囊肿及多囊肝 虽然多发肝囊肿及多囊肝 CT 上表现为肝内多发囊性病灶,增强扫描无强化,但是多发肝囊肿多表现为圆形、类圆形、边缘光滑,而且肝内分布不均匀;而胆管错构瘤多呈点状、菱形及不规则状样改变,较易区别,再者胆管错构瘤虽然弥漫分布,但多沿胆管树分布,而和囊肿无规律分布有区别。

2.Caroli 病 Caroli 病亦表现为肝内多房囊状病灶,但是 Caroli 病病灶与胆管树相交通,而胆管错构瘤与胆管树没有交通这点在 MRCP 中容易区别。

【比较影像学与临床诊断】

CT、MRI 及 MRCP、超声检查是应用最多的影像学检查方法,MRCP 是目前最好的检查方法。肝内胆管错构瘤是一种小叶间胆管畸形,临床表现缺乏特异性,临床上考虑肝内胆管错构瘤为良性疾病,多支持随访观察,无需特殊处理。

# 第三节 胰腺疾病

## 一、胰腺癌

胰腺癌(pancreatic carcinoma)是胰腺最常见的肿瘤,发生率占所有胰腺肿瘤85%~90%。

【典型病例】

男性,69 岁,上腹隐痛月余,皮肤黄染 1 周(图 6-3-1)。

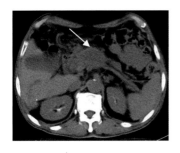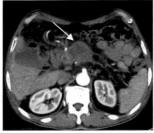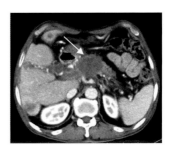

图 6-3-1 平扫胰头部低密度占位;增强早期扫描肿瘤呈轻微强化,门脉期呈环形强化,中间为低密度影

【CT 诊断要点】

1.CT 直接征象 胰腺内低密度肿块,伴或不伴胰腺轮廓改变,该病变为少血管肿瘤,增强扫描动脉期肿块强化不明显,而胰腺正常实质可明显强化且密度均匀,故肿块本身表现为低密度灶。

2.CT 间接征象 胰腺周围脂肪层消失代表癌瘤已侵及附近的脂肪组织,胰管和/或胆管扩张,出现"双管征",主要见于胰头癌阻塞胰管、胆管引起。可直接侵犯或包埋邻近血管,淋巴结转移尤其是周围的淋巴结受侵较早。

【鉴别诊断】

1.慢性胰腺炎 胰头增大但外形尚光滑,无明显分叶。增强扫描动脉期或门脉期密度较均匀一致,无明显低密度区。胆总管正常或扩张,形态较规则。周围血管及脏器无明显侵犯,当肠系膜上动脉直径超过肠系膜上静脉有助于恶性肿瘤的诊断。胰头部显示较大的钙化灶。如果出现肾周筋膜增厚、假性囊肿形成有助于慢性胰腺炎的诊断。

2. 胰腺囊腺瘤　CT 表现为肿块呈囊样改变,增强扫描可显示囊壁和结节并有分隔,其软组织的成分越多,则恶性倾向越大。囊内钙化率远高于胰腺癌。

3. 胰腺功能性肿瘤　增强扫描动脉期和门脉期肿瘤均表现为明显强化。

4. 无功能性胰岛细胞瘤　无性别倾向,恶性度高,肝脏转移较常见。

【比较影像学与临床诊断】

最初应选择的诊断性检查是 CT 扫描,CT 诊断胰腺癌的准确率可达 98%;超声检查作为 CT 的补充检查来运用;逆行胰胆管造影为诊断胰腺肿瘤提供了新的方法,这一技术为早期诊断提供了可能;MRI 在确诊胰腺癌方面并不比 CT 更有用。胰腺癌是起源于胰腺腺泡或胰管的肿瘤,临床上早期可有食欲不振、乏力、不喜欢脂肪性菜肴,上腹部持续性出现和饮食无关的钝痛、黄疸,约 90% 的患者有迅速而显著发展的体重减轻,在胰腺癌晚期常伴有腹水、淋巴结转移以及恶病质。40 岁或 40 岁以上的病人有下列任何临床表现应该怀疑有胰腺癌:①梗阻性黄疸;②近期出现的无法解释的体重下降超过 10%;③近期出现的不能解释的上腹或腰背部疼痛;④近期出现的模糊不清又不能解释的消化不良,而钡餐检查消化道正常;⑤突发糖尿病而又没有使之发病的因素,如家庭史,或者是肥胖;⑥突发无法解释的脂肪泻;⑦自发性胰腺炎的发作。

## 二、胰腺浆液性囊腺瘤

胰腺囊性肿瘤(pancreatic cystic neoplasms, PCN)是指起源于胰腺导管上皮和(或)间质组织的一大类囊性肿瘤的总称,主要包括胰腺浆液性囊腺瘤(serous cystic neoplasms, SCN)、黏液性囊性肿瘤(mucinous cystic neoplasms, MCN)、导管内乳头状黏液性肿瘤(intraductal papillary mucious neoplasams, IPMN)、实性假乳头状肿瘤(solid pseudopapillary neoplasms, SPN)和囊性神经内分泌肿瘤(cystic neuroendocrine tumor, cNET)。浆液性囊腺瘤是胰腺囊性肿瘤中最常见的良性肿瘤,女性多见,好发于 60 岁以上的妇女。临床上一般无症状,肿瘤较大时可有上腹部不适、疼痛等,有时可触及肿块。

【典型病例】

女,49 岁,查体发现胰尾囊性占位(图 6 - 3 - 2)。

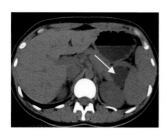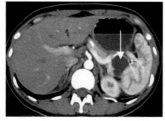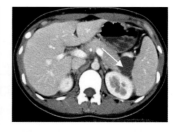

图 6 - 3 - 2　平扫胰尾部囊性密度灶;增强扫描壁强化,内见分隔

【CT 诊断要点】

肿瘤呈囊性、分叶状,轮廓光滑,局限性突出胰表面,部分囊壁不规则增厚,根据病变内的囊

的大小和数目,分为微囊型、寡囊型、混合型和实性。微囊型(囊腔<2cm)最常见,超过80%的病变发生于胰腺体尾部,表现为边界清楚的分叶状,可见多发大小为 2~20 mm 的小囊,分隔密集,CT 和 MRI 表现为"蜂窝状"结构,CT 可以很好显示肿瘤中心的钙化;增强扫描呈蜂窝状或网格状强化,中心瘢痕可见延迟强化。寡囊型很少见,单囊或多囊(<6 个),囊相对较大(>2cm),壁薄、规则,无壁结节。混合型(混合微囊和大囊)较少见,以中心部位微囊而周边大囊多见。实性型少见,CT 平扫表现低密度影,边界清楚,增强扫描动脉期明显强化,静脉期对比剂廓清、密度趋于均匀,该型与胰腺富血供肿瘤鉴别有一定的困难。囊壁可见壳状或不规则状钙化,有时可见乳头状结节突入腔内。增强扫描肿瘤的囊壁、壁结节及间隔均有强化。

**【鉴别诊断】**

1.胰腺假性囊肿　患者多有胰腺炎或腹部外伤病史,病灶多位于胰外,呈圆形、类圆形单囊,囊壁薄而均匀,很少有不规则增厚的壁,囊内亦无大小不等的囊状分隔或壁结节。增强扫描壁光滑锐利,囊内液体无强化、无分隔。

2.胰腺真性囊肿　为先天性囊肿,壁菲薄,无强化。内为液性密度,密度均匀。

3.胰腺癌囊性变　多由肿瘤组织阻塞导管引起潴留性囊肿或由肿瘤组织发生坏死、液化而形成囊腔。潴留性囊肿的近端常有实质性肿块,肿瘤坏死、液化形成的囊腔多为不规则形,少数可呈类圆形,但无明确囊壁,或囊壁不完整、厚而不规则,周围未液化的癌性实体可有轻度增强效应。

4.神经内分泌肿瘤　为多血运肿瘤,多位于体尾部,呈类圆形,囊壁厚而均匀,有明显的增强效应,其内壁毛糙不光整,不侵及胰背血管,肿瘤虽较大,仍能完整切除。

5.黏液性囊性肿瘤　MCN 好发于中老年女性,常见 CEA、CA19－9 升高,钙化多位于周边。SCN 好发于老年女性,发病年龄较 MCN 更大,与胰管不相通,实验室检查 CEA、CA19－9 多表现为正常,钙化多位于肿瘤的中心。

**【比较影像学与临床诊断】**

最初应选择的诊断性检查是 CT 扫描,CT 诊断具有较高的准确率,超声检查作为 CT 的补充检查来运用。胰腺囊腺瘤是一种少见的胰腺外分泌肿瘤。约占胰腺肿瘤的0.6%。胰腺囊腺瘤生长缓慢,一般病史较长,可恶变为胰腺囊腺癌。临床表现为上腹胀痛或隐痛、上腹部包块是胰腺囊性肿瘤的主要特征,其次有体重减轻、黄疸、消化道出血和胃肠道症状。

## 三、胰腺黏液性囊性肿瘤

胰腺黏液性囊性肿瘤(mucinous cystic neoplasm of pancreas,MCN)是一种囊性上皮性肿瘤,肿瘤与胰管不相通,几乎仅见于女性,多见于 40~50 岁女性,被称为"母亲瘤"。多无临床症状,部分有压迫症状,部分患者可表现为上腹部疼痛和体重减轻;常见 CEA、CA19－9 升高;MCN 有恶变潜能,通常选择手术治疗,预后较好。

**【典型病例】**

女,52 岁,反复上腹部疼痛不适 1 个月余(图 6－3－3)。

**【CT 诊断要点】**

CT 平扫示肿瘤好发于胰腺体尾部,呈圆形或卵圆形,低密度影,合并出血者表现为高密度,内部可有分隔,呈单囊多房样改变,囊壁厚薄不均,部分囊壁可见钙化,可见胰胆管扩张,病变与胰管不相通;恶性者囊壁增厚、伴有壁结节。增强扫描分隔可见强化,囊内低密度无强化。

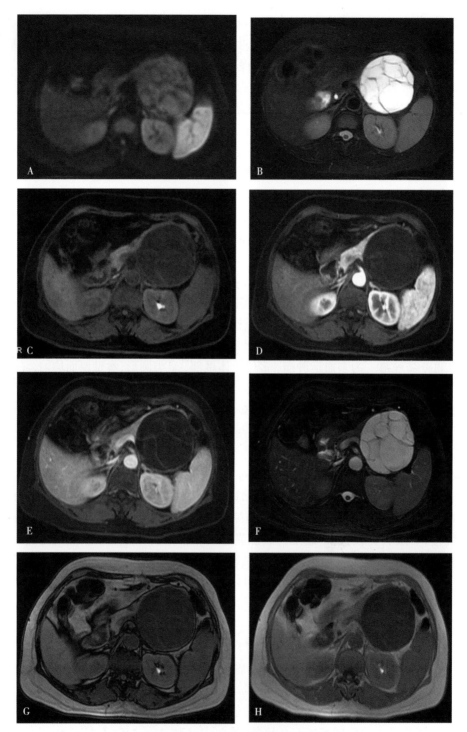

图 6 - 3 - 3　黏液性囊性肿瘤

A. DWI；B. T$_2$WI；C. 蒙片；D. 动脉期；E. 静脉期；F. 延迟期；G. 反相位；H. 同相位

【鉴别诊断】

1. 浆液性囊腺瘤　SCN 好发于老年女性，与胰管不相通，实验室检查 CEA、CA19 - 9 多表现为正常,钙化多位于肿瘤的中心。MCN 好发于中老年女性,发病年龄较 SCN 更小,常见 CEA、CA19 - 9 升高,钙化多位于周边。

2. 导管内乳头状黏液性肿瘤　IPMN 好发于老年人,发病年龄男性多见,胰头部较胰体尾部多见,且与胰管相通,典型者表现为扩张的胰管壁上可见结节状/扁平状的软组织突起,增强扫描腹壁结节明显强化。而 MCN 好发于中老年女性,胰腺体尾部多见,且不与胰管相通。

【比较影像学与临床诊断】

最初应选择的诊断性检查是 CT/MRI 扫描,两者诊断具有较高的准确率,超声可作为 CT/MRI 的补充检查来运用。胰腺黏液性囊性肿瘤几乎仅见于女性,多无临床症状,肿瘤压迫时部分患者可表现为上腹部疼痛和体重减轻,常见 CEA、CA19 - 9 升高;鉴于其有恶变潜能,通常选择手术治疗。

## 四、胰腺导管内乳头状黏液性肿瘤

导管内乳头状黏液性肿瘤(intraductal papillary mucinous neoplasm,IPMN)是起源于主胰管或分支胰管的一种分泌黏液的肿瘤,好发于老年人,发病年龄 60 ~ 70 岁,男性多见;胰头较胰体尾部多见;一般无临床症状,部分患者表现为腹痛、体重减轻、黄疸、低血糖等症状。

【典型病例】

患者男,74 岁,间歇性腹痛 5 天(图 6 - 3 - 4)。

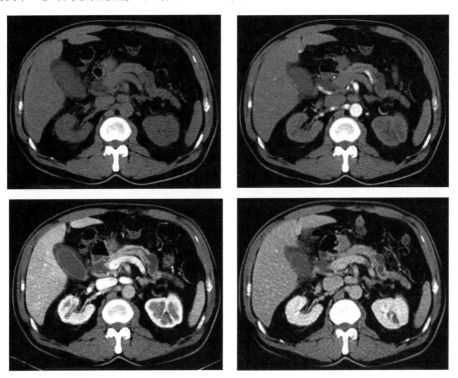

图 6 - 3 - 4　胰腺导管内乳头状瘤

## 【CT诊断要点】

CT平扫示胰头部低密度影(腔内的黏液栓也可造成腔内密度不均匀且稍增高),可单发或多发,根据肿瘤的部位可分为主胰管型、分支胰管型和混合型。主胰管型IPMN表现为主胰管弥漫性或局限性扩张,通常直径>5mm,胰腺实质可萎缩,典型者表现为扩张的胰管壁上可见结节状/扁平状的软组织突起,增强扫描附壁结节明显强化,胰管壁轻度强化,胰腺实质的强化程度下降;分支胰管型IPMN多位于胰腺钩突区,CT表现为分支胰管囊样扩张,与主胰管交通,呈"葡萄串"状,病变与胰管间可见交通是分支胰管型IPMN的特异性征象;混合型IPMN:兼有上述两型特点。

## 【鉴别诊断】

1.胰腺浆液性囊腺瘤  SCN好发于老年女性,多见于胰腺体尾部,与胰管不相通。IPMN好发于老年男性,多见于胰头部,与胰管相通。

2.胰腺黏液性囊性肿瘤  MCN几乎仅见于女性,多见于胰腺体尾部,不与胰管相通,常见CEA、CA19-9升高。IPMN好发于老年男性,胰头部较胰体尾部多见,且与胰管相通。

## 【比较影像学与临床诊断】

最初应选择的诊断性检查是CT/MRI扫描,两者诊断具有较高的准确率,超声可作为CT/MRI的补充检查来运用。胰腺导管内乳头状黏液肿瘤是起源于主胰管或分支胰管的一种分泌黏液的肿瘤,好发于老年男性,一般无临床症状,部分患者表现为腹痛、体重减轻、黄疸、低血糖等症状,主胰管型和混合型IPMN恶变风险高,国内外指南均建议手术切除;分支胰管型IPMN恶变风险较低,但是对于有"高危特征(主胰管扩张≥10mm、强化壁结节≥5mm、胰头囊性病变引起的梗阻性黄疸)"和"绝对指征(主胰管扩张≥10mm、细胞学检查阳性、实性团块、黄疸、强化壁结节≥5mm)"的患者,只要适合手术也应接受手术治疗。

# 五、胰腺实性假乳头状瘤

胰腺实性假乳头状瘤(solid-pseudopapillary neoplasms of pancreas,SPN)是一种少见的胰腺低级别恶性上皮性肿瘤,好发于青年女性。临床上可无症状或有上腹不适、恶心、呕吐、腹部可触及的肿块或急腹症(肿瘤破裂及腹腔积血)。多数患者的常用肿瘤标志物如AFP、CEA、CA19-9、CA125均无异常。

## 【典型病例】

女,21岁,查体发现胰腺占位(图6-3-5)。

## 【CT诊断要点】

肿瘤可发生于胰腺的任何部位,CT表现为囊实性肿块,边界清楚,可见完整或不完整包膜。增强扫描:实性部分呈进行性强化或早期"血管瘤样"强化,囊性部分无明显强化。部分病灶内可见出血及结节状钙化。

## 【鉴别诊断】

1.胰腺癌  常为乏血供的肿瘤,增强后肿瘤动脉期强化不明显,延迟期较明显强化,恶性程度高,常累及周围组织及腹膜后,病变边界模糊,常与周围组织不能完全分开。

2.神经内分泌肿瘤  肿瘤为富血供病变,多位于体尾部,增强扫描后,病变动脉期明显强化,高于正常胰腺实质,其内壁毛糙不光整,不侵及胰背血管,门脉期强化程度降低。

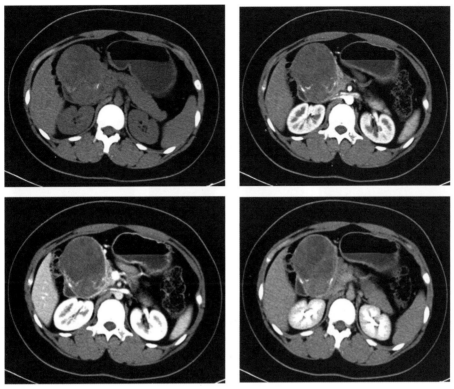

图 6 - 3 - 5　实性假乳头状瘤

3. 浆液性囊腺瘤　SCN 好发于老年女性,肿瘤呈囊性、分叶状,可见分隔,囊壁可见壳状或不规则状钙化;增强扫描肿瘤的囊壁、壁结节及间隔均有强化。SPN 好发于青年女性,可见完整或不完整包膜。增强扫描实性部分呈进行性强化或早期"血管瘤样"强化,囊性部分无明显强化。

4. 胰腺黏液性囊性肿瘤　MCN 几乎仅见于女性,多见于胰腺腺体尾部,呈多房囊性改变,合并出血者表现为高密度,内部可有分隔,囊壁厚薄不均,部分囊壁可见钙化。SPN 表现为囊实性肿块,可见完整或不完整包膜。增强扫描实性部分呈进行性强化或早期"血管瘤样"强化,囊性部分无明显强化。

【比较影像学与临床诊断】

CT 是明确诊断的主要检查手段,在检测的准确性上优于超声。胰腺实性假乳头状瘤的 CT 典型表现为边界清楚、不均匀的囊实性肿块,实性成分多位于外周,而囊性成分位于瘤体内部,又可见实性成分漂浮于囊性成分中,称为浮云征。MRI 在了解肿瘤内部结构,如出血、囊变、肿瘤包膜等方面优于 CT。PET/CT 的氟代脱氧葡萄糖(fludeoxyglucose,FDG)在鉴别胰腺实性假乳头状瘤与其他胰腺良性肿瘤中发挥作用,胰腺实性假乳头状肿瘤可通过较低的最大标准化吸收量(maximal standardized uptake volume,SUVmax)与胰腺导管腺癌和神经内分泌肿瘤相鉴别。胰腺实性假乳头状瘤是良性或低度恶性的肿瘤,手术切除是治疗 SPN 的首选治疗方式,术后预后较好,5 年生存率达 95%。

### 六、胰腺炎

胰腺炎是一种由胰酶激活引起胰腺局部炎症反应的疾病,治疗不及时可威胁患者生命。

【典型病例】

1. 男性,46 岁,上腹疼痛,恶心、呕吐 1 天,化验检查血尿、淀粉酶升高(图 6-3-6)。

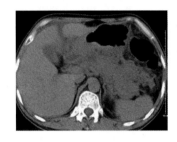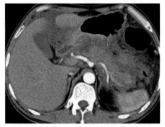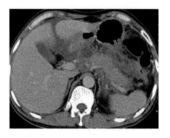

图 6-3-6　胰腺增大,胰周脂肪间隙模糊,见渗出;增强扫描胰腺实质强化尚均匀

2. 女性,48 岁,反复疼痛 3 年,既往胰腺炎病史(图 6-3-7)。

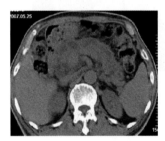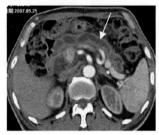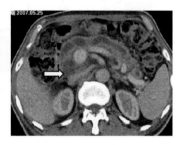

图 6-3-7　慢性胰腺炎并假性囊肿:胰腺实质萎缩,胰管扩张(细箭头所示),胰头部可见假性囊肿(粗箭头所示)

【CT 诊断要点】

1. 急性胰腺炎　病理上分为急性水肿性和出血性坏死型胰腺炎。CT 表现胰腺肿大及肾筋膜受累增厚、胰周脂肪组织肿胀、胃肠道淤张。胰腺肿大多呈弥漫性,也可为局限性,其轮廓不规则,部分水肿型胰腺炎的胰腺形态、大小无异常改变。胰腺密度多均匀或稍低。急性出血坏死型胰腺炎胰腺肿大显著,实质内出血平扫时可见胰腺内局灶性高密度。实质坏死则表现为增强扫描时该区域不强化。急性胰腺炎可伴有胰周和/或胰内积液,当积液局限化并形成炎性纤维组织膜时称为胰腺假囊肿。CT 对其壁显示很清楚,不过早期其形态类似于实性肿块,应结合超声对其鉴别。胰腺脓肿为局限的脓液集聚,可有明显的壁或包膜,可在积液基础上或假性囊肿、坏死的胰腺区域内形成。

2. 慢性胰腺炎　胰腺既可增大或萎缩,又可表现为胰腺大小正常,胰管可呈狭窄、扩张或扭曲,亦可呈串珠状,30% ~ 50%的慢性胰腺炎可见条状或斑片状钙化,多与胰管走行一致,是诊断的主要依据。

急性胰腺炎

**【鉴别诊断】**

1. 壶腹和其周围病变　慢性胰腺炎压迫胆总管出现梗阻性黄疸时,常与胰头癌壶腹部肿瘤、胆总管结石等相混淆。逆行胰胆管造影、B 超检查有助于鉴别,但有时需剖腹探查才能明确诊断。

2. 消化性溃疡穿孔　有长期溃疡病史,突然发病,腹痛剧烈可迅速波及全腹,腹肌板样强直,肝浊音界消失,X 线透视膈下可见游离气体,血清淀粉酶轻度升高。

3. 急性胆道疾患　胆道疾患常有绞痛发作史,疼痛多在右上腹,常向右肩、背放散,Murphy征阳性。

**【比较影像学与临床诊断】**

检查方法有 X 线检查、超声、CT、MRI 均能显示胰腺肿大轮廓、渗液的多少与分布,假性胰腺囊肿、脓肿也可被显示。螺旋 CT 在显示急性水肿性胰腺炎以及出血坏死性胰腺炎方面发挥重要作用,对胰腺炎的合并症及其与周围组织的关系更加全面、直观和准确,为临床提供影像学依据。急性胰腺炎是临床上常见的引发急性腹痛的病症(急腹症),是胰腺中的消化酶发生自身消化的急性化学性炎症。临床表现以突然发作的急剧上腹痛,向后背放射,恶心、呕吐、发热、血压降低,血、尿淀粉酶升高为特点。慢性胰腺炎是由于急性胰腺炎反复发作造成的一种胰腺慢性进行性破坏的疾病。有的病例急性期不明显,症状隐匿,发现时即属慢性。临床上常伴有胆道系统疾患,患者有上腹痛、脂肪泻,有时并发糖尿病。慢性酒精中毒时也常引起本病。急性胰腺炎多见于成年男性,暴饮、暴食及胆道疾患均可导致胰腺急性炎症,临床上主要表现为急性上腹部疼痛,多以急腹症就诊,血清淀粉酶增高为其重要诊断依据。

# 第四节　脾脏疾病

## 一、脾破裂

脾是腹部内脏中最容易受损伤的器官,发生率几乎占各种腹部损伤的 20% ~ 40% ,脾破裂分为外伤性破裂和自发性破裂。

**【典型病例】**

1. 男性,35 岁,外伤后左上腹部疼痛(图 6 - 4 - 1)。

2. 男,35 岁,主因车祸 30 分钟,出现休克症状就诊(图 6 - 4 - 2)。

3. 男性,42 岁,出现急性腹痛,有高钙血症病史,无外伤史,诊断为肺结节病(图 6 - 4 - 3)。

**【CT 诊断要点】**

1. 脾挫伤　CT 平扫可无异常表现,增强扫描时脾实质强化,而脾血肿不强化,形成低密度影。在急性损伤时,应常规做增强扫描,以发现等密度的血肿。若脾破裂伴有活动性出血时,增强扫描可见造影剂外渗至撕裂处而显示为一个明显的高密度强化区。

2. 脾包膜下血肿　脾脏受压凹陷变形,在脾外围部可见半月状密度异常区,平扫时新鲜的血肿可呈高密度或等密度,随着时间的延长,血肿逐渐变为低密度。

3. 脾破裂　脾内低密度或稍高密度区,并可见不规则的血肿存在,脾脏外形不规则,增强扫描更清楚。

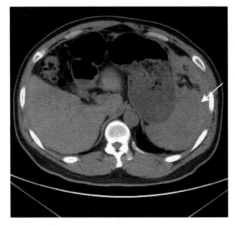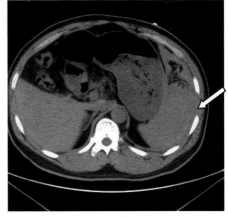

图 6-4-1　脾周包膜下血肿(箭头所示)

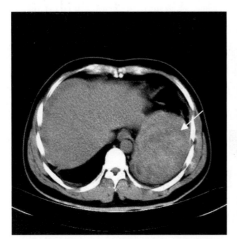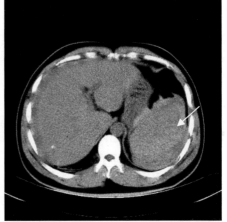

图 6-4-2　脾明显增大,脾密度不均匀,可见高低混杂密度,肝外缘示腹水

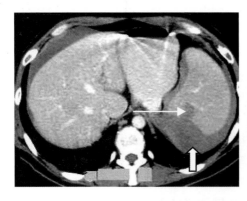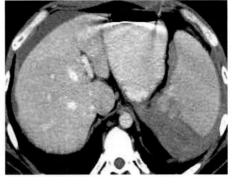

图 6-4-3　脾脏破裂(细箭头)合并脾周血肿(粗箭头),结节病并脾自发性破裂

【比较影像学与临床诊断】

临床疑有脾脏破裂时,影像学检查方法有超声、核素扫描、CT 或选择性腹腔动脉造影,超声

可作为首选检查,为了进一步证实诊断可行 CT、MRI。CT 检查发现脾脏外伤的敏感性及特异性非常高,是诊断脾破裂的有效方法,对临床急诊抢救大有帮助。脾破裂分为外伤性破裂和自发性破裂,传染性单核细胞增多症、疟疾、结节病、急慢性白血病、溶血性贫血、班齐综合征(脾性贫血)等均可引起自发性脾破裂。脾破裂的临床表现以内出血及血液对腹膜引起的刺激为其特征,表现为休克、胸痛、呕血与黑便、腹痛、代谢性酸中毒。

## 二、脾梗死

【典型病例】

1. 女性,63 岁,患者糖尿病病史多年,左上腹疼痛 3 天(图 6-4-4)。

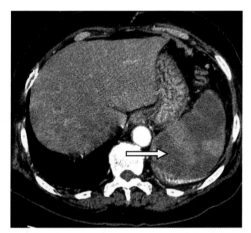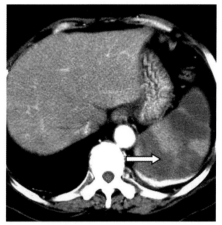

图 6-4-4 增强扫描示脾肿大明显,可见不规则楔形低密度区(粗箭头)

2. 男,44 岁,肝左叶外侧段癌介入术后,B 超示肝左叶微波治疗后改变(图 6-4-5)。

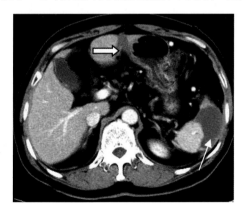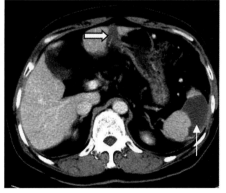

图 6-4-5 脾外形不规则,其内不规则低密度灶(细箭头),无明显强化。肝左叶外侧段低密度(粗箭头),肝癌微波治疗后改变

【CT 诊断要点】

1. 单发或多发低密度灶,梗死灶多发生于近脾门的方向,早期 CT 平扫示病变多为局限性、

境界清晰的低密度区,呈楔形、圆形或线样。有时在脾边缘形成局限性凹陷。梗死灶呈三角形、扇形或楔形,尖段指向脾门。

2.CT 增强扫描脾密度增高,而梗死灶不强化,对比更明显。当整个脾脏梗死,则增强扫描时,整个脾脏呈不强化现象,只有脾包膜有增强现象。

【鉴别诊断】

1.脾淋巴瘤　脾脏增大,脾脏内可见单发或多发的低密度灶,主动脉周围可有成堆的肿大淋巴结。

2.脾结核　多有其他部位结核病史,且有结核中毒症状,腹膜后及肠系膜淋巴结可见肿大、钙化。

【比较影像学与临床诊断】

影像学检查方法有:超声、CT、MRI、核素扫描、选择性腹腔动脉造影等。CT、MRI 可以明确诊断,但应注意区别正常动脉期脾脏不均匀强化改变。当有门静脉高压等导致脾肿大时,容易出现脾梗死。引起脾梗死的疾病还有二尖瓣疾病、骨髓增生性疾病、动脉炎、脾动脉瘤和动脉硬化等。临床上某些病例不明显,梗死范围较大的病例或合并感染者,可有发热;典型表现为左季肋部突发性疼痛并进行性加重。

## 三、脾血管瘤

脾血管瘤(spienic hemangioma)虽然罕见,却为脾最常见的良性肿瘤。

【典型病例】

男性,45 岁,患者体检发现脾血管瘤(图 6 - 4 - 6)。

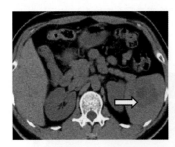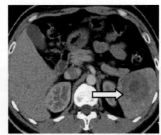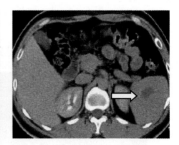

图 6 - 4 - 6　平扫脾内低密度灶,边界不清;动脉期,示病灶周边点状强化;延迟期扫描,示病灶基本填充(箭头所示)

【CT 诊断要点】

脾内圆形、卵圆形低密度影,境界清楚。增强扫描,从边缘开始增强,随时间推移,增强范围向中心扩大,最后为等密度。

【鉴别诊断】

1.脾实性肿块　应与脾淋巴瘤、转移瘤、脾血管内皮肉瘤、恶性纤维组织细胞瘤等鉴别。血管瘤一般边界清楚。恶性肿瘤边缘可不规则及模糊。诊断应结合临床及肿瘤的发病率综合分析,单纯形态改变多难于准确定性。

2.脾囊性和囊实性肿块　主要应与淋巴管瘤和假性囊肿等鉴别。后二者在增强扫描时强化较轻或不强化,多易于鉴别。

【比较影像学与临床诊断】

超声、CT、MRI、核素显像、PET-CT、DSA 是目前脾脏血管瘤的主要影像学检查方法,以超声、CT、MRI 最常用,MRI 可以不用增强即可利用其特殊序列明确诊断。临床主要表现为腹部包块或脾肿大。临床发现脾肿大患者应常规做 B 超或 CT 检查,以早期发现脾肿瘤。尽早手术切除脾脏及肿瘤,预后良好。

## 四、脾淋巴瘤

【典型病例】

男性,63 岁,肝脾肿大,发热 1 个月(图 6 - 4 - 7)。

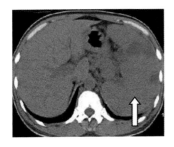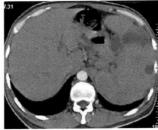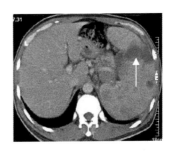

图 6 - 4 - 7　脾脏恶性淋巴瘤:脾脏肿大,可见多发低密度结节灶,增强后部分边缘强化

【CT 诊断要点】

脾脏增大,脾脏内可见单发或多发的低密度灶,主动脉周围可有成堆的肿大淋巴结。增强扫描示脾内不规则低密度病灶显示更清楚。

【鉴别诊断】

1.脾血管内皮肉瘤　增强扫描时病灶强化具有从边缘向中心延伸的特点,而且病情进展快。

2.脾转移瘤　其表现与淋巴瘤不易区分,转移瘤多发生于癌症晚期,有原发肿瘤病史,一般脾脏肿大不如淋巴瘤明显。

【比较影像学与临床诊断】

CT、超声是本病最常用的检查方法,CT 动态增强扫描意义更大,除发现病灶外,还可发现腹膜后多发肿大淋巴结。脾淋巴瘤是脾脏较常见的恶性肿瘤,它可以是全身淋巴瘤的晚期脾脏受累,也可以是脾脏原发淋巴瘤。临床上表现为脾脏增大或手触其边缘有结节状感觉。有时患者感觉左上腹痛。白细胞和血小板可减少。若是全身淋巴瘤,则腹股沟、腋下或锁骨上区可触及肿大的淋巴结。

## 五、脾转移瘤

【典型病例】

男性,79 岁,患者胰腺尾部癌(图 6 - 4 - 8)。

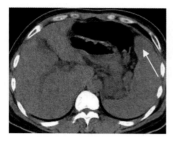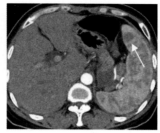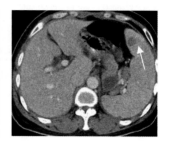

图 6 - 4 - 8　胰尾癌脾转移:脾脏低密度结节,边界欠清,静脉期、延迟期轻度强化

【CT 诊断要点】

1. 脾脏大小可正常或增大,1/3 病人仅表现脾肿大,而无密度改变。

2. 病灶为多发或单发的大小不一的低密度影,多数境界清楚或不清楚,少数呈等密度、囊性低密度。

3. 增强扫描病灶无明显强化或轻度强化,呈低密度改变。

4. 可见腹膜(腹水或结节块阴影)、肝及其他脏器有转移灶。

【鉴别诊断】

脾转移瘤的 CT 表现无特征性,诊断主要依赖于临床病史,其鉴别诊断包括:

1. 脾良性肿瘤　如脾血管瘤和淋巴管囊肿等,血管瘤的边缘清楚,在增强扫描时强化明显;淋巴管囊肿多呈囊性,边缘清楚,一般易于鉴别。

2. 脾淋巴瘤　呈单发或多发病灶,形态上二者多难鉴别,均发生在疾病的晚期,只有结合临床病史方可鉴别。

【比较影像学与临床诊断】

影像学的检查方法以超声、CT、MRI 最常用,超声简单,CT 定位准确,MRI 可达到精细的诊断。脾脏转移瘤以血行播散为主,少数也可为淋巴管转移。可来源于肺癌、乳腺癌、卵巢癌、胃肠道恶性肿瘤,少数也可来源于生殖系统的恶性肿瘤、恶性黑色素瘤、骨及软骨恶性肿瘤等。一般发生脾脏转移时都有多个器官受累,临床上表现为原发灶的症状和体征,影像学表现结合临床病史可作出诊断。

## 六、脾脏脓肿

脾脏脓肿是脾脏的化脓性感染。某些引起脾脏肿大的感染性疾病或败血症、创伤以及邻近器官的蔓延都可导致脾脓肿。

【典型病例】

男,52 岁,左上腹疼痛、发热 1 周就诊(图 6 - 4 - 9)。

【CT 诊断要点】

1. 平扫时呈单发或多发性囊或囊实性、圆形或类圆形低密度灶。

2. 有较厚的壁,壁有分层现象,内壁大多光滑,但也可不光滑,内可有气液平面和/或分层现象。

3. 增强及延迟扫描时脓肿中央无强化,囊壁有较均一的强化,与正常脾组织分界清楚。

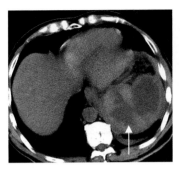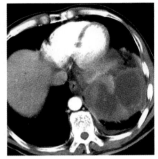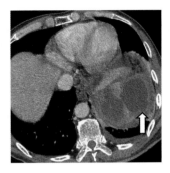

图6-4-9 脾脏体积增大,其内可见大小不等类圆形低密度灶(细箭头),增强后病灶边缘强化(粗箭头);脾脏轮廓欠光整,周围脂肪层密度增高,左侧腹壁腹膜增厚。符合脾脓肿诊断

【鉴别诊断】

1. 脾囊肿 平扫时呈圆或类圆形低密度灶,边沿光滑,无明确的壁,增强后无强化。

2. 脾血管瘤 平扫时示脾内低密度灶,边界不清,增强后病灶由周边向内逐步强化,延迟扫描示病灶被造影剂充填。

3. 脾淋巴管瘤 平扫时示脾肿大,其内有多个大小不一的圆形和不规则形的低密度灶,增强后动脉期病灶无明显强化,门脉期及延迟扫描病灶仍为低密度灶,边界清楚。

4. 脾挫伤 病变多位于脾边缘,呈楔形,平扫及增强均无强化,多无占位效应。

【比较影像学与临床诊断】

超声对脾脓肿发现有很大帮助,但在鉴别诊断及早期发现有一定难度,CT、MRI则有明显的优势。脾脓肿少见,多为继发疾病,多发生于成年人,儿童多见于免疫力低下者。临床上多有腹痛、发热病史,化验发现白细胞增高,中性为主,结合影像学检查不难诊断。

## 第五节　临床误诊案例精选

男,43岁。发现肝内占位性病变7年,无乙肝病史。超声考虑为血管瘤(图6-5-1)。

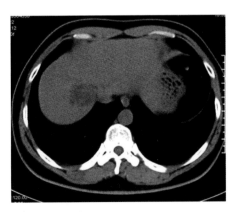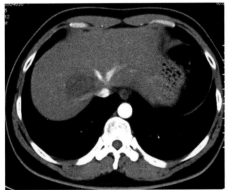

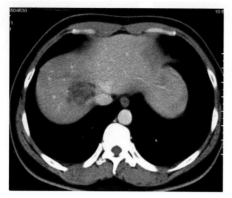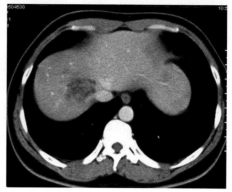

图 6 – 5 – 1

平扫示肝右叶类圆形不均质低密度灶,增强扫描内不均质强化,更低密度未见明显强化。考虑炎性假瘤可能大,建议穿刺活检。病理结果:肝内胆管扩张伴小胆管错构瘤样增生。误诊原因:本例肝内胆管错构瘤少见,一般从常见病变考虑。正确诊断思路:肝内胆管错构瘤可分为单发和多发,多发相对好诊断,本例不是很典型,但应该考虑到错构瘤的可能。

# 第六节　病例诊断报告书写规范

## 一、腹部 CT 报告模板

1. 正常肝脏、胆囊、胰腺、脾脏　平扫:肝脏大小形态未见异常,表面光滑,各叶比例适中,密度均匀,肝实质未见异常密度影。胆囊不大,内未见异常密度影。肝内外胆管未见扩张。门脉血管显示清楚。胰腺形态及密度未见异常,胰管未见扩张。脾脏形态、大小及密度未见异常。腹膜后未见肿大淋巴结。增强扫描:肝脏、胆囊、脾脏及胰腺各时相强化均匀,未见异常强化灶;门静脉未见异常改变;余未见异常强化改变。

2. 肝脏

(1)原发性肝癌

①平扫:肝脏左叶 S2、S3、S4 段交界处见一巨大低密度灶,大小约 ＊×＊,边界不清。肝脏表面光滑,密度均匀,各叶比例未见异常改变,脾脏形态密度未见异常。腹膜后未见明显肿大淋巴结。扫描层面胰腺、双肾及肾上腺未见异常。

②增强:动脉期肝左叶病灶内可见明显血管影,门脉期病灶不均匀强化,其内可见未强化区,门脉左支显示不清。

(2)转移性肝肿瘤

①平扫:肝脏表面略不光滑,实质内密度不均,可见多个不规则低密度病变,边缘不清,最大病灶大小约 59.7 mm × 48.2 mm,病灶中心呈极低密度,周边呈略低密度,腹膜后未见肿大淋巴结。

②增强:肝内病灶动脉期、门脉期均呈环形强化(靶征),病灶推挤周围血管。

（3）肝血管瘤

①平扫:肝脏体积不大,轮廓光整,肝脏左外侧叶见大片状密度减低区,其密度不均,内可见更低密度区,CT 值约 37 HU,边界较清晰。

②增强:动脉期肝左外侧叶病灶即呈明显边缘强化,肝右叶强化程度较左侧低,静脉期病灶强化区域进一步扩大,至延迟期病灶几乎完全强化呈等密度填充,更低密度区未见强化。

（4）局灶性结节增生（FNH）

①平扫:CT 肝实质密度均匀减低,血管结构不清,轻度脂肪肝。

②增强 CT 动脉相左内叶（S4 段）类圆形肿块,明显强化,边界清晰,有浅分叶,最大直径约 5.75px,中心可见裂隙状瘢痕,强化不明显;左外叶另可见一小病灶,均匀强化;门脉相,病变实质部分的强化基本消退,与肝实质密度相似,中心瘢痕及周边的包膜有强化;延迟相,病变呈等密度,与肝实质无法分辨。

（5）肝腺瘤:平扫和增强 CT 动脉相。肝右叶低密度肿瘤,密度均匀,边缘不整。增强扫描均匀强化。门脉分支呈受压改变。

（6）肝囊肿:平扫肝脏 S7 段近边缘处见一圆形低密度灶,内为水样密度,边缘光滑锐利,大小约 11.8 mm×11.2 mm。肝脏外形光整,表面光滑。增强后 S7 段病变无强化改变。

（7）肝硬化

①平扫:肝脏右叶缩小,左叶及尾状叶增大,肝脏表面不光整,呈波浪状,肝实质内见多个散在分布的小圆形低密度灶,边界清晰,密度均匀。脾增大,近 9 个肋单元。肝周及脾周、左侧胸腔内见少量水样密度影。

②增强:肝脏内低密度灶未见明显强化,余肝实质均匀强化,肝内动脉普遍变细,走行迂曲,门脉主干直径为 42.5px。

（8）脂肪肝

①平扫肝实质密度明显低于脾脏,CT 值约为 10 HU,肝内血管影呈高密度影。肝脏形态饱满,表面光滑,各叶比例协调。胆囊及双肾大小形态密度未见异常。脾脏约 5 个肋单元。

②增强扫描肝实质强化均匀,肝内血管显示无异常。

（9）肝脓肿

①平扫:肝右叶内见一大小 260px×182.5px 占位病变,边界清楚,形态不规则,其内可见气液平面并可见分隔。邻近肝内外胆管未见扩张,肝门结构未见异常。

②增强:病变实质部分门脉期轻度强化,周围可见减低密度水肿带,内部无强化。

3. 胆囊

（1）胆囊癌

①CT 平扫胆囊壁非均匀性弥漫增厚,显示不清,并形成实质性密度不均肿块,胆囊腔缩小明显。

②增强扫描见增厚胆囊壁明显不均匀强化。肝脾周围可见水样低密度带。

（2）胆管癌

①平扫:肝内胆管明显扩张,以左侧为重,肝门部结构紊乱;肝外胆管未见扩张,未见胆囊显影。胰腺形态、密度未见异常。脾不大。

②增强扫描:肝内扩张胆管显示清楚,扩张的肝内胆管在肝门部变细,相当于肝门水平,可

见低密度影,边缘模糊,强化不明显。

4.胰腺

(1)急性胰腺炎

①平扫:胰腺体积增大,腺体肿大,实质正常羽毛结构消失,密度均匀减低。胰腺边缘轮廓模糊,周围脂肪间隙消失,并见大量液体渗出影。渗出影主要积聚在胰周、脾门、肾旁间隙,左侧吉氏筋膜明显增厚。腹腔内可见液性渗出影。扫描层面肝实质密度明显减低,血管呈相对稍高密度影。

②增强:胰腺实质强化不均匀,胰颈及部分胰体实质密度相对减低。胰周渗出性液体无增强改变。胰周血管形态规则,无受侵改变。

(2)慢性胰腺炎

①平扫:胰腺实质萎缩,体积明显减小,形态尚规则,胰管扩张明显,胰头不大,胰周脂肪间隙存在。

②增强:胰腺实质均匀一致强化,致使胰管显影更清晰,未见异常密度病变。

(3)胰岛细胞瘤

①平扫:胰体尾交界部背侧见圆形等密度影,略突出胰腺表面,边界较清,直径为 2.3 mm。

②增强:病灶明显均匀强化,以动脉期显著,静脉期后逐渐呈等密度改变。同时可见左侧肾上腺亦明显粗大,形态不整。MPR 重建:可见肿瘤具体位置及全貌。

(4)胰腺癌

①平扫:胰尾明显增大,失去正常形态,实质内见低密度区,边界不清。病变与脾脏内侧实质关系密切。肝 S3 段实质内见类圆形低密度区,边缘模糊。

②增强后胰尾处病变与周围正常实质相比呈少血供改变,相邻脾实质呈不规则强化。肝左右 S3 段低密度区呈环形强化,中心可见坏死区(肝内转移灶)。

5.脾脏

(1)脾恶性淋巴瘤:脾外形增大,实质内见多个低密度区,边缘模糊不清。增强后病变不规则轻度强化,部分病灶有融合趋势。病灶与正常脾实质形成"地图样改变"。

(2)脾血管瘤

①平扫 CT:脾脏多发不规则低密度灶。

②增强扫描:动脉期病灶周边见团状或粗斑点状强化灶,动态 CT 增强扫描显示病灶逐渐向中心部增强,延迟扫描较小病灶全部染色增强,与正常脾组织呈等密度。

(3)脾外伤

①平扫:脾稍肿大,内部密度不均匀,可见多条裂隙及囊状低密度区,沿脾后部及内缘分布,内呈混杂密度。肝脏增大,左叶显著。肝表面光滑,内部密度均匀。肝门、肝裂不宽。

②增强扫描:脾脏不均匀强化,可见贯穿脾脏前后的低密度区;脾下见圆形低密度区,内部密度不均匀。

(4)脾大

①平扫:肝脏体积缩小,各叶比例失调,以肝右叶缩小为著。肝表面欠光滑,可见小结节状突起。肝实质密度欠均匀。脾脏增大,增厚,其前部增大,向下超过肝下缘,向右超过腹中线。左肾及下腹肠管受压移位。腹膜后未见确切肿大淋巴结影。

②增强扫描:肝实质强化欠均匀。门脉及脾静脉增粗,约18 mm。肝门、脾门周围及胃底部见多发迂曲扩张血管影。

## 二、典型报告示例规范

女性,45岁,B超查体发现肝血管瘤(图6-5-2)。

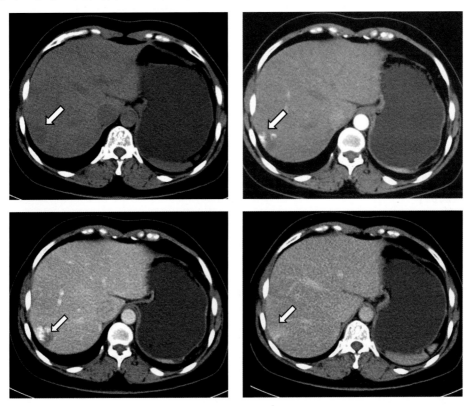

图6-5-2　平扫肝右叶病灶为低密度(箭头),边界清楚;增强动脉期,病灶边缘斑点状强化,门脉期进一步填充强化,延迟期呈等密度

肝脏体积不大,轮廓光整,肝脏右叶见一类圆形密度减低区,边界较清晰,直径约1.2 cm。增强扫描:动脉期病灶呈明显边缘结节样强化,静脉期病灶强化区域进一步扩大,至延迟期病灶几乎完全强化呈等密度填充。肝内胆管明显扩张。胆囊不大,胰腺、脾脏及双肾未见明显异常,增强扫描未见明显异常强化灶。腹膜后未见明显肿大淋巴结。

报告医师:签字　　审核医师:签字

×××× 年 ×× 月 ×× 日

| 第七章 | 消化道 |
|---|---|

## 第一节 食管病变

### 一、食管癌

食管癌是常见的消化道肿瘤,我国是世界上食管癌高发地区之一。男多于女,发病年龄多在 40 岁以上。食管癌典型的症状为进行性咽下困难。

【典型病例】

患者,男,72 岁,进行性吞咽困难(图 7 - 1 - 1)。

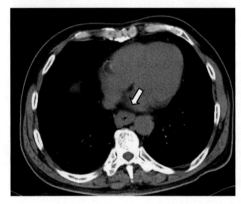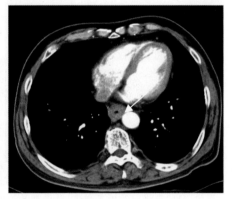

图 7 - 1 - 1　食管肿块(粗箭头),边界尚清,增强扫描明显强化(细箭头)

【CT 诊断要点】

1. 食管管壁增厚,厚度 >5 mm(一般壁厚度为 3 mm),与周围器官分界模糊,表示有食管病变存在。

2. CT 扫描可充分显示食管癌病灶大小,可清晰显示食管与邻近纵隔器官的关系。肿瘤外侵范围及程度及有无淋巴结转移,有助于确定外科手术方式、放疗的靶区及放疗计划。但 CT 扫描难以发现早期食管癌。

【鉴别诊断】

1. 癔球症　患者多为女性,时有咽部球样异物感,进食时消失,常有精神因素诱发,无器质性食管病变。

2. 食管贲门失弛缓症　主要特征是食管缺乏蠕动,食管下括约肌高压和对吞咽动作的松弛反应减弱。女性多见,病程较长, X 线吞钡检查见贲门梗阻呈梭状或鸟嘴状,边缘光滑,食管下段明显扩张,吸入亚硝酸异戊酯或口服、舌下含化硝酸异山梨酯 5 ~ 10 mg 可使贲门弛缓,钡剂随即通过。

【比较影像学与临床诊断】

食管癌常见的影像学检查项目包括:食管钡餐、纤维窥镜、CT、B 超等,一般以纤维窥镜为首选,CT 可以判定管壁的厚度、肿瘤侵及范围,与周围组织的关系,指导手术,判定预后。也可以考虑 MRI 及 PET-CT 等检查手段。当患者出现胸骨后和剑突下疼痛,食物滞留感和异物感,咽下哽噎感,进行性咽下困难时应想到本病。

## 二、食管平滑肌瘤

【典型病例】

患者,男,36 岁,体检发现食管病变(图 7 - 1 - 2)。

【CT 诊断要点】

1. 圆形或类圆形软组织块影,CT 值 30 ~ 50 HU,边界清楚,多为均匀强化。

2. 与周围器官间脂肪间隙大多存在,其接触面角度为锐角。

【鉴别诊断】

1. 食管囊肿　位于食管壁内或食管旁,圆形或类圆形水样密度阴影。

2. 隆突下淋巴结肿大　CT 除显示隆突下淋巴结肿大外,还可显示其他部位淋巴肿及肺内病变,转移性淋巴结肿大增强多呈不均匀强化。

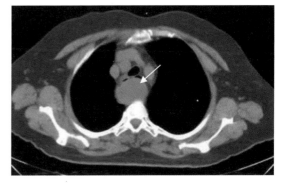

图 7 - 1 - 2　食管圆形肿块,密度均匀

【比较影像学与临床诊断】

本病常用的检查方法为食管钡餐造影,纤维窥镜,CT、MRI 检查。约半数平滑肌瘤患者完全没有症状,多在胃肠道造影或 CT 胸部检查时偶然发现。最常见的是轻度下咽不畅,很少影响正常饮食。病程可达数月至十多年,即使肿瘤已相当大,梗阻症状也不重,这点在鉴别诊断上有重要意义。CT 能够协助诊断和鉴别,尤其在动态增强扫描更加明显。MRI 也具有较好的诊断价值。

## 三、食管裂孔疝

【典型病例】

患者,男性,67 岁,餐后胸骨后痛,心电图正常(图 7 - 1 - 3)。

【CT 诊断要点】

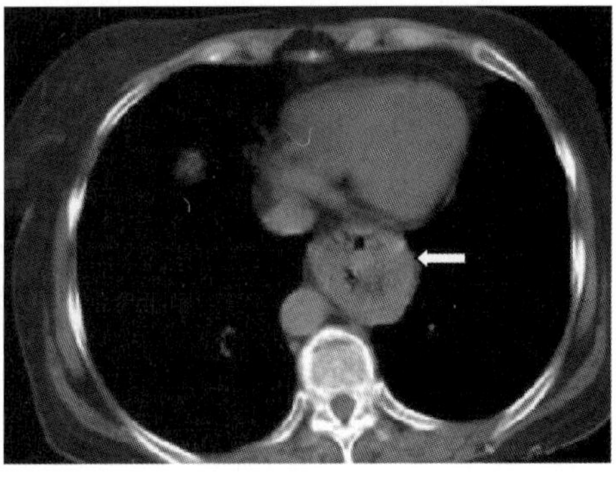

食管裂孔疝是指腹腔脏器通过膈食管裂孔进入胸腔的疾病,疝入的多为胃。它可以分为可复性和不可复性两种。不可复性食管裂孔疝分为短食管

图 7 - 1 - 3　胸腔内可见疝囊(粗箭头)

型、食管旁型及混合型,这种类型当病人口服硫酸钡剂后常规立位 X 线造影及胃镜易于查出;而可复性食管裂孔疝(又称滑动性食管裂孔疝,简称滑疝)常规立位 X 线造影及胃镜检查不易发现。

【鉴别诊断】

1.老年人食管裂孔疝　出现胸骨后痛需与心绞痛相区别。前者多出现于餐后或平卧弯腰时,坐位减轻;后者则不一定发生在餐后,可因精神紧张、情绪激动或活动后发生,多为心前区闷痛或紧缩感,时间短暂,过去可有心绞痛史,含硝酸甘油可解除闷痛。心电图检查可提供诊断资料。

2.胸腔胃　多为食管病变,切除病变后将胃腔上提入胸腔所致,有明显手术病史,且与膈下胃腔相连为一体。

【比较影像学与临床诊断】

食管裂孔疝的检查方法多为 X 线食管钡餐,CT、内窥镜检查。当患者发现饭后呕吐,尤以增加腹压时明显,应想到本病。进行检查,X 线钡餐及胃镜检查为首选,CT 能够判定本病的程度、范围、与周围组织关系。食管裂孔疝无症状者一般不需治疗,出现症状者饭后应避免弯腰,可做屏气用力动作,并需减肥。

# 第二节　胃部疾病

## 一、胃癌

胃癌(gastric carcinoma)是我国最常见的恶性肿瘤之一。好发于 40～60 岁,可以发生于胃的任何部位,但以胃窦、小弯与贲门区常见。

【典型病例】

1.患者,男,65 岁,主因腹痛、消瘦、恶心呕吐、呕血与柏油样大便 1 个月来诊。常规体检未见异常(图 7-2-1)。

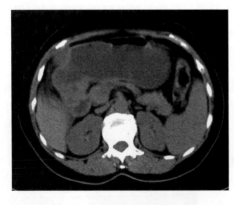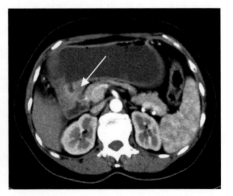

图 7-2-1　胃窦壁不规则增厚,呈软组织团块,动脉期即强化(箭头)。胃镜诊断为胃癌

2.男,77 岁,上腹部饱胀不适 1 个月,加重伴恶心、呕吐 7 天(图 7-2-2)。

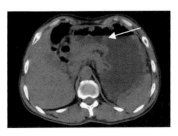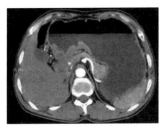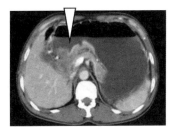

图7-2-2　胃小弯侧、胃窦部管壁增厚(箭头),呈火山口样改变(三角箭头),增强后病变处呈分层样明显强化,周围淋巴结肿大

术后病理诊断:溃疡型印戒细胞癌侵及浆膜。

【CT诊断要点】

1. 胃壁增厚及肿块,呈均匀性或不均匀性密度,巨大肿块内可见多发不规则液化区。

2. 胃腔扩张。

3. 增强时表现不均匀强化,浸润型胃癌于多期增强扫描时胃壁多层结构始终可见,显微镜下可见肿瘤细胞较分散地沿着黏膜下肌层间隙向深部浸润,此时局部胃壁各层不均匀增厚、黏膜及肌层异常强化为其主要征象。

4. 腹腔内淋巴结肿大:显示门静脉与下腔静脉之间结节(淋巴结肿大)。

5. 胃周围腹腔脏器改变:病变胃体积增大,使肝、脾、肾、胰有不同程度受压、移位。胃前壁肿块累及横结肠,腹主动脉左侧淋巴结肿大导致肾盂积水、小网膜囊积液、肝内胆管扩张。

【鉴别诊断】

1. 除胃窦部局限性增厚、狭窄外,胃壁广泛性增厚及胃巨大软组织肿块不是胃癌的特征,易与淋巴瘤和平滑肌肉瘤相混淆。

2. 间质瘤与胃癌于增强扫描均有明显强化,胃癌强化程度较间质瘤明显;进展期胃癌于增强扫描时胃壁分层结构消失或不规则,胃间质瘤黏膜完整,局部见连续的薄层强化。

3. 胃癌的CT征象与胃黏膜相关性淋巴瘤和胃间质瘤具有一定差异,主要表现在3个方面,即早期增强扫描黏膜是否完整、胃壁内层是否增厚及异常强化;病灶强化时间及强化程度;胃周浸润情况。

【比较影像学与临床诊断】

胃癌常见的影像学检查项目包括:上消化道钡餐、纤维胃镜、CT、B超等,一般以纤维胃镜为首选,CT可以对周围组织的转移、浸润等提供证据;也可以考虑MRI及PET-CT等检查手段。据统计胃癌多发生于胃窦部,较少发生于胃底及胃体,如果患者症状典型,经胃十二指肠钡餐及纤维胃镜检查,诊断并不难,但部分患者因肿瘤未引起胃腔梗阻或胃表面出血,无明显的胃部症状,病人临床表现以腹痛与腹部肿块为主,无法说出准确主诉,临床医生难以确定有效的检查方法,在这种情况下,腹部CT应为首选,扫描前空腹并饮水充盈胃腔极为重要。

## 二、胃间质瘤

胃肠道的间质瘤是一种具有潜在恶性倾向的侵袭性肿瘤。其恶性程度目前较经典的是根据肿瘤大小以及有丝分裂指数(MI)来评估,如肿瘤直径<2 cm,MI<5/50高倍视野则认为是良

性的。

**【典型病例】**

患者,中年男性,上腹不适 2 年(图 7 - 2 - 3)。

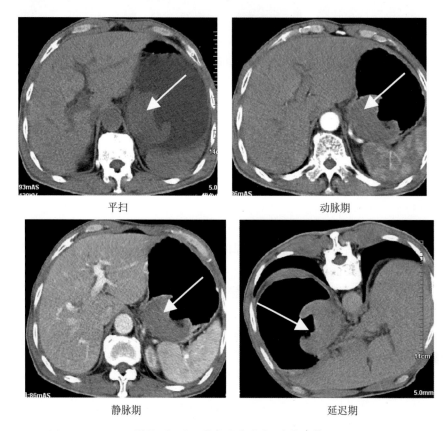

<table>
<tr><td>平扫</td><td>动脉期</td></tr>
<tr><td>静脉期</td><td>延迟期</td></tr>
</table>

图 7 - 2 - 3　胃底后壁肿块,边界清楚

**【CT 诊断要点】**

1. 平扫表现为胃部软组织肿块,常局限于胃的一侧壁,可向腔内或向腔外突出,或同时向腔内外突出呈哑铃状,肿块表面光滑或呈轻度分叶状,与正常胃壁分界清楚。良性肿块直径多小于 5 cm,密度均匀,边界光整,可出现钙化;恶性肿瘤直径多大于 5 cm,境界常欠清晰,可呈不规则形,密度不均匀,可与邻近结构粘连,多发生坏死、囊变及出血,当肿瘤坏死与胃腔相通时,显示明显气液平面,同时还可发生淋巴结及肝脏转移。

2. CT 增强扫描:动脉期肿瘤实体部分强化;门脉期,肿块实质部分持续欠均匀强化且强化幅度大于动脉期。多层螺旋 CT 扫描动脉期扫描可显示胃黏膜均匀一致的强化,表现为推移、撑开的改变而无破坏。另外,还可显示肿块内的不规则坏死、囊变所致的低密度区以及肿块腔内黏膜面的浅小溃疡。多平面重建(MPR)可进行多角度、多方位的观察,对病变的定位、来源判断更为准确,同时还可以清楚地观察肿块与周围组织器官的关系,准确判断病变与周围器官的粘连及侵犯范围。病变多为球形或半球形,基底较宽并逐渐移行于正常黏膜,边缘光滑,多位于胃体上部。

3.分型:胃内型、胃外型、混合型。

【鉴别诊断】

同胃癌。

【比较影像学与临床诊断】

胃间质瘤常见的影像学检查项目包括:胃肠钡餐、纤维胃镜、CT、MRI 等,一般以纤维胃镜为首选。CT 能够发现病变的大小、范围、有无蒂及其大小,与胃壁的关系;可以对周围组织的转移、浸润等提供证据。也可以考虑 MRI 检查。临床症状无特异性,早期症状不明显,肿瘤较大或出现并发症时,表现为上腹肿块和上胃肠道出血,多伴发热、腹痛,体重减轻也较常见。综合诊断并不困难。

## 三、胃淋巴瘤

胃恶性淋巴瘤系指原发于胃而起源于黏膜下层淋巴组织的恶性肿瘤,也可为全身恶性淋巴瘤的一部分。霍奇金病与非霍奇金淋巴瘤鉴别困难。胃淋巴瘤以非霍奇金淋巴瘤多见。常见的临床表现为上腹痛、恶心、呕吐、厌食、上消化道出血及上腹部扪及肿块。而继发的胃淋巴瘤则可出现发热、体重减轻,肝、脾肿大等全身症状。

【典型病例】

男,33 岁,主因上腹部不适月余,体重减轻 7.5 kg 就诊,上消化道钡餐考虑为胃癌(图 7-2-4)。

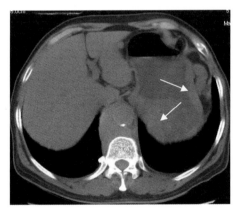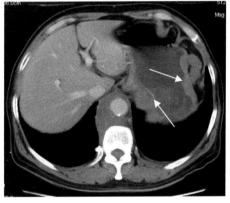

图 7-2-4　胃体部胃壁明显增厚,呈轻微强化,无黏膜破坏

【CT 诊断要点】

1.病变范围广泛,但胃壁有一定的柔软性。

2.胃壁的不规则增厚,有些可表现为局部肿块。胃壁广泛性或节段性浸润增厚。可使胃壁内、外缘均不整齐,内缘受侵使胃腔变形、变小,类似浸润型胃癌的"皮革胃",但在胃不同的充盈情况下,其大小、形态可有改变。

3.胃内多发或广泛肿块,可伴有溃疡,临床上有其他部位的恶性淋巴瘤。

4.增厚的胃壁密度均匀,增强后强化一致。

5.胃淋巴瘤还可发现有肠系膜、后腹膜淋巴结肿大,肝、脾肿大等。

【鉴别诊断】

胃淋巴瘤不易与胃癌及其他肿瘤鉴别,如下特征有助于本病诊断:病变虽然广泛,但胃蠕动与收缩仍然存在,胃部病灶明显但临床一般情况较好,胃黏膜较广泛增粗,形态比较固定,胃内多发或广泛肿块伴有溃疡及临床有其他部位淋巴瘤表现。增厚的胃壁强化程度低于胃癌。

【比较影像学与临床诊断】

胃淋巴瘤常见的影像学检查项目包括:上消化道钡餐、纤维胃镜、CT、B 超等,一般以纤维胃镜为首选,CT 可以对周围组织的转移、浸润等提供证据。也可以考虑 MRI 及 PET-CT 等检查手段。本病多发于 40~50 岁之间,症状以上腹部疼痛为主,其次为食欲不振、消瘦、恶心呕吐、黑便及弛张热等,可伴有肿块,表浅淋巴结肿大及肝脾肿大。CT 动态增强可以帮助诊断和鉴别诊断。纤维胃镜、X 线钡餐、MRI、PET-CT 对诊断有帮助。

# 第三节　肠道疾病

## 一、肠淋巴瘤

恶性淋巴瘤是起源于淋巴网状组织的一种恶性肿瘤。小肠恶性淋巴瘤起病隐匿,早期缺乏特异性,常因延误诊治而预后不良。好发于淋巴组织较丰富的回肠末端和盲肠,其次为右半结肠。分布特点可以呈局限性,但一般较癌累及范围广。以非霍奇金淋巴瘤(NHL)最为常见。

【典型病例】

患者,男,24 岁,脐周钝痛伴腹泻 3 个月,近日加重(图 7-3-1)。

【CT 诊断要点】

1. 肠壁明显增厚,可伴有周围及腹膜后肿大淋巴结。

2. 肠腔动脉瘤样扩张:管壁增厚的肠腔不狭窄,反而出现扩张。

3. 肠腔内外软组织肿块,可并有溃疡,肠壁柔软,不易引起肠梗阻。

4. 增强扫描呈轻度强化。

【鉴别诊断】

1. Crohn 病　管腔呈偏心性狭窄,系膜侧重而游离缘轻,可有假憩室形成,病变呈节段性,境界较清楚,其结节样隆起较小且大小较一致,有纵行溃疡而且易发瘘管或窦道,结合病史特点及皮肤损害可以鉴别。

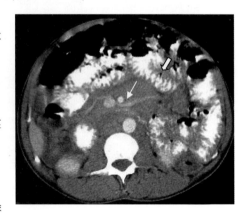

图 7-3-1　小肠管壁不规则(粗箭头),狭窄扩张并存,腹膜后窥镜融合肿大淋巴结(细箭头)包埋血管

2. 小肠腺癌　好发于空肠近段,表现为局灶性肿块伴相邻肠壁增厚,肠管环状或偏心性狭窄,增强肿块中度强化,密度不均。肝脏、腹腔、卵巢及淋巴结可见转移。

【比较影像学与临床诊断】

多见于青壮年,男多于女,症状有持续性脐周钝痛,不规则发热,腹泻或腹泻与便秘交替,多数病人可触及包块,常有出血及贫血,晚期病人有吸收不良综合征。一般不做 CT 检查,CT 多用于判定病变的范围及与周围组织关系的情况。

## 二、肠梗阻

任何原因引起的肠内容物通过障碍统称肠梗阻。它是常见的外科急腹症之一。按病因分类分为机械性肠梗阻、动力性肠梗阻、血运性肠梗阻,按肠壁血循环分类分为单纯性肠梗阻、绞窄性肠梗阻。

【典型病例】

患者,女性,45 岁,长期便秘,腹痛 2 天就诊(图 7 - 3 - 2)。

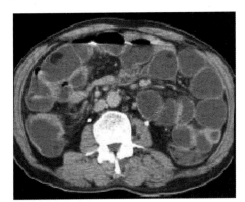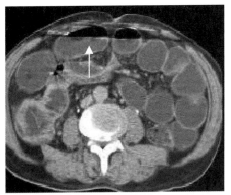

图 7 - 3 - 2 肠管明显扩张,肠腔内可见大量积液、积气,并形成气液平面(箭头)

【CT 诊断要点】

1. 单纯性小肠梗阻 可见多发的液气平面呈梯状排列,梗阻远侧肠曲无气体或仅见少许气体。

2. 绞窄性小肠梗阻 常因肠扭转、内疝、套叠和粘连等所致。小肠系膜扭转、内疝及粘连性肠梗阻合并肠段扭转时常有"假肿瘤"征;粘连性肠梗阻可见肠管积液,部分可出现肠曲纠集和肠曲转角较急的征象;急性肠套叠可见肠形肿块及套叠远端结肠和套鞘积气征,可见套入部梗阻端的杯口状或圆形充盈缺损和套鞘的弹簧状影。

3. 结肠梗阻 梗阻近侧结肠胀气扩大并积液,位于腹部周围。胀气扩大的结肠因有结肠袋可与小肠区别。

4. 乙状结肠扭转 闭袢梗阻型乙状结肠扭转较常见,即近端与远端各有一梗阻点。表现为:①闭袢的乙状结肠曲明显扩大,横径可达 20 cm 以上;②扩张的乙状结肠曲常呈马蹄铁状,其圆顶向上,两肢向下并拢而达盆腔,内含大量气体和液体;③钡灌肠可见直肠乙状结肠交界处阻塞,上端如鸟嘴状。

【鉴别诊断】

1. 消化性溃疡穿孔 多有消化道溃疡病史,病史较长,膈下可见游离气体。

2. 急性重症胰腺炎 有暴饮暴食或大量饮酒病史,CT 可见胰腺增粗,密度不均,胰腺周围可见渗液,周围脂肪层模糊。

3.急性阑尾炎或阑尾穿孔　转移性腹痛至右下腹麦氏点压痛。CT可见阑尾粗大,其内可见结石,周围组织粘连,可见腹腔游离气体。

【比较影像学与临床诊断】

肠梗阻常见的影像学检查方法为X线透视、腹平片、CT、MRI等检查,小儿肠套叠可以钡剂灌肠检查和治疗。肠梗阻临床上病情复杂多变。主要临床表现是腹痛、呕吐、腹胀,无大便和无肛门排气。这些症状的出现和梗阻发生的急缓、部位的高低、肠腔堵塞的程度有密切关系。

## 三、结肠癌

结肠癌(carcinoma of colon and rectum)是胃肠道中常见的恶性肿瘤,早期症状不明显,随着癌肿的增大而表现为排便习惯改变、便血、腹泻、腹泻与便秘交替、局部腹痛等症状,晚期则表现贫血、体重减轻等全身症状。其发病率在消化系统恶性肿瘤中仅次于胃癌、食管癌和原发性肝癌。

【典型病例】

男,75岁,主因间断性便血、粪便变细与里急后重感半年来诊(图7-3-3)。

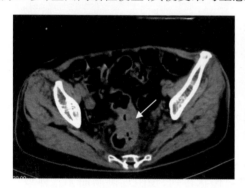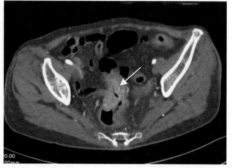

图7-3-3　直肠肠壁明显增厚,管腔狭窄,增强扫描肿块强化,肠镜诊断为直肠癌

【CT诊断要点】

检查前需清洁肠道并进行结肠充气。

1.增生型　肿瘤向腔内生长,呈菜花状,表面可有浅溃疡,肿瘤基底宽,肠壁增厚。

2.浸润型　主要沿肠壁浸润致肠壁增厚,病变常绕肠壁呈环形生长,使肠腔环形狭窄。

3.溃疡型　由黏膜向肠腔生长且浸润肠壁各层,中央部分坏死形成巨大溃疡,形态不一。

【鉴别诊断】

1.直肠息肉　多在直肠一侧壁见类圆形软组织肿块,边缘光滑,肠壁一般不增厚。

2.结肠炎性疾病　如肠结核、血吸虫病、肉芽肿、阿米巴肉芽肿、溃疡性结肠炎以及结肠息肉病等。临床上鉴别要点是病期的长短、粪便检查寄生虫、钡灌肠检查所见病变形态和范围等,最可靠的鉴别是通过结肠镜取活组织检查。

【比较影像学与临床诊断】

影像学检查包括:X线检查、B超、内镜检查,必要时辅以CT、磁共振等检查以了解病灶转移情况。X线检查、纤维结肠镜检查:能观察到全结肠黏膜形态,对可疑病灶在直观下采取活检或刷取细胞涂片,可以显著地提高诊断的准确率,特别是对微小病灶的诊断很有价值。癌胚抗原(CEA):血清 CEA 测定对监测结肠癌手术预后有一定的价值。有条件的可以进行 PET-CT 早期筛查。临床上常有排便习惯或粪便性状的改变,多数表现为大便次数增多,不成形或稀便,大便带血及黏液。有时便秘或腹泻与便秘交替,大便变细。中下腹部疼痛,程度轻重不一,多为隐痛或胀痛。右半结肠癌患者常发现腹部肿块。

## 四、肠脂肪瘤

肠脂肪瘤是常见的大肠内非上皮性良性肿瘤,结肠近端多见,尤以盲肠为甚。本病病因不明,可能与摄入过多、运动不足有关。女性发病多于男性。临床表现为腹痛、便血、大便习性改变。

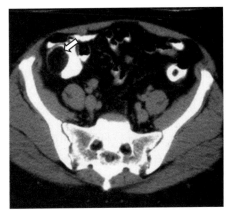

**【典型病例】**

患者,男,39 岁,因腹痛就诊(图 7 - 3 - 4)。

**【CT 诊断要点】**

肿块较大时,CT 值出现脂肪密度影,CT 值低于 - 20 HU;CT 发现脂肪密度影较为特征。

**【比较影像学与临床诊断】**

主要临床症状为腹痛、腹部包块、消化道出血;肠套叠发生率可高达 50%。CT 能够明确病变的成分,与其他检查相比,有独特的诊断价值。

图 7 - 3 - 4 肠壁可见类圆形低密度肿块(粗箭头)

## 五、缺血性肠病

缺血性肠病(ischemic bowel disease)是因肠壁缺血、乏氧,最终发生梗死的疾病。造成结肠缺血的直接原因多为肠系膜动、静脉,特别是肠系膜上动脉因粥样硬化或血栓形成引起的血管闭塞及狭窄。

**【典型病例】**

患者,男,68 岁,因腹痛来诊(图 7 - 3 - 5)。

**【CT 诊断要点】**

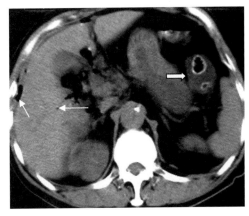

1. 受累肠段肠壁局限性或弥漫性增厚、肠壁水肿。

2. 增厚肠壁呈分层强化,呈"靶征"。多层螺旋 CT 动态增强可见血管的充盈缺损。

3. 肠系膜混浊。

4. 肠壁积气只见于全层坏死,血管及膈下均可见气体密度影。

**【鉴别诊断】**

炎症性肠病、药物性肠炎、结肠癌等。多层螺旋 CT 可对肠系膜血管做评价。

图 7 - 3 - 5 肠壁明显增厚(粗箭头),膈下和血管内可见气体密度影(细箭头)

【比较影像学与临床诊断】

纤维肠镜是本病检查首选,X 线平片及钡剂灌肠检查对诊断有帮助,CT 及 MRI 检查对于血管内的血栓显示清楚,对肠壁的增厚诊断精确。缺血性肠病是因肠壁缺血、乏氧,最终发生梗死的疾病。本病多见于患动脉硬化、心功能不全的老年患者,病变多以结肠脾曲为中心呈节段性发生。造成结肠缺血的直接原因多为肠系膜动、静脉,特别是肠系膜上动脉因粥样硬化或血栓形成引起血管闭塞及狭窄。心力衰竭、休克引起血压降低,肠局部供血不足也可成为发病原因。最常见的表现是突发左下腹痉挛性疼痛,伴有明显便意,在之后的 24 小时内便血,为鲜红色或暗红色,血与粪便混匀,出血量不大,极少需输血,否则需考虑其他诊断。由于肠道缺血导致肠功能紊乱,可出现恶心、呕吐、嗳气、腹胀、腹泻等症状。病变早期肠黏膜及黏膜下层出现出血及水肿,黏膜呈暗红色。伴随病程的进展及病变的加重,表层黏膜坏死、溃疡形成。病变严重者,肠壁全层坏死(透壁性梗死),甚至引起肠壁破裂、腹膜炎、休克致死。梗死面积小者可不穿透肠壁,局部发生纤维化。病变自愈后可因瘢痕形成引起肠狭窄。

## 六、肠结核

肠结核是结核分枝杆菌(TMB)引起的肠道慢性特异性感染。主要由人型结核分枝杆菌引起。少数地区有因饮用未经消毒的带菌牛奶或乳制品而发生牛型结核分枝杆菌肠结核。本病一般见于中青年人,女性稍多于男性。

【典型病例】

女,38 岁,主因下腹部膨隆不适月余就诊,患者曾患肺结核(图 7 - 3 - 6)。

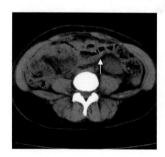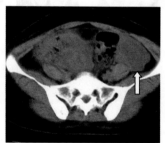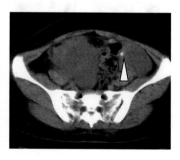

图 7 - 3 - 6　下腹部膨隆,肠管管壁增厚,肠腔变窄(细箭头),肠间隙显示不清,以及囊性病变(粗箭头),并可见钙化淋巴结(三角箭头)

【CT 诊断要点】

病变以回盲部为主,肠壁多轻度增厚,累及范围较长;增生型肠结核形成的肿块,其中心可见肠内积气;肠系膜淋巴结增大、钙化等腹腔内结核征象。

【鉴别诊断】

1. 克罗恩病　无肺结核或肠外结核病史;不经抗结核治疗可出现间断缓解;粪便及其他体液及分泌物检查无结核菌;X 线检查可见病变以回肠末端为主,有多段肠曲受累,并呈节段性分布;肠梗阻、粪瘘等并发症更为多见;切除病变肠段作病理检查无干酪样坏死,镜检与动物接种均无结核杆菌。

2. 右侧结肠癌　发病年龄多为 40 岁以上中老年人;无长期低热、盗汗等结核毒血症及结核病史;病情进行性加重,消瘦、苍白、无力等全身症状明显;腹部肿块开始出现时移动性稍大且无压痛,但较肠结核肿块表面坚硬,结节感明显;X 线检查主要有钡剂充盈缺损,病变局限,不累及回肠;肠梗阻较早、较多出现;纤维结肠镜检可窥见肿瘤,活检常可确诊。

**【比较影像学与临床诊断】**

X 线钡餐造影或钡剂灌肠检查对肠结核诊断具有重要意义。CT 可显示病灶与周围的组织关系、病变的侵及范围。肠结核是临床上较为常见的肺外结核病,是因结核杆菌侵犯肠道而引起的慢性感染。常表现为右下腹或脐周隐痛及钝痛,多在进食后诱发,伴不全性肠梗阻者,腹痛呈持续性、阵发性加剧。大便习惯改变,腹泻,粪便呈糊状,可含黏液,不伴里急后重,便血少见,或腹泻与便秘交替出现。增殖型肠结核,多以便秘为主。多伴有发热、盗汗、消瘦、全身乏力、恶心、呕吐、腹胀、食欲减退等症状。对于疑有肠结核的患者,在初步排除相关的疾病后,仍难确诊时,可给予抗结核药物,治疗 2 周,观察疗效,以帮助诊断。

# 第四节　临床误诊案例精选

患者,男,51 岁。食欲不佳 2 个月余,无其他病史(图 7-4-1)。

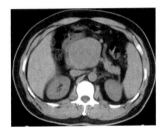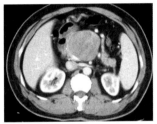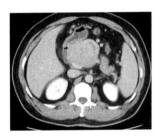

图 7-4-1　平扫示胰头区软组织肿块影,边界清楚,增强扫描明显强化

考虑胰腺肿瘤可能大。术后病理:胃间质瘤。

误诊原因:肿块较大,定位难。

正确诊断思路:本病例应该进行冠矢状位重建,观察与胃肠道的关系,本病例符合间质瘤的强化特点,首先定好位,诊断应该不难。

# 第五节　病例诊断报告书写规范

## 一、消化道 CT 报告规范

1.食管

(1)食管-胃底静脉曲张:食管管壁增厚,管腔内见环绕管壁的不规则增粗黏膜影,黏膜连续,无中断、破坏,增强呈明显均匀强化。胃底部胃壁不均匀增厚,黏膜下层均匀强化,增强黏膜皱襞增粗、迂曲,与正常胃壁相移行。

(2)食管平滑肌瘤:食管后壁管壁增厚,见直径约100px 软组织密度肿块,内部密度均匀,轮廓较光滑,与周围血管和气管分界清楚,局部管腔偏心性狭窄。纵隔内未见肿大淋巴结。

2. 胃

(1)胃癌:胃体后壁见局限隆起型软组织肿块,向胃腔内突出,大小约125px×100px,肿块内部密度较均匀,CT值30~45 HU,肿块外形不规整,表面呈浅分叶状。肿块与周围胃壁分界清楚,邻近胃壁厚度正常。V耳仿真内镜重建显示胃体后壁突向胃腔内不规则肿块,表面不光滑分叶状,邻近胃壁厚度正常,蠕动良好。

BorrmannⅡ型胃癌:胃窦部后壁不规则软组织肿块影,中心见巨大扁平状溃疡,溃疡底部不平、凹凸状,肿块与周围胃壁分界清楚,呈锐角相交。3D重建显示胃角切迹处胃腔内巨大不规则扁平状溃疡,底部不平,周围癌性环堤环绕,与周围胃壁锐角相交。

BorrmannⅢ型胃癌:胃窦部见不规则软组织肿块影,表面见巨大溃疡,溃疡底部不平、凹凸状,周围癌性环堤呈斜坡状隆起,与周围胃壁呈钝角相交。3D重建显示胃角切迹处胃腔内巨大不规则溃疡,底部不平,周围黏膜皱襞纠集、中断,周围癌性环堤环绕,与周围胃壁呈钝角相交。

BorrmannⅣ型胃癌:平扫胃窦部胃壁不规则增厚,呈软组织肿块影向胃腔内突出,局部胃腔狭窄、变形。增强扫描动脉早期胃窦不规则增厚,胃壁明显强化,表面黏膜皱襞破坏,向下浸润黏膜下层和肌层,浆膜层完整,胃壁外脂肪间隙清晰。冠状位MPR重建显示胃窦部胃壁不规则增厚,局限胃腔狭窄、变形。

(2)胃间质瘤:平扫示贲门区胃壁软组织肿块,向腔内突出,边界清楚,密度均匀,围绕贲门口周生长,胃黏膜受推压,完整性良好。肿块内侧胃黏膜面形成连续的弧线性强化征。

(3)胃淋巴瘤:平扫胃体部胃壁不规则增厚,胃腔变小、轮廓不规则。增强扫描增厚胃壁不均匀轻度强化,表面明显线状强化的黏膜皱襞较粗大。胃体后壁肿瘤浸润至浆膜外,胃壁外脂肪间隙消失。

3. 小肠

(1)小肠腺癌

①平扫示空肠肠壁不规则增厚,肿块沿肠壁环形浸润致局部管腔向心性狭窄,增厚肠壁密度不均匀减低,肿块表面不规则溃疡。肠管浆膜面模糊和周围脂肪层消失。

②增强扫描肿块及不规则增厚肠壁呈轻度不均匀强化。

(2)小肠淋巴瘤

①回肠肠管肠壁呈限局对称性增厚,壁厚约50px,形成向肠腔内突出的软组织密度肿块,密度较均匀。在肠腔内造影剂的衬托下见正常黏膜皱襞消失,正常与病变组织间无明确分界,受累的管腔狭窄不明显。

②回肠远段肠壁弥漫性增厚,肠腔无明显狭窄。腹膜后及肠系膜根部淋巴结肿大融合成团,包绕肠系膜血管,呈典型"三明治征"。

(3)小肠平滑肌肉瘤

①平扫示空肠肠管局部向肠壁外突出的类圆形软组织密度肿块,瘤体大小约125px×125px,边缘光滑清晰,内部密度不均,中心部大面积低密度区。肿瘤与邻近肠管关系密切,两端肠管萎陷。肿块偏心性腔外生长,推移周围肠管移位。

②增强:肿瘤周边部明显强化,与邻近肠管肠壁强化程度相近,中心部坏死区不强化。肿块周围肠壁外脂肪间隙清晰。

4.结肠

(1)肠结核:回盲部肠腔轮廓不规则,肠壁对称性增厚,肠腔变窄,回盲瓣增厚变形。回盲部不能很好充盈,而小肠充盈良好。结肠系膜内散在淋巴结影,无明显融合征象。

(2)溃疡性结肠炎:病变分布广泛,累及全部升、横及降结肠,肠壁轻度增厚,增厚程度相对较均匀,黏膜面呈锯齿状凹凸不平,浆膜面光滑。受累结肠肠腔变细,结肠袋形消失。

(3)缺血性坏死性结肠炎:右半降结肠肠壁节段性增厚,增厚肠壁密度不均,肠壁水肿,黏膜皱襞粗大,肠腔不规则狭窄。

(4)结肠癌

①Borrmann Ⅰ型:结肠腔内偏心性肿块,呈均匀软组织密度,大小约100px×75px,表面浅分叶状,肿块与周围肠壁分界较清楚,周围肠壁厚度正常。肿块突向肠腔内致局部肠管狭窄,肠壁外脂肪间隙清晰。

②Borrmann Ⅱ型(局限溃疡型):直肠前壁肠壁不规则增厚,表面形成不整形溃疡并伴有境界清楚的环堤,溃疡与周围肠壁分界清楚,与邻近肠壁呈锐角相交。

③Borrmann Ⅲ型(浸润溃疡型):平扫示乙状结肠后壁见突向肠腔内的较大溃疡性病变,周围伴有境界清楚的环堤,与周围肠壁呈钝角相交。增强扫描癌肿明显均匀强化,浆膜面尚光滑。周围肠壁厚度正常、均匀强化。

④Borrmann Ⅳ型:平扫示直肠肠壁环周型不规则增厚,肠壁各层广泛浸润,浆膜面毛糙,直肠壁外脂肪间隙模糊,局部肠腔向心性狭窄。增强扫描示癌肿侵犯肠壁全层并向浆膜外侵犯,增厚肠壁及肿块不均匀明显强化。

## 二、典型报告示例规范

患者为中年男性,因上腹部不适来诊(图7-5-1)。

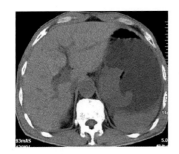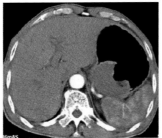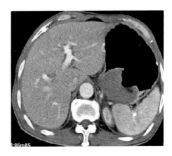

图7-5-1 胃部CT平扫加增强扫描,示胃底部肿块影

平扫示胃底贲门区胃壁软组织肿块,向腔内突出,边界清楚,密度均匀,围绕贲门口周生长,胃黏膜受推压,完整性良好。增强扫描肿块轻度强化,肿块内侧胃黏膜面形成连续的弧线性强化征。意见:符合胃底部间质瘤表现。

报告医师:签字　　审核医师:签字

××××年××月××日

# 第八章　脊　柱

## 一、脊椎退行性变

脊椎退行性变多为生理性老化过程,一般不引起明显症状,但遗传性、自身免疫性、急性创伤或慢性劳损等原因,也可促使脊椎发生退行性变。

【典型病例】

患者,女,48 岁,腰痛半年(图 8 - 1)。

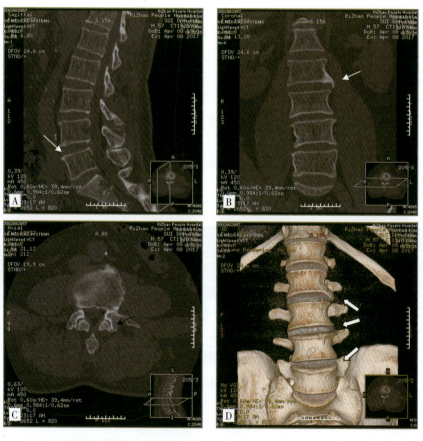

图 8 - 1　矢状位、冠状位骨窗示腰椎诸椎体边缘见不同程度骨质增生、硬化(图 A、B 白箭头);轴状位骨窗示椎体边缘骨质增生,同层面椎小关节面硬化(图 C 黑箭头);VR 图像可见椎体边缘"唇样"改变(图 D 粗白箭头)

【CT 诊断要点】

1.骨质增生或骨赘形成　腰椎椎体边缘的骨质增生或骨赘形成在轴位 CT 像上显示得非常

清晰。

2.椎间盘改变　包括膨出、突出及游离钙化等,在 CT 上均可显示。钙化或骨化:可观察到髓核、纤维环及韧带结构的钙化或骨化,有的还可因椎间盘变性而出现"真空现象"。

3.脊柱旋转或椎体滑脱　若出现脊柱不稳则会显示脊柱旋转或椎体滑脱征象,如双边征、假性间盘脱出征及椎管拉长与硬膜囊变形等。如有脊椎旋转,则表现棘突与椎体前缘中点不在一条连线上,同时还可见两侧椎小关节间隙的宽度不对称。

4.软骨结节　在 CT 扫描时显示为相邻椎体的半球形凹陷,边缘硬化,呈软骨样密度,一般位于椎体中部偏后,也可位于椎体前上下角或后上下角。

【鉴别诊断】

本病影像学表现具有特征性,一般不需与其他病变鉴别。

【比较影像学与临床诊断】

1.X 线检查　为脊柱病变的常规检查手段,在显示脊柱骨质病变和生理曲度方面有优势,并且简单、易行、费用低,但对椎间盘、韧带、椎间关节及椎管形态改变的显示方面不如 CT,更不能显示脊髓的病理改变。

2.CT 检查　为脊柱间盘和椎管骨质病变的常用检查手段,能清晰显示间盘的形态改变,如有无突出及膨出、椎管有无狭窄、韧带有无肥厚钙化等,通过多层面重组(CPR)、容积再现(VR)等后处理,可更直观显示椎体骨质的改变。但在椎间盘有无变性、椎体骨髓、脊髓和神经根的显示方面,不如 MRI。

3.MRI 检查　在椎间盘、脊髓的显示具有绝对优势,并且能显示骨髓病变。但 MRI 检查费用高、检查时间长,对一些安放支架、心脏起搏器,具有幽闭症的患者不能检查。

本病多见于中、老年人,男性发病常多于女性。起初,仅因为受累腰部关节活动不灵便,这种感觉在早晨起床时或久坐起立时最为明显,活动片刻即消失,但活动过久又会感到不适。一般无关节肿胀或强直现象。本病的特点是起病缓慢,呈渐进性加重。在早期临床上往往没有症状或症状不明显。只有当退行性变发展到一定程度或较晚期,因继发椎管狭窄而递渐压迫脊髓(马尾)或神经根时,才出现相应的临床表现。

## 二、椎间盘突出

椎间盘突出症是临床上较为常见的脊柱疾病之一。主要是因为椎间盘各组成部分(髓核、纤维环、软骨板),尤其是髓核,发生不同程度的退行性病变后,在外界因素的作用下,椎间盘的纤维环破裂,髓核组织从破裂之处突出(或脱出)于后(侧)方或椎管内,从而导致相邻的组织,如脊神经根和脊髓等受到刺激或压迫,产生颈、肩、腰腿痛,麻木等一系列临床症状。按发病部位分为颈椎间盘突出症、胸椎间盘突出症、腰椎间盘突出症。

【典型病例】

1. 患者,男,52 岁,主因腰痛、左腿痛就诊(图 8-2)。

2. 患者,女,48 岁,因左侧腰腿疼痛就诊(图 8-3)。

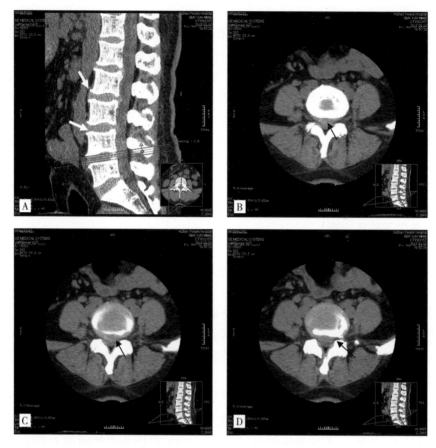

图 8-2　矢状位图像示腰椎诸椎体不同程度增生(图 A,粗白箭头);轴位间盘图像可见间盘向后突出,硬膜囊明显受压(图 B、C、D,细黑箭头)

【CT 诊断要点】

1. 椎间盘样密度向外局限性突出。

2. 椎间盘与硬膜囊或神经根间的脂肪影变窄或消失。

3. 神经根受压或淹没消失。

4. 硬膜囊受压。

5. 脊髓受压改变,MRI 可见脊髓受压后的病理改变,如水肿、囊变。

【鉴别诊断】

CT 能直接显示椎间盘突出的部位、椎间盘形态及周围组织结构的受累情况,影像表现具有特异性,能直接确诊,一般不需与其他病变鉴别。

【比较影像学与临床诊断】

对椎间盘突出的诊断主要依赖于 CT 和 MRI 检查,X 线诊断价值有限。CT 不仅能直观观察椎间盘的形态,显示椎间盘是否有突出,还能观察黄韧带、后纵韧带有无肥厚、钙化,显示椎小关节有无肥大、增生等,加之其扫描速度快,对安放支架、起搏器的患者也能检查,是目前临床常用的检查手段。MRI 较 CT 在椎间盘的显示方面具有明显优势,除显示椎间盘形态外,还能通过椎

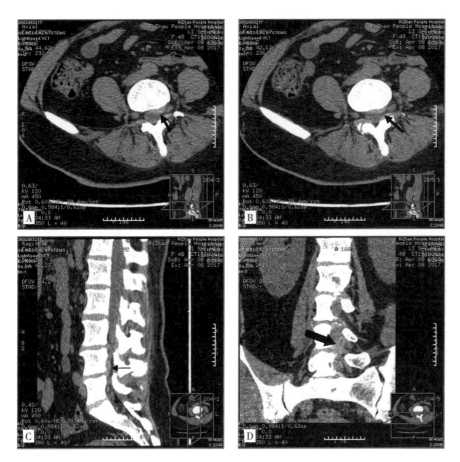

图8-3　腰4椎体及间盘水平见软组织密度影突向左后方,邻近硬膜囊受压(图A、B,粗黑箭头);矢状位图像可见软组织密度影与间盘相连(图C,细黑箭头);冠状位图像示腰4左后方软组织影,与间盘相连(图D,粗黑箭头)

间盘的信号改变,观察椎间盘的退变情况,如有无突出或膨出,还可直观显示脊髓的受压水肿、囊变等;对于游离的髓核脱出,MRI检查能直接显示脱出的髓核。

## 三、椎间盘膨出

由于纤维环和髓核发生一系列的退变,导致了髓核的体积缩小,纤维环变扁而松弛,椎间隙也相应变窄,这时在重力负载的作用下,纤维环便向周围膨隆,即形成椎间盘膨出。

**【典型病例】**

患者,女,60岁,主因双侧腰腿疼痛、麻木就诊(图8-4)。

**【CT诊断要点】**

1. 纤维环超出相邻椎缘以外,呈均匀一致的膨隆,其宽度2~8 mm,呈软组织密度,CT值在50~100 HU之间,一般为两侧略宽于前缘,后缘最窄,这可能与前纵韧带和后纵韧带的紧密附着及保护有关。

2. 膨出的纤维环若发生钙化,则于膨隆的软组织影中出现弧条状高密度影,呈单一节段或

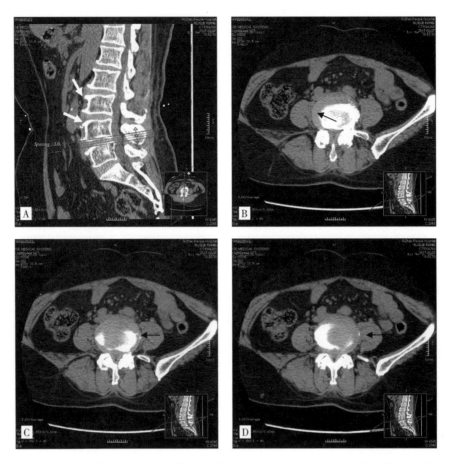

图8-4 矢状位示腰椎椎体边缘不同程度增生(图A,粗白箭头);轴位软组织窗示腰4~5间盘均匀向轴位膨出,相应层面椎管狭窄(图B、C、D,细黑箭头)

多节段。

3. 有时因髓核变性而出现真空现象,呈颗粒状、点条状或不规则状低密度影,CT值为-200 ~ -500 HU。

4. 椎间隙变窄。

5. 椎体骨质增生:主要表现为骨突环外围所形成的骨赘,呈斑块状、弧条状或不规则形态。多出现于椎体前缘和两侧;后缘少见,如有则往往介于后纵韧带的外侧与椎弓根的上下部之间,易导致椎间孔和/或侧隐窝狭窄而压迫神经根。

【鉴别诊断】

本病CT表现具有特征性,但需注意与椎间盘滑脱后形成的"假椎间盘膨出"鉴别。椎体发生滑移后,由于椎间盘的纤维环仍然附着于相邻椎体的终板上,当扫描线切其滑移层面时,便可在椎体的后/前缘呈现宛如伸舌样软组织密度影,即形成"假性椎间盘膨出"。因而在诊断椎间盘膨出时,一定要重建矢状位图像,排除椎间盘滑脱;如有椎间盘滑脱,要排除因滑脱而造成的假性椎间盘膨出。

**【比较影像学与临床诊断】**

对椎间盘膨出的诊断主要依赖于 CT 和 MRI 检查,X 线诊断价值有限,主要依靠椎间隙狭窄、腰椎退变等间接征象。CT 不仅能直观观察椎间盘的形态,显示间盘是否有突出或膨出,还能观察黄韧带、后纵韧带有无肥厚、钙化,显示椎小关节有无肥大、增生等,加之其扫描速度快,对安放支架、起搏器的病号也能检查,是目前临床常用的检查手段。MRI 较 CT 在椎间盘的显示方面具有明显优势,除显示间盘形态外,还能通过间盘的信号改变,观察间盘的退变情况,如有突出或膨出,还直观显示脊髓的受压水肿、囊变等,对于游离的髓核脱出,MRI 检查能直接显示脱出的髓核。

## 四、椎管狭窄

椎管狭窄症是指各种原因引起的椎管诸径线缩短,椎管容积缩小,压迫硬脊膜、脊髓或脊神经根而导致相应神经功能障碍综合征,它与脊柱发育异常、椎间盘脱出、退行性骨关节病、黄韧带肥厚、后纵韧带钙化、骨化及损伤等多种因素有关。按发生原因,椎管狭窄可分为先天性、获得性及混合性三种,先天性者较少见。按类型分类包括椎管中央狭窄、侧隐窝狭窄及椎间孔狭窄。

腰椎间盘膨出与突出

**【典型病例】**

患者,男,49 岁,腰腿疼痛,伴双下肢无力(图 8-5)。

**【CT 诊断要点】**

椎管中央前后径:颈椎管 <10 mm,腰椎管 <12 mm(相对狭窄)或 10 mm(绝对狭窄);腰椎椎弓根间径≤16 mm,腰椎椎管横断面积≤1.45 cm$^2$;侧隐窝前后径≤2 mm。

1. 椎体后缘正中或偏侧骨赘突入椎管,呈带状、类圆形或分叶状。

2. 后纵韧带骨化呈高密度影,与椎体后缘之间可见一条低密度线,可与椎体骨赘鉴别。

3. 黄韧带肥厚显示为椎板内侧梭状软组织增厚,在腰椎厚度超过 5 mm,部分可见钙化。

4. 骨赘、后纵韧带骨化、黄韧带肥厚可压迫硬脊膜下腔,甚至可突破硬脊膜下腔直接压迫脊髓。

5. 椎小关节间隙变窄,关节突增大,边缘有骨赘形成,关节变形,对位不良或关节腔内积气。

**【鉴别诊断】**

本病影像学表现具有特征性,一般不需与其他病变鉴别。

**【比较影像学与临床诊断】**

本症好发于 40~50 岁之男性,尤其是腰椎 4~5 和腰 5 骶 1 最多见。其主要症状是腰腿痛,常发生一侧或两侧根性放射性神经痛。严重者可引起两下肢无力、括约肌松弛、二便障碍或轻瘫。椎管狭窄症的另一主要症状是间歇性跛行。多数患者当站立或行走时,腰腿痛症状加重,行走较短距离,即感到下肢疼痛、麻木无力,越走越重。当略蹲或稍坐后腰腿痛症状及跛行缓解。引起间歇性跛行的主要原因可能与马尾或神经根受刺激或压迫有关。

## 五、腰椎滑脱

**【典型病例】**

患者,男,55 岁,腰部疼痛、麻木(图 8-6)。

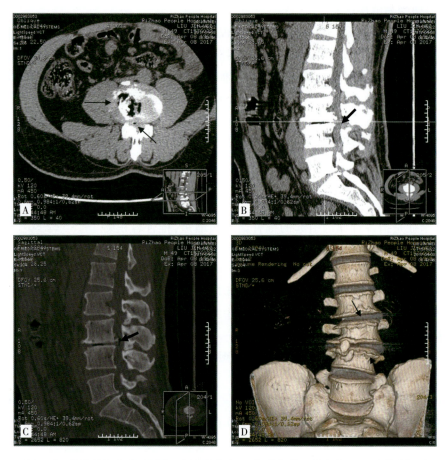

图 8-5　轴位软组织窗示腰 3～4 间盘膨出,双侧黄韧带肥厚(图 A,细黑箭头);矢状位示腰 3、4 椎体后相对缘见骨质增生(图 B、C,粗黑箭头);VR 图示椎体轻度左侧弯曲,腰椎边缘明显骨质增生(图 D,细黑箭头)

【CT 诊断要点】

单纯观察椎体滑脱或判断真、假性滑脱,一般 X 线平片便可解决,但对椎间关节的骨性关节炎及其他伴随改变的情况则还是 CT 扫描显示得全面而清晰。

1. 双边征:腰椎滑脱,当扫描线同时切割到相邻两个椎体终板的后缘时便可出现此征。

2. 假性间盘突出征:椎体发生滑移后,由于椎间盘的纤维环仍然附着于相邻椎体的终板上,当扫描线切其滑移层面时,便可在椎体的后/前缘呈现宛如伸舌样软组织密度影,即为假性间盘突出征。

3. 椎管拉长与硬膜囊变形:由于椎骨的前移或后移,相邻椎孔也相应前后错开,当扫描线恰扫及其间时,便可出现椎管拉长与硬膜囊变形征象。

4. 椎小关节改变:①关节突增生、肥大、变形,骨赘形成;②椎小关节间隙增宽、变窄或两侧不等宽;③关节面硬化,软骨退变萎缩及软骨下糜烂,可呈穿凿样或锯齿状改变;④关节间隙内真空现象;⑤关节囊或滑膜增厚钙化。

5. 多伴有椎间盘膨出(突出少见)、黄韧带肥厚或钙化、椎体骨质增生、边缘骨刺形成及椎管

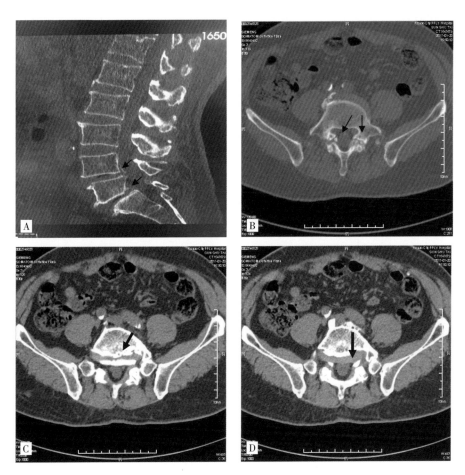

图 8 - 6　腰椎矢状位图像示:腰 4、腰 5 椎体分别向前 I 度、II 度滑脱(图 A,细黑箭头);轴位骨窗图像可见腰 5 双侧椎弓不连(图 B,细黑箭头);轴位软组织窗示"双边征"(图 C,粗短黑箭头);图 D(长黑箭头)示"假性间盘突出征"

狭窄等一系列退行性变征象。

【鉴别诊断】

腰椎滑脱影像表现特异,诊断明确,一般不需与其他疾病鉴别。

【比较影像学与临床诊断】

1. X 线检查　作为常规影像诊断方法,对腰椎滑脱具有重要意义。由于结构重叠,X 线平片存在一定的局限性,敏感度低。

2. CT 检查　可以较早期发现病变,显示骨结构,观察增生、硬化、变形较 X 线清楚、直观,并且可清楚显示椎体向前移位出现的"双终板"征,椎间关节半脱位,椎间关节骨性关节炎,椎管变形、狭窄、黄韧带及关节囊钙化,但其敏感度和特异度仍不如 MRI。

3. MRI 检查　对不同组织的辨别能力,尤其是对矢状位上精确测量滑脱的程度,横轴位上显示关节面凸凹不平、关节边缘部骨质增生及关节半脱位敏感度较高,可以多方位成像,有较高的软组织对比度等优点,能为临床制订全程治疗计划提供必不可少的依据。

腰椎滑脱按病因主要有峡部裂型和退变型,峡部裂型好发于青少年男性,腰椎滑脱程度较重,椎管狭窄相对较轻;退变型好发于 50 岁以上女性,滑脱程度较轻,但椎管狭窄较重。临床首先表现为腰部不适,继之出现腰臀部疼痛、间歇性跛行及大小便失禁等。影像学检查可以确诊。

## 六、脊柱骨折

【典型病例】患者入院前 4 小时余摔伤,伤及腰背部,活动时加重,休息后稍有缓解(图 8 - 7)。

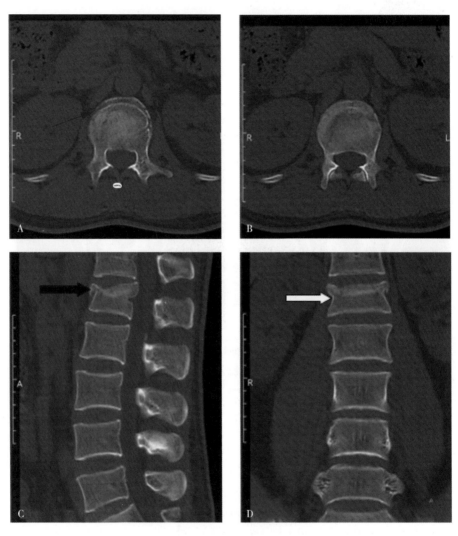

图 8 - 7 横断位图像示椎体前缘不规则透亮线影,呈双边征(图 A 细黑箭头);矢状位图像示椎体前缘骨皮质可呈弧形内陷(帽沿征)(图 C 粗黑箭头);冠状位图示椎体密度增高,横径加宽(图 D 白箭头)

【CT 诊断要点】

1. 椎体压缩变扁或呈楔形变。

2. 由于椎体前缘嵌压,椎体前缘骨皮质可呈弧形内陷(帽沿征)。

3. 由于断端嵌入,椎体中央有横行致密线,且与椎体上下缘平行。

4.椎体密度增高,横径加宽。

5.严重者可造成脊柱局限后突、侧弯畸形,甚至椎体错位,压迫脊髓而引起截瘫。

6.有的病例可伴有横突或棘突骨折。

【鉴别诊断】本病 CT 表现具有特征性,不需与其他疾病鉴别。

【比较影像学与临床诊断】

以 X 线平片为最常见的检查方法,但在解剖细节显示方面 CT 大大优于 X 线平片,对韧带钙化、骨骼精细结构显示等方面优势明显,还可行三维重建立体观察。如有可疑骨折 X 线平片不能显示或复杂型骨折需要了解碎骨块移位程度等情况时,医师会建议进一步行 CT 检查。

## 七、椎体血管瘤

椎体血管瘤是起源于新生血管的良性骨病变,可发生于任何年龄,高峰期约 50 岁,好发于下段胸椎和腰椎,可累及附件。

【典型病例】外伤后胸背部疼痛 1 天(图 8 −8)。

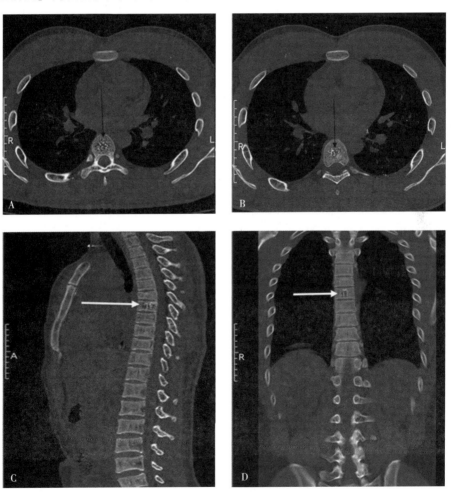

图 8 −8　横断位图像示多个点状,呈圆点征( 图 A、B 细黑箭头);矢状位、冠状位图像示条状骨小梁呈栅栏状或网眼状改变( 图 C、D 白箭头)

【CT 诊断要点】

1. 椎体内局限性圆形、卵圆形低密度区,冠状和矢状重建显示呈栅栏状或网眼状改变,椎间隙正常。

2. 多数血管瘤局限于椎体内,但亦可累及附件,边界多不清楚,其内可测到脂肪密度。

3. 偶尔可见椎旁较小的软组织肿块。

4. 部分血管瘤可在怀孕时增大出现症状。

5. 增强扫描显示因大量骨纹存在强化显示不明显,椎旁软组织可有明显强化,CT 值可达到 50 Hu 以上。

【鉴别诊断】

典型血管瘤最需要与脂肪沉积鉴别,其 CT 与血管瘤类似,但是脂肪沉积 $T_2WI$ 压脂表现为均一的低信号,而血管瘤一般是混杂信号,并多可见栅栏样的骨小梁结构。

【比较影像学与临床诊断】

多数血管瘤患者无临床症状,偶然发现,亦有病变向硬膜外方向膨胀,压迫神经根或脊髓,出现病理骨折时可出现症状,除腰背疼痛外往往伴随肢体麻木等神经根症状。MRI 是发现血管瘤最敏感的检查方法,CT 可以辅助诊断在 MRI 上不确定的病灶,而 X 线检查只能验证大的血管瘤。

# 八、骨转移瘤

骨转移瘤为继发性恶性肿瘤,肿瘤通过血行播散、淋巴结转移及直接侵犯等途径转移至骨肌系统,其中以血行播散占主导地位。

1. 成骨性转移瘤

并非肿瘤细胞成骨,是肿瘤细胞分泌刺激因子引起的反应性成骨。此种反应成骨有两种形式:①存留的松质骨表面产生新的类骨质使骨小梁增厚;②成骨细胞被刺激,在原来的骨髓间隙内形成新的骨小梁。

【典型病例】

确诊肺恶性肿瘤 4 个月余,确诊胆管腺癌 1 周,患者因腰痛及四肢痛就诊(图 8 - 9)。

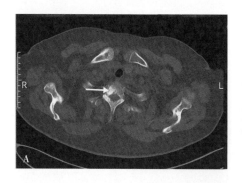
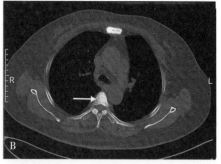

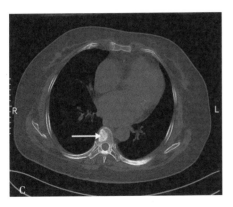
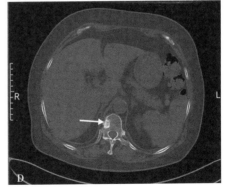

图 8-9　横断位图像示椎体结节样高密度灶(白箭头)

2. 溶骨性转移

溶骨性转移:恶性肿瘤分泌一系列骨细胞刺激因子,增加了破骨细胞的数量和活动,诱发了骨质吸收,而不是恶性细胞的直接作用。

3. 混合性转移

由成骨性转移和溶骨性转移演化而来。

【典型病例】

发现肺恶性肿瘤 3 个月余(图 8-10)。

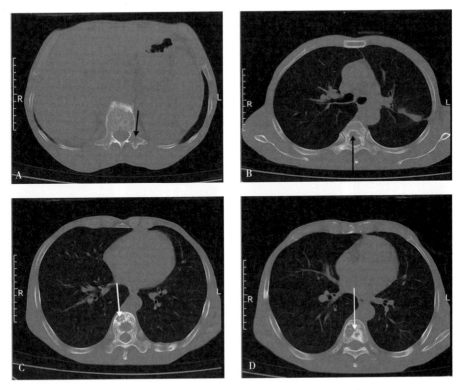

图 8-10　图 A、B 示椎体及附件低密度骨质破坏区(黑箭头);图 C、D 示椎体低密度及高密度骨质破坏区(白箭头)

【CT 诊断要点】

1．多有原发恶性肿瘤病史。

2．早期呈局限性骨质疏松或斑点状、不规则虫噬样骨破坏，边缘无硬化，而后融合为大片骨缺损。

3．多个椎体受侵，椎体及其附件均可受累，呈跳跃式改变。

4．椎间隙不狭窄，椎间盘完整。

5．椎旁可出现软组织肿块。

【鉴别诊断】

骨转移瘤的鉴别诊断需要鉴别的疾病类型比较多。比如需要与多发性骨髓瘤鉴别，多发性骨髓瘤的表现也是多骨髓的破坏，主要需要骨髓图片以及 m 蛋白的检查鉴定。还要与正常的骨折鉴别，少数的骨转移瘤首发症状就是骨折，且无明显的诱因，而正常的骨折则有外伤史。还需要跟原发性骨肿瘤鉴别，因为两种疾病均可以出现局部的肿块、疼痛，以及肢体的活动障碍，骨转移瘤在出现皮肤疼痛之前，已经有原发性肿瘤的表现，而原发性骨肿瘤没有其他肿瘤病史，病理的检查能明确二者的诊断。

【比较影像学与临床诊断】

发生骨转移瘤时确诊的办法一般是影像学检查，最终的结果还是以病理结果为准。影像学检查包括 CT、磁共振、骨扫描、ECT、PET－CT。单纯影像学有时候也有误差，如果这几种方法还不能明确，应该进一步穿刺活检或者切取活检来明确病理，以穿刺活检和切取活检的病理结果为标准来诊断是不是发生了骨转移，再进一步指导治疗。

## 九、腰椎报告模板及实例

### （一）报告模板

1．描述　L2～3、L3～4、L4～5、L5～S1 各椎间盘未见明显突出和膨隆，硬脊膜无受压，黄韧带无肥厚，后纵韧带无钙化，椎管未见明显狭窄，腰椎生理曲度正常。

2．结论　L2～S1 各椎间盘未见明显异常。

### （二）实例

1．基本资料　女，47 岁，腰背痛。CT 图像如下（图 8－11）。

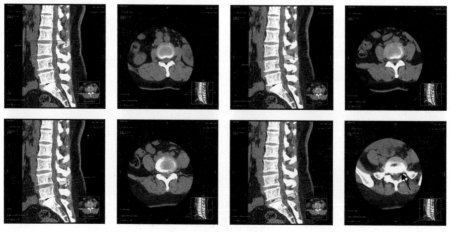

图 8－11

2. CT 报告　腰椎生理曲度变直,L2~3、L3~4、L4~5 椎间盘向椎体四周膨出,超出椎体边缘,L5~S1 椎间盘向后突出,相应的硬膜囊前缘受压,骨性椎管未见明显狭窄。腰椎体边缘骨质增生改变。

3. CT 结论　①L2~3、L3~4、L4~5 椎间盘膨出,L5~S1 椎间盘向后突出。

　　　　　　②腰椎退变。

(三)漏诊病例分析

1. 基本资料　女,67 岁,腰痛来诊。CT 图像如下(图 8-12)。

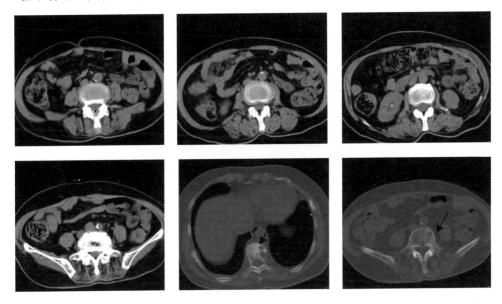

图 8-12

2. CT 报告　腰椎生理曲度存在,L2~3、L3~4、L4~5、L5~S1 椎间盘向椎体四周膨出,超出椎体边缘,相应的硬膜囊前缘受压,骨性椎管未见明显狭窄。腰椎体边缘骨质增生改变。

3. CT 结论　①L2~3、L3~4、L4~5、L5~S1 椎间盘膨出。

　　　　　　②腰椎退变。

4. 漏诊分析　本例是椎间盘扫描病例,各椎间盘不同程度膨出改变,并且腰椎诸椎体骨质不同程度增生、硬化,诊断明确。但如果仔细观察腰椎骨窗可见个别椎体内骨质破坏改变,因此,应考虑到转移瘤可能,需提示临床进一步检查寻找原发灶。此例为漏诊病例,提示我们在观察腰椎图像时一定要观察骨窗,排除骨质病变,如转移瘤、原发性肿瘤及其他骨质病变。

<table>
<tr><td>第九章</td><td>泌尿生殖系统</td></tr>
</table>

## 第一节 正常断面解剖

人体泌尿生殖系统正常断面解剖见图9-1-1至图9-1-4。

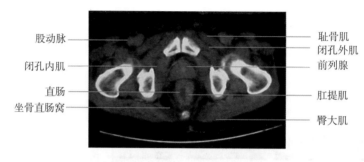

图9-1-1

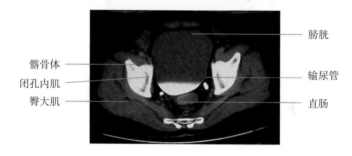

图9-1-2

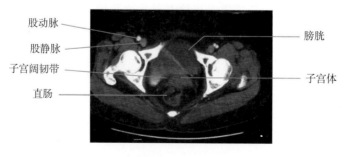

图9-1-3

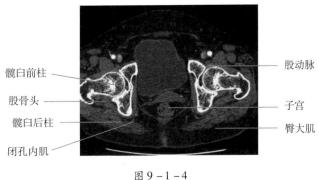

图 9 - 1 - 4

左侧标注（从上到下）：髋臼前柱、股骨头、髋臼后柱、闭孔内肌

右侧标注（从上到下）：股动脉、子宫、臀大肌

# 第二节　肾脏及输尿管疾病

## 一、先天发育畸形

### (一)一侧肾脏缺如

【典型病例】

男,45 岁,体检发现肾缺如(图 9 - 2 - 1)。

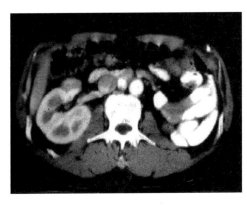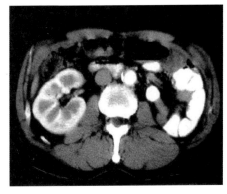

图 9 - 2 - 1　增强后左侧肾脏区域未见肾脏,右侧肾脏正常强化

【CT 诊断要点】

1.平扫　缺如侧肾床内无肾影,代之以脂肪、肠管和/或胰体尾部,对侧肾则增大。

2.增强检查　孤立肾正常强化。

【鉴别诊断】

术后肾缺如:有明确手术史,在肾区可见手术瘢痕,局部为肠管充填。

【比较影像学与临床诊断】

CT、MRI、超声均可明确诊断,首选超声学检查,但必须包括整个腹部,对于肾小畸形,超声不如 CT、MRI 检查。临床上,孤立肾通常无任何异常表现,多属偶然发现。

（二）马蹄肾

【典型病例】

男，35 岁，主因腰部不适半个月来诊（图 9 - 2 - 2）。

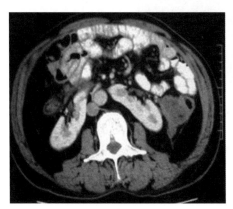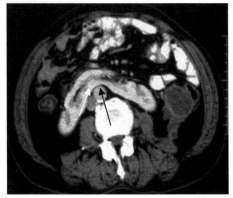

图 9 - 2 - 2　双肾下极融合成峡部（细箭头），伴双肾旋转不良，肾盏指向前方

【CT 诊断要点】

1. 两肾下极融合部即峡部，横过主动脉前方，且由于肾旋转不良，肾盏位于肾前方。

2. 输尿管越过峡部两侧前方下行。

3. 马蹄肾位置一般较低。

【比较影像学与临床诊断】

尿路平片及造影、CT、MR 和核素检查。CT 具有高分辨率的特点，克服了结构重叠的现象，对肠道要求不高，价格适中，所以为首选的主要检查手段。两侧肾脏的上极或下极相融合成马蹄肾，是融合肾中最常见的类型，90% 见于下极融合。马蹄肾发生在胚胎早期，是两侧肾脏胚胎在脐动脉之间被紧挤而融合的结果。临床表现患者多无自觉症状，体检时发现，部分患者因神经丛、血循环或输尿管受压迫而并发症状。有上腹部、脐部或腰部疼痛，慢性便秘及泌尿系统症状，如慢性肾炎、肾盂炎、肾积水和结石等。

（三）异位肾

【典型病例】

男，25 岁，体检时肾脏异常来诊，自觉无任何不适（图 9 - 2 - 3）。

【CT 诊断要点】

CT 平扫加增强可在盆腔或腹腔见到异位肾脏，也可异位到对侧，即两肾在同一侧。

【鉴别诊断】

1. 肾缺如　只有一侧肾，且代偿性肥大。

2. 术后肾缺如　有明确手术史。

【比较影像学与临床诊断】

一般检查方法有超声和 CT，CT 增强扫描可以确定异位肾脏的位置、大小，故首选 CT。临床表现患者多无自觉症状，体检时发现。

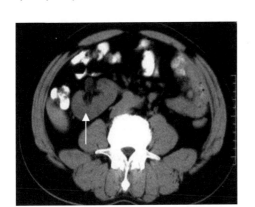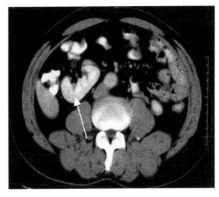

图9-2-3 后腹腔内可见肾脏影(细箭头),肾门转向前外方,增强后与正常肾脏强化一致

### (四)多囊肾

**【典型病例】**

男,55岁,主因间断下肢浮肿半年,发现尿蛋白(+)(图9-2-4)。

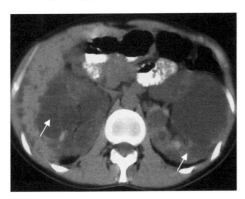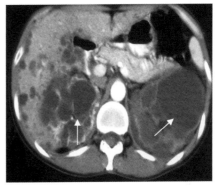

图9-2-4 两侧肾脏体积增大,两侧肾脏可见多囊病灶(细箭头),增强后没有强化

**【CT诊断要点】**

1.双肾布满多发大小不等类圆形或卵圆形水样密度,不发生强化。

2.早期,肾形态尚正常;晚期,由于囊肿增多、增大,正常密度的肾实质几近消失,肾体积明显增大,边缘呈分叶状。

3.部分囊肿呈出血高密度。肾功能降低,常并有多囊肝表现。

**【鉴别诊断】**

1.单纯性肾囊肿 轻度的多囊肾与多发单纯性肾囊肿鉴别较难,但前者大多数为双侧性,有家族遗传倾向和肾功能障碍等。

2.囊性肾癌及肾转移瘤 有厚而不规则的囊壁,与正常肾实质交界模糊,密度超过20~25 HU,增强后囊壁强化。

**【临床诊断思路】**

平片、肾盂造影、CT、MRI或USG检查均有典型表现,诊断不难。本病为常染色体显性遗传,多在 30 ~ 50 岁出现症状,多数病人可有家族史,男多于女,表现各异。主要为肾脏增大、局部不适、腰痛、血尿、蛋白尿、高血压、尿路感染等,晚期常因肾功能衰竭和并发症而死亡。

## 五、双肾盂、双输尿管

【典型病例】

男,25 岁,主因尿频、尿急就诊(图 9 - 2 - 5)。

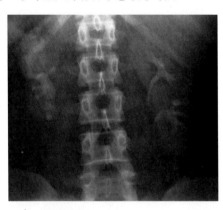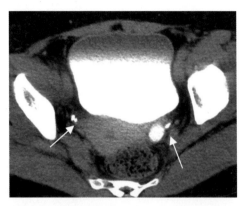

图 9 - 2 - 5  IVP 显示为双肾盂、双输尿管,增强延迟扫描于输尿管下段可见两个输尿管影(箭头)

【CT 诊断要点】

能够显示重复肾的肾盂和输尿管,以多排螺旋 CT 冠状重建效果为好。

一般不用鉴别诊断。

【比较影像学与临床诊断】

影像学检查有造影、超声、CT、MRI 检查。排泄性尿路造影是较常用和重要的检查方法,能显示出患侧双肾盂、双输尿管;超声也能显示重复的肾盂和输尿管;CT 能准确显示重复肾的肾盂和输尿管,在 IVP 不显影和 B 超诊断不明确时,更有诊断价值;MRU 检查效果可能更好。双肾盂、双输尿管是一种较少见的泌尿系统先天性疾病,发病率低,无并发症时常无症状。并发输尿管异位开口、囊肿、肾积水、结石、尿路感染表现出相应症状。

## 二、恶性肿瘤

### (一) 肾细胞癌

【典型病例】

患者,女,56 岁,左侧腰痛 1 个月,B 超检查左肾占位来诊(图 9 - 2 - 6)。

【CT 诊断要点】

1. 肾实质内类圆形的软组织肿块,有假包膜,界限清楚。有的可浸润性生长,肿块与肾实质分界不清。

2. 平扫时肿块一般呈等密度,密度均匀,有的可有囊变,10% 的有钙化。

3. 增强扫描肿块呈中度强化,动脉期明显强化,门脉期消退,呈略低密度。

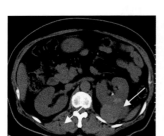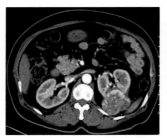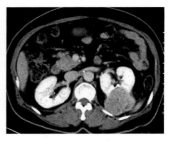

图9-2-6 平扫左侧肾可见类圆形混杂密度影,部分突出肾轮廓(细箭头),边界清楚。动脉期病灶明显不均匀强化,实质期强化减弱,呈低密度。病理证实为肾脏透明细胞癌

4.早期不穿过肾包膜,无转移征象;晚期病人可有下腔静脉和/或肾静脉瘤栓。

【鉴别诊断】

1.肾腺瘤 少见,一般不超过3.0 cm,发生于肾皮质的多发结节,为囊性或实性,病灶呈延迟明显强化,动脉期强化不明显,门脉期及延迟期进一步强化。

2.血管平滑肌脂肪瘤 为混杂多种密度的肿块,高分辨可见脂肪成分,可双肾多发,部分病例伴有结节硬化。

3.肾嗜酸细胞瘤是比较罕见的肾脏良性肿瘤,在临床上肿瘤比较巨大,在CT上能够看到肿瘤内部有星状的瘢痕,可以作为鉴别诊断的依据。

【比较影像学与临床诊断】

肾脏透明细胞癌常见的影像学检查项目包括腹部超声或彩色多普勒超声、腹部的CT平扫和增强CT扫描。一般首选超声检查,对有疑问的需进行CT检查。对不能做CT增强扫描者,需要做核素肾图,以了解对侧肾的情况;对有骨痛、骨折或者碱性磷酸酶增高的患者,需要做核素骨扫描检查;对临床分期在Ⅲ期以上的,或者有胸部症状的,包括咯血、咳嗽等或者是胸部X线片发现有异常结节灶的患者,需要加做胸部CT检查;对具有精神系统症状包括头痛、头晕等患者,需要加做颅脑CT;对超声或CT发现有下腔静脉瘤栓的患者,为了了解瘤栓的长度和范围,有时需要腹部的MRI检查。有条件的地区以及经济状况比较好的患者,可以考虑的检查项目包括:肾超声造影、螺旋CT、MRI、PET和PET-CT等检查项目。不推荐常规检测的项目是穿刺活检和肾血管造影,由于肾肿瘤穿刺活检约有17.5%的假阴性和假阳性率,且穿刺活检大约有5%的并发症。肾脏透明细胞癌早期常无临床症状,多在体检时发现;常因无痛性血尿就诊;在初诊患者中,大约有30%为转移性肾癌,可以表现为咯血、骨痛、病理性骨折等症状。有10%~40%的患者会出现副瘤综合征,所以肾癌的临床表现比较复杂,常常需要影像学帮助诊断。

(二)肾母细胞瘤

【典型病例】

患者,男,5岁,主因发现血尿,左侧腹部包块3天来诊(图9-2-7)。

【CT诊断要点】

1.肿块累及肾的一部分或几乎整个肾,体积一般较大,密度不均匀,CT值为30~40 HU,可见大片状低密度区。

2.瘤内有钙化,约占5%。

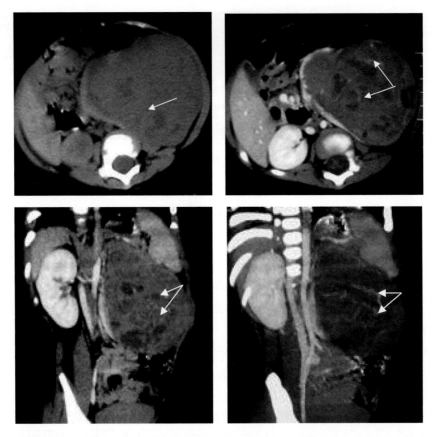

图9-2-7　左侧肾区可见巨大软组织团块(细箭头),密度不均,增强后动脉期
可见条弧形强化影(双箭头)

3.肿块边缘常光整、清晰。当肿瘤突破包膜时,表现为边缘毛糙不清,并推移、侵入邻近组织、器官以及腹膜后淋巴结肿大。

4.增强扫描肿瘤呈不均匀强化,而周围受压变薄的肾实质显著强化,两者间密度差更为明显。肿瘤侵犯下腔静脉或肾静脉,则表现为静脉扩张或充盈缺损。

【鉴别诊断】

1.神经母细胞瘤　肾母细胞瘤来源于肾脏除非体积很大,一般不跨越中线。而神经母细胞瘤来源于肾上腺区或交感神经链,可以累及肾脏;肾母细胞瘤没有嗜血管的特性,而神经母细胞瘤则有嗜血管生长的特点,因此强化后是鉴别两者的重要方式。

2.肾细胞癌　多发生在成年人,儿童肾癌少见。肿块常为中等大小,有血尿。肾母细胞瘤好发于幼儿,通常为巨大肿块,其中液化坏死明显,生长速度快。小儿肾癌与肾母细胞瘤很难鉴别。

【比较影像学与临床诊断】

CT、MRI 和 USG 检查均可显示肾内大而不均质的肿块,CT 和 MRI 增强检查还可发现肿块周围有明显弧状强化,为受压变薄残存的肾实质,是较为特征性表现,通常可作出诊断。此外,CT、MRI 和 USG 检查均可发现局部淋巴结转移和肾静脉及下腔静脉内瘤栓,有助于肿瘤分期和

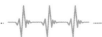

治疗。本病常见于 1 ~ 5 岁儿童,大多为单侧,偶尔在双侧。血尿发生不到 2% ,60% 有包块,50% 发烧伴高血压,易肺内转移,淋巴转移少见。最常见的临床表现是腹部肿块,约半数病儿并有高血压,血尿较为少见。

### (三)肾盂肾盏输尿管移行细胞癌

**【典型病例】**

1.患者,男,45 岁,主因无痛血尿 1 周来诊（图 9 - 2 - 8）。

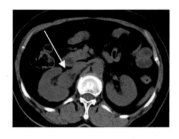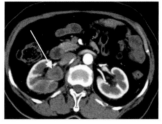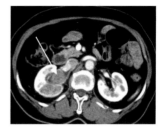

图 9 - 2 - 8  右侧肾盂处可见不规则软组织团块,增强后明显强化(箭头),部分肾实质密度减低(肾动脉受侵致供血不足)

2.男,65 岁,主因血尿就诊(图 9 - 2 - 9)。

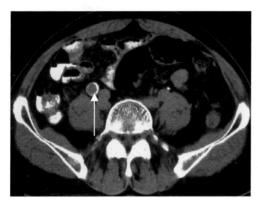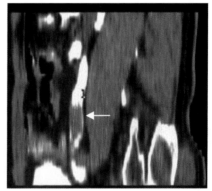

图 9 - 2 - 9  排泄期右侧输尿管内可见充盈缺损(箭头),重建后更加明显

**【CT 诊断要点】**

1.肾盂、肾盏、输尿管内呈分叶状、不规则的软组织肿块,密度高于尿液,伴肾盏变性或肾盂扩大,可有钙化或伴有出血。

2.当肿瘤侵犯到肾内时,局部呈低密度,边界不清,梗阻于肾门时可引起肾积水。

3.CT 增强扫描见肿块轻度强化,与周围明显强化的肾实质形成鲜明对比,近段输尿管可因肿瘤浸润而增厚。

4.扩大扫描范围,可发现局部淋巴结转移、肝转移及输尿管、膀胱内肿块,有助于诊断。

**【鉴别诊断】**

1.肾盂内低密度结石  平扫时密度亦较肿瘤高,增强后表现为肾盂内不强化的低密度充盈缺损,形态多不规则。

2. 肾盂血肿或血凝块　多为光滑、圆形占位,平扫时密度较高,增强扫描无强化。血凝块易沉积于肾盂背侧,随访复查病变能缩小或消退。

【比较影像学与临床诊断】

尿路造影检查是最佳显示方法,尤其适用于发现较小肿瘤。CT、MRI 和 USG 检查能够查出较大肿块并显示其范围及确定分期。本病生长较慢,一般属少血供的肿瘤。早期局限于肾盂肾盏或输尿管内,进展期肿瘤浸润周围肾窦脂肪和邻近肾实质,并可发生转移。主要诊断依据是发现肾盂肾盏内肿块,临床表现常为肉眼或镜下血尿,可能有疼痛,为多器官肿瘤。

### (四) 肾脏淋巴瘤

【典型病例】

患者,女,40 岁,自觉左侧腹部肿块来诊。CT 示肾脏弥漫增大,无明显强化 (图 9 - 2 - 10)。

【CT 诊断要点】

肾淋巴瘤平扫时呈稍低密度,增强扫描肿瘤呈斑片状或非均匀的轻度强化,CT 值增加 10 ~ 30 HU,与肾实质分界模糊。肾淋巴瘤有几种不同的 CT 表现:

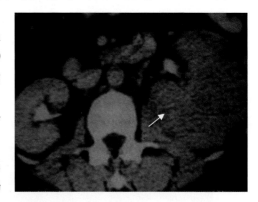

图 9 - 2 - 10　左侧肾脏弥漫形增大(细箭头),几乎没有强化

1. 肾淋巴瘤约 50% 的病例表现为多发性结节肿块,肾实质由于结节增生而膨大和变形。

2. 肾淋巴瘤 25% 是由发生在邻近组织的淋巴瘤直接蔓延而来,肾常被推移。没有被侵犯的肾仍保留其正常结构及排泄功能。

3. 淋巴瘤有 10% 的病例呈弥漫性浸润而导致肾普遍肿大和肾功能下降。

4. 有肾周间隙的弥漫浸润、肾窦的浸润以及淋巴瘤包裹邻近尿路。

【鉴别诊断】

1. 肾脏细胞癌　单发,肿块的形态与单发淋巴瘤难以鉴别。但根据淋巴瘤病史及其他器官受淋巴瘤侵袭的表现,可以鉴别。

2. 肾转移瘤　单从 CT 表现上多难以鉴别,但肾转移瘤或淋巴瘤均见于癌肿的晚期,常有较明确的相应肿瘤病史可资鉴别。

【比较影像学与临床诊断】

原发性肾脏淋巴瘤(PRL)的影像学检查:超声检查多表现为实性低回声,有些近似无回声,回声均匀,后方回声增强或无改变,有时易被误诊为囊肿;如适当提高增益或采用5 MHz 以上探头扫描,则可见低弱回声及衰减征象,可与囊肿相鉴别。CT 检查可表现为肾脏多发性结节肿块、弥漫性肾肿大、孤立性肾实质肿块、肾周间隙的弥漫性浸润,腹膜后巨大肿块侵及肾脏及肾周等;平扫时淋巴瘤 CT 值较正常肾实质略低,增强后肿瘤与肾实质分界模糊或显示轻度斑片及非均匀的强化特征,与肾癌 CT 征象相似,尤其病灶单发时易被误诊为肾癌。但 PRL 往往可出现大的淋巴结肿块及结节样浸润,而发生癌栓并蔓延至肾静脉及下腔静脉极少;双肾同时发生的肾癌较少见,CT 提示双侧肾周间隙内紧密包绕肾脏的肿块应高度怀疑淋巴瘤。肾脏包膜或包膜下弥漫浸润被认为是原发性肾恶性淋巴瘤的特征性表现。通过经皮穿刺活检可明确诊断。

## 三、肾血管平滑肌脂肪瘤

【典型病例】

患者,女,48 岁,单位体检,无自觉症状(图 9 - 2 - 11)。

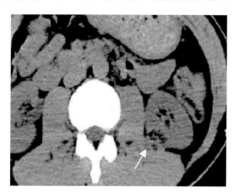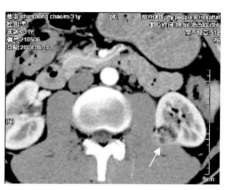

图 9 - 2 - 11　左侧肾脏可见不规则等、高、低密度,低密度与腹腔脂肪密度相近(箭头)

【CT 诊断要点】

1. 单侧单发或单侧多发;双侧多发或单发或一侧单发另一侧多发。

2. 肾实质肿瘤侵入肾窦、肾周间隙、肾外。

3. 肿瘤内含脂肪组织,CT 值 - 120 ~ - 20 HU。

4. 肾实质、肾窦和肾周均受累。CT 检查可确诊。

5. 肾血管平滑肌脂肪瘤的重要 CT 征象是增强扫描:非脂肪成分有增强。

【鉴别诊断】

1. 透明细胞癌　透明细胞癌为富血供肿瘤,大部分呈明显不均匀强化,即使肿瘤很小亦如此。其增强峰值出现在皮髓期,强化程度与肾皮质相仿或强于肾皮质,在实质期及排泄期病灶强化明显减退,表现为"快进快出"的强化方式。

2. 嫌色细胞癌　嫌色细胞癌恶性程度较低,肿瘤不易发生出血、坏死、囊变,质地多较均匀,故 CT 平扫及增强扫描均呈均匀或较均匀密度。注射对比剂后,各期扫描均呈均匀或较均匀轻中度强化。

3. 乳头状癌　表现有以下特点:平扫肿瘤密度均匀、较均匀或不均匀,增强扫描肿瘤呈较均匀或不均匀强化;肾皮髓期肿瘤强化程度均明显弱于肾皮质,肿瘤较易出血、坏死、囊变。

4. 嗜酸细胞腺瘤　肾嗜酸细胞腺瘤是肾脏一种比较少见的良性肿瘤,密度较均匀,中心可有星状瘢痕。增强扫描实质部分常明显均匀强化或内部呈轮辐状强化。

【比较影像学与临床诊断】

常见的影像学检查方法有:IVP、超声、CT、MRI、核素显像、PET-CT 检查。CT 检查可对肾血管平滑肌脂肪瘤进行定性、定位诊断。肾血管平滑肌脂肪瘤是由无正常弹力组织的血管、平滑肌和成熟脂肪组织构成的良性肿瘤,小者常无症状,大者易出血、坏死和囊变,本病缓慢生长,多为体检时发现,无临床表现,易出血可突入肾盂、肾脂肪囊。CT 被认为是诊断 AML 最敏感且可靠的检查方法。AML 的典型 CT 表现为多房、分隔状含脂肪的混杂密度肿块,病灶边界清,位于肾实质边缘或突出包膜下,增强扫描肿块内软组织成分强化,强化程度不及肾实质,脂肪组织不强化。由于 AML 含脂肪组织,CT 值在 -120 ~ -10 HU 之间,根据典型征象,多数 AML 可作出诊断。

## 四、感染性疾病

### (一)肾脓肿

【典型病例】

患者,男,38 岁,因腰部外伤腰痛来诊。CT 示肾周筋膜增厚,肾缘毛糙(图 9 - 2 - 12)。

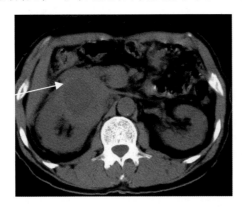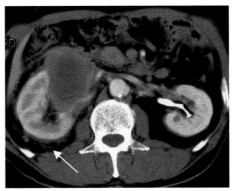

图 9 - 2 - 12　右侧肾脏可见类圆形团块,其内部密度较低,肾周筋膜增厚(细箭头),肾缘毛糙

【CT 诊断要点】

1. 肾脓肿呈低密度,密度高于水,但低于周围肾实质,CT 值为 20 ~ 30 HU。

2. 病变内有气体是其特征性表现,含气较多时可形成液 - 气平面。

3. 脓肿可穿破肾包膜形成肾周脓肿。

4. Gerota 筋膜增厚,肾周脂肪模糊,严重者可累及腰大肌而形成腰大肌脓肿。

5. 增强扫描示脓肿本身低密度区几乎不强化,但脓肿壁可呈环状强化(一般在发病 5 ~ 8 天后),壁较薄,无壁结节,脓肿内可见条状分隔,并有强化。

【鉴别诊断】

1. 肾包囊虫感染　呈囊性病变,特点是在大囊内有不同密度的子囊,囊壁可有沙粒状钙化,并可有强化;囊内常无气体影。

2. 肾结核　单侧或双侧肾内囊状病变,其囊腔内或周边常有钙化,囊腔内无气体影。

3. 黄色肉芽肿性肾盂肾炎　为一种少见、病因不明的慢性化脓性炎症,常继发于泌尿系的梗阻性疾病,绝大多数是肾结石,多见于中年妇女。晚期可扩散到肾周间隙,多合并肾盏和/或肾盂结石。

【比较影像学与临床诊断】

肾脓肿常见的影像学检查方法有:IVP、超声、CT、MRI、核素显像、PET-CT 检查,CT 作为首选方法,其能准确反映出脓肿的特征,根据典型检查所见,结合临床和化验,诊断无困难,临床患者多突然发病,有寒战、高热、腰痛及叩击痛等症状,血中白细胞增高,脓尿和菌尿等。

## (二) 肾结核

**【典型病例】**

患者,男,45 岁,因午后低热、盗汗、尿频、腰疼 1 个月余来诊(图 9 - 2 - 13)。

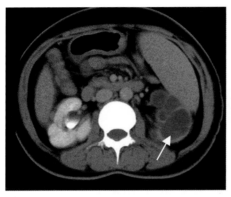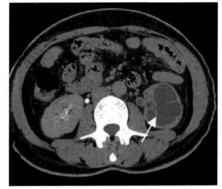

图 9 - 2 - 13　左侧肾脏可见多囊性病变(箭头),其内未见强化,输尿管壁增厚

**【CT 诊断要点】**

1. 早期肾可显示正常。

2. 中期表现肾外周部分单个或多个大小不等、边缘模糊的低密度灶或囊腔,囊内 CT 值近似于水密度,增强扫描可见囊腔与集合小管系统相通,有造影剂进入囊腔。相邻的肾盏不同程度的变性,肾功能可正常。

3. 晚期肾功能低下,肾皮质萎缩,肾盏、肾盂扩大,可有空洞、钙化,并可见增厚的肾盂和输尿管壁。肾自截则表现为团块状钙化,无肾功能。

**【鉴别诊断】**

1. 肾囊肿　境界清楚,呈圆形囊性占位,大部分与肾盏不通,肾盂性囊肿可与肾盏相通,其内可见造影剂潴留,但其壁清楚,无肾盂狭窄及输尿管壁的增厚,肾排泄正常,无尿频及脓尿等症状。

2. 多囊肾　双侧肾明显增大,内有多发的大小不等的囊性占位,囊腔不与集合小管系统相通,囊肿中有正常肾组织,肾盏、肾盂受压移位或变形,但无破坏。

3. 梗阻性肾积水　常可见阳性结石,近端肾盏、肾盂扩大,其边缘锐利。严重者肾皮质菲薄,肾明显肿大,常无钙化。结合病史及实验室检查常能区分。

**【比较影像学与临床诊断】**

肾结核(renal tuberculosis)多继发于身体其他部位的结核病变,肺结核是其主要来源。本病常见于 20 ~ 40 岁的青壮年,男性多于女性。结核菌在肾髓质内形成结核结节,彼此融合,形成干酪样变,经肾乳头破溃入肾盂肾盏形成空洞。随着病程进展,在肾脏内形成大量的空洞及积脓。肾结核另一个重要的病理改变是肾内产生广泛的纤维组织增生和钙盐沉积,使整个肾脏遭受破坏。肾结核晚期可形成全肾钙化,形成所谓的"自截肾"。影像学检查以尿路造影、超声、CT、MRI 及 MRU 检查为主,可显示病变范围、程度与病期,特别是尿路造影能较早地显示肾盏肾盂改变;而 CT 则能敏感发现病灶内钙化,显示病灶范围,判定病变的性质,与周围组织的关系,均有助于正确诊断。临床上,肾结核早期无明显症状,其后出现尿频、尿痛、脓尿和血尿,且有消瘦、乏力和低热等症状。肾结核的诊断主要依赖尿中查出结核杆菌及相应的临床和影像学表现。

# 五、肾结石

【典型病例】

患者,男,52 岁,主因剧烈腰部疼痛伴血尿 3 天来诊,既往有类似病史 5 年(图 9 - 2 - 14)。

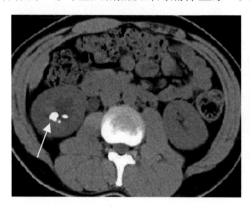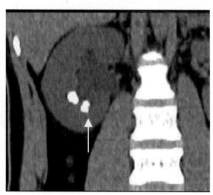

图 9 - 2 - 14　右侧肾盏内可见多发团状结石影(箭头)

【CT 诊断要点】

1. 肾盂、肾盏内不定型的钙化灶,CT 值常在 200 HU 以上。

2. 结石的大小在 2 mm 时 CT 即可发现,小的结石不引起肾脏大小及形态的改变,X 线平片上的低密度结石在 CT 扫描时常表现为肾盏肾盂内密度增高影。

3. 增强扫描结石不强化,而呈充盈缺损或被高密度的造影剂影掩盖。

4. 结石可引起肾盂、肾盏积水,但无破坏。

【鉴别诊断】

1. 肾结核　肾盂、肾盏破坏变形,肾皮质内可见脓疡及空洞,可有钙化。

2. 肾钙盐沉着　多位于肾集合小管内及其周围,常累及双侧,无积水。

3. 髓质海绵肾　多位于双侧,肾小盏锥体部呈簇状、粟粒状钙化灶,多有肾乳头受累。增强后细小钙化位于集合小管内。

【比较影像学与临床诊断】

X 线平片作为初查方法,CT 和 USG 检查能进一步确诊或除外肾结石。肾结石多发于 20～50 岁,也可见于小儿,如三鹿奶粉事件,男多于女,一般为单侧性,约 10% 为双侧性。临床上表现为肾绞痛或钝痛,常向会阴部放射,并有镜下或肉眼血尿,也可发生泌尿系感染症状。

左肾结石、肾囊肿

## 六、肾脏外伤（肾挫裂伤）

### 【典型病例】

患者,男,23 岁,因车祸 3 小时,伴有腹痛来诊。CT 显示包膜下低密度,无强化(图 9 - 2 - 15)。

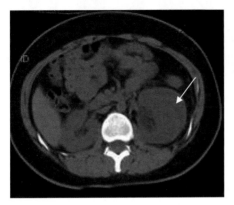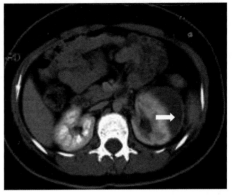

图 9 - 2 - 15　左侧肾脏体积增大,包膜下可见稍低密度区(细箭头),增强后无强化(粗箭头)

### 【CT 诊断要点】

1. 肾挫裂伤的外形正常或轻度肿大,平扫损伤的肾实质密度正常、略低或略高,增强扫描损伤处呈低密度区,皮、髓质界面不清。

2. 相邻肾包膜下小血肿,表现为紧贴肾实质表面的新月形高密度灶,增强后呈相对低密度改变。

完全性肾撕裂伤或肾粉碎性损伤:均有肾周血肿,增强扫描可见尿外渗形成致密影,肾粉碎性损伤则可将肾横断为两部分。

### 【比较影像学与临床诊断】

CT、MRI 和 USG 是肾外伤的主要检查法,以 CT 为首选,可确定肾损伤的类型和程度,有利临床治疗。应提及的是,检查时除观察肾损伤外,还需注意有无并存的其他脏器损伤。临床上,肾外伤表现因损伤类型和程度而异,主要为伤侧腰部疼痛、肿胀、腹壁强直、血尿,严重时可发生休克。

## 七、肾上腺病变

### (一)肾上腺转移瘤

### 【典型病例】

男,55 岁,发现肺癌 2 周,行腹部超声发现右侧肾上腺病变,考虑为转移瘤(图 9 - 2 - 16)。

### 【CT 诊断要点】

1. 平扫双侧或单侧肾上腺肿块,呈类圆、椭圆形或分叶状,大小常为 2 ~ 5 cm,也可较大。密度均一,类似肾脏;大的肿瘤内可有坏死性低密度区。

2. 增强检查,肿块呈均一或不均一强化。

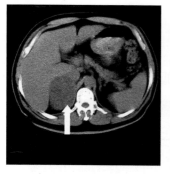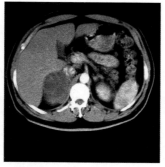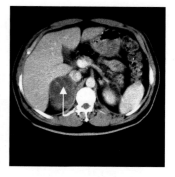

图 9 - 2 - 16　右侧肾上腺可见类圆形低密度(粗箭头),其内可见分隔,增强后分隔的壁有强化(箭头)

【鉴别诊断】

1. 肾上腺非功能性腺瘤　呈类圆形,边界清楚,密度均匀,其内可见正常肾上腺组织残存。

2. 肾上腺癌　不易鉴别,但肾上腺转移瘤多有其他部位恶性占位的病史。一般可以鉴别。

(二)肾上腺嗜铬细胞瘤

【典型病例】

男性,43 岁。头痛 3 个月,为搏动性头痛,偶伴心悸(图 9 - 2 - 17)。

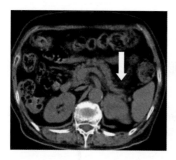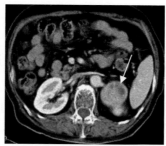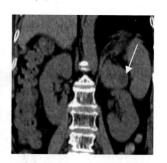

图 9 - 2 - 17　左侧肾上腺可见类圆形低、等密度结节(粗箭头),边界清楚,增强后呈明显非均匀性强化,内低密度未见强化(细箭头)

【CT 诊断要点】

1. 表现为一侧肾上腺较大圆形或椭圆形肿块,偶为双侧性。直径常为 3 ~ 5 cm,或更大。较小肿瘤密度均一,类似肾脏密度;较大肿瘤常因坏死或陈旧性出血而密度不均,内有单发或多发低密度区,甚至呈囊性表现。少数肿瘤可有高密度钙化灶。

2. 增强检查,肿瘤实体部分明显强化,其内低密度区无强化。

【鉴别诊断】

肾上腺癌或转移癌:增强后扫描病灶明显条索状分房强化和囊变是嗜铬细胞瘤的影像学特点,结合临床表现,鉴别一般不难。

【比较影像学与临床诊断】

CT、MRI 或 USG 检查通常可作出准确的定位和定性诊断。如肾上腺区未发现异常,则应检查其他相关部位,特别是腹主动脉旁,以寻找异位嗜铬细胞瘤,其中 MRI 显示效果较佳。临床上可发生在任何年龄,常见于 20～40 岁。典型临床表现为阵发性高血压、头痛、心悸、多汗,发作数分钟后症状缓解。实验室检查,24 小时尿中香草基扁桃酸(VMA)即儿茶酚胺代谢产物的定量测定明显高于正常值。

## (三)肾上腺腺瘤

【典型病例】患者男,51 岁,高血压病史(图 9 - 2 - 18)

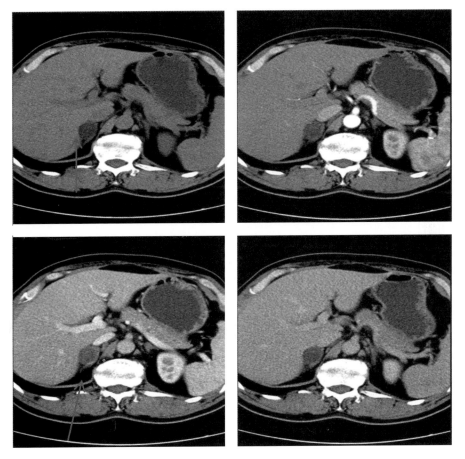

图 9 - 2 - 18　图示细箭头,右侧肾上腺类圆形低密度灶,动、静脉期轻度强化,延迟期廓清

### 【CT 诊断要点】

1. 病灶多单发,偶为多发,呈圆形或椭圆形,边缘光滑。典型者平扫多表现为均匀较低密度影,CT 值多低于 10 HU。

2. 增强后可见不同程度强化,动态增强检查早期病灶可显著强化,延迟期病灶对比剂廓清速度高于其他肾上腺肿瘤性病变。

①绝对廓清率(APW)计算公式如下:

$$APW = (E - D)/(E - U) \times 100\%$$

$E$ 为增强扫描静脉期(60～70s)病灶 CT 值;$D$ 为增强扫描延迟期(10～15min)病灶 CT 值;$U$ 为平扫病灶 CT 值。

②相对廓清率(RPW)计算公式如下:

$$RPW = (E - D)/E \times 100\%$$

1)$APW > 60\%$或$RPW > 40\%$,考虑肾上腺腺瘤。

2)$APW < 60\%$或$RPW < 40\%$,恶性可能,需进一步检查。

【鉴别诊断】

与肾上腺功能性与无功能性肿瘤鉴别

①功能性

1)Conn腺瘤:临床上有周期性瘫痪和低血钾。

2)Cushing腺瘤:年轻女性多见,多有向心性肥胖、多血质面容、月经减少、毛发增多及皮肤紫纹表现。腺瘤因瘤内常含脂质成分,平扫CT值较低,增强后可不同程度强化,绝对廓清率 >60%,相对廓清率 >40%。

3)嗜铬细胞瘤:典型表现为阵发性高血压、头痛、心悸、多汗,发作数分钟后症状缓解。密度多不均匀,动脉期可明显不均匀强化,肿瘤较大时坏死囊变常见。

4)肾上腺皮质癌:可出现激素分泌异常等内分泌症状,平扫密度多不均匀,常伴有钙化。增强后不均匀强化。

②无功能性

1)神经节细胞瘤:常表现为腹部包块及压迫症状,较小者密度均匀,较大者密度不均,可见坏死、囊变,增强后呈均匀或不均匀轻度强化。

2)髓脂瘤:多无临床症状,边界清晰,肿块内可见脂肪密度,增强后肿块内软组织成分可见强化。

3)肾上腺囊肿:多无临床症状,边界清晰,病灶呈均匀水样密度,囊壁薄,可伴有弧线状钙化,增强后病灶强化不明显,仅囊壁可见轻度强化。

【比较影像学与临床诊断】

CT、MRI或USG检查通常可作出准确的定位和定性诊断。发生在肾上腺皮质细胞的最常见的良性肿瘤,以单侧肾上腺发病为主,双侧发病约占10%。依据瘤体有无内分泌功能,将其分为功能性和无功能性2种,其中仅少数为功能性腺瘤,可引起Cushing综合征或醛固酮增多症,而大多数为无功能性腺瘤。

# 第三节　盆腔疾病

## 一、女性盆腔疾病

### (一)子宫肌瘤

【典型病例】

患者,女,34岁,主因月经不调5年来诊(图9-3-1)。

【CT诊断要点】

1.子宫呈分叶状增大或局部见向外突起的实性肿块,质地较为均匀,边界清晰。其内可有

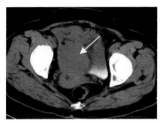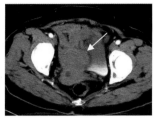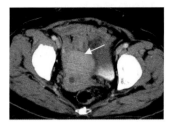

图9-3-1 子宫体积增大,可见一软组织块影向外突出,平扫密度略低,增强后明显延迟强化(箭头)

坏死、钙化。

2.子宫形态改变。

3.增强扫描示子宫肌瘤强化均匀,密度稍低于正常子宫,部分可等或高于子宫。

【鉴别诊断】

1.子宫内膜癌 子宫体增大,肿块呈低密度,形态不规则,盆腔内有淋巴结转移。

2.子宫平滑肌瘤恶变或平滑肌肉瘤 平滑肌肉瘤常较大,巨大肉瘤常有出血和坏死,子宫平滑肌瘤病人如短期内肿瘤迅速增大,特别是绝经期妇女应考虑平滑肌瘤恶变。若盆腔内淋巴结肿大,则可进一步明确肿瘤为恶性。

3.子宫腺肌病 是子宫内膜对子宫肌层的良性侵入伴平滑肌增生,局限型子宫腺肌病和平滑肌瘤CT不能鉴别,但临床上子宫腺肌病有明显的痛经史。

【比较影像学与临床诊断】

子宫肌瘤的影像学诊断首选超声,最佳选择是经阴道超声或MRI,因为它们不仅诊断子宫肌瘤敏感性高,而且定位非常准确。临床上部分病人可无症状,常见的表现有月经量过多、下腹部不适、肿块,巨大者可引起压迫症状。

(二)子宫内膜癌

【典型病例】

患者,女,52岁,主因停经后阴道间断性出血半年,查体无腹痛来诊(图9-3-2)。

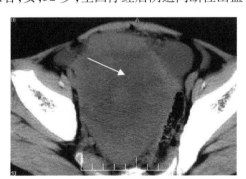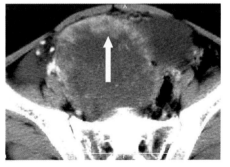

图9-3-2 子宫体积明显增大,密度不均,子宫内膜显示不清(细箭头),增强后呈不均匀性强化(粗箭头)

【CT 诊断要点】

1. 平扫示子宫体局限性或弥漫性肿大,子宫中央为不规则低密度区。

2. 增强扫描示肿瘤轻微强化或不强化。子宫肌层受侵犯时,表现为正常强化的子宫肌层局限性低密度区。

3. 肿瘤向下侵犯子宫颈,可引起子宫腔积水、积血、积脓,导致子宫腔扩大。

4. 肿瘤向子宫外侵犯时,使正常的子宫和阴道旁脂肪间隙消失,出现偏心性或三角形肿块。晚期肿瘤可直接侵犯膀胱、直肠等。

5. 盆腔内淋巴结肿大。

【鉴别诊断】

1. 子宫颈癌　阻塞子宫颈管开口时也可导致子宫腔扩大。当子宫内膜癌累及子宫颈管时,和子宫颈癌较难鉴别。

2. 子宫平滑肌瘤及平滑肌肉瘤　子宫增大,轮廓规则或不规则,肌瘤的密度与子宫肌一致,子宫腔受压、偏位,可有钙化;子宫平滑肌肉瘤常较大且易出血坏死,挤压使子宫腔移位。

【比较影像学与临床诊断】

首选超声,其次选择 MRI。MRI 显示宫体癌对子宫肌层及宫外的浸润均较 USG、CT 优越。但 MRI 对附件转移的显示效果欠佳。临床主要症状为绝经后阴道持续性或不规则性出血,白带增多并血性和脓性分泌物。晚期出现盆部疼痛。CT 检查有助于肿瘤分期:Ⅰ期肿瘤局限于子宫内膜或较少侵犯肌层时,无异常表现;肿瘤明显侵犯子宫肌时,子宫常呈对称性或分叶状增大,增强扫描肿块强化程度低于正常子宫肌而略低密度,边界多不清楚。Ⅱ期肿瘤侵犯宫颈时,宫颈不规则增大;若阻塞宫颈管,可致宫腔增大,内呈液性密度。Ⅲ期肿瘤侵犯宫旁组织,正常脂肪被不规则软组织肿块影取代,有时还可见盆腔淋巴结肿大。Ⅳ期肿瘤,膀胱和/或直肠受累时,显示与子宫肿块相连的局部膀胱壁或直肠壁增厚或形成肿块,也可发现远隔脏器的转移。

（三）宫颈癌

【典型病例】

患者,女,56 岁,因半年来阴道不规则出血、白带多,近期有血尿来诊(图 9-3-3)。

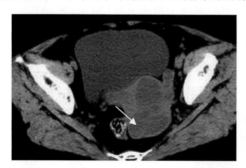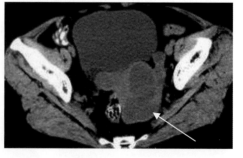

图 9-3-3　宫颈部增大,其内可见不规则低密度影,呈多囊性改变(箭头),边界不清

【CT 诊断要点】

1. 平扫　CT 表现为宫颈增大,并出现软组织肿块,呈中等密度。肿块增大时,其中心可发生坏死。晚期可侵犯子宫及宫旁组织,并可累及膀胱和直肠。

2.增强 肿瘤的强化程度要低于残存的宫颈组织,可有腹膜后淋巴结增大或其他脏器转移表现。

3.肿瘤分期 Ⅰ期肿瘤,当肿瘤较小时,CT扫描不能发现。肿瘤继续生长侵犯宫颈基质时,表现为宫颈增大,边缘光整的略低密度灶,内可见坏死的更低密度灶;增强扫描,肿瘤的强化程度低于正常的宫颈组织。Ⅱ期肿瘤,增大宫颈的边缘不规则或模糊。宫旁脂肪组织密度增高,或出现软组织肿块;输尿管周围脂肪密度增高或出现软组织肿块。Ⅲ期肿瘤,肿瘤向外侵犯盆壁,可见不规则软组织密度影达闭孔内肌或梨状肌;还可发现盆腔淋巴结增大。Ⅳ期肿瘤,肿瘤侵犯膀胱和直肠时,显示与子宫肿块相连的局部膀胱壁或直肠壁增厚或形成肿块,也可发现远隔脏器的转移。

【鉴别诊断】

宫颈糜烂:影像学往往不能作出正确的鉴别诊断,唯一可靠的方法是宫颈活检。

【比较影像学与临床诊断】

临床上以超声为首选,其次为MRI。经阴道超声在宫颈癌的诊断和术前分期方面有很高的价值。增强MRI在宫颈癌的诊断和分期方面均优于CT。影像学检查的目的除诊断之外,最主要目的在于术前分期。临床上早期常无明显症状或有接触性阴道流血,晚期有阴道不规则出血和白带增多。肿瘤侵犯邻近器官或结构可引起疼痛、血尿、便血等症状。

(四)卵巢囊肿

【典型病例】

患者,女,21岁,因月经不规则来诊(图9-3-4)。

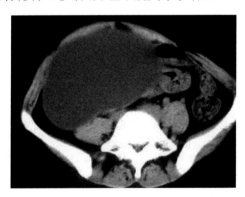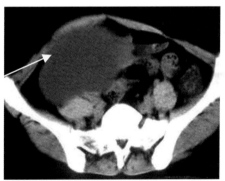

图9-3-4 右侧卵巢区可见囊性病变(细箭)

【CT诊断要点】

1.卵巢区囊性占位病变多为单发,呈水样密度,CT值为0~15 HU,无分房,直径多小于3 cm,偶尔达到6~7 cm。

2.囊壁薄而均匀,边缘光滑。

3.增强扫描囊内容物不强化。

【鉴别诊断】

1.卵巢皮样囊肿 表现为囊性病变,囊壁厚薄不均匀,可有钙化,囊内可有脂肪密度,与滤泡性囊肿或单纯性囊肿可以鉴别。

2.卵巢巧克力囊肿　囊肿体积较大,密度较单纯性囊肿高,且常为混杂密度,边缘不规则和盆腔内有粘连,有时可见多个囊肿,临床上有痛经史。

3.卵巢囊腺瘤　为多房性,分隔均匀或不均匀,内壁光滑,与滤泡性囊肿易于鉴别。

【比较影像学与临床诊断】

超声、CT、MRI检查均易发现卵巢囊肿,依据影像表现,一般不难作出诊断,但多不能确定囊肿的类型。多囊性卵巢在MRI和超声检查时,表现具有一定特征,结合临床和化验,常可作出诊断。临床上,此病好发年龄为30～40岁,卵巢囊肿早期多可无症状,较大的囊肿可有腹胀感。功能性囊肿可有月经异常表现。

（五）卵巢囊腺瘤

【典型病例】

患者,女,25岁,主因月经不调,伴小腹膨隆坠胀3个月来诊(图9-3-5)。

【CT诊断要点】

1.盆腔内肿块常较大,直径多在5 cm以上,也可占据盆腔或下腹部,其边缘常不规则。

2.肿块多呈囊实性,也可呈囊性或实性。少数肿块内可见钙化。

3.增强扫描示实性肿块、囊壁、分隔及壁结节可见强化,可清楚地勾画出肿瘤的形态以及显示肿瘤的坏死区。

【鉴别诊断】

1.卵巢良性肿瘤　以良性浆液及黏液性囊腺瘤最多见,呈单房或多房囊性肿块,壁厚薄均匀,厚度多在3 mm以下,多无实性结节,实性成分越少,恶性的可能性越低。

2.卵巢各种恶性肿瘤之间的鉴别　CT几乎不能区分肿瘤的组织类型。

【比较影像学与临床诊断】

最好的影像学检查方法为超声,其次为MRI、CT检查,CT需增强扫描。临床上早期可无症状。肿瘤增大常有腹部包块、腹胀,少数病人有腹痛和月经变化。较大的肿瘤可出现压迫症状。

（六）卵巢囊腺癌

【典型病例】

患者女,47岁,20余天无明显诱因出现下腹部阵痛,呈钝性疼痛,进行性加重(图9-3-6)。

【CT诊断要点】

1.腹盆腔较大肿块,内见多发不规则囊性部分,间隔、囊壁厚薄不均。

2.可见软组织密度成分。

3.增强示囊壁、间隔及实性部分明显强化。

4.肿瘤周围可见直接侵犯、腹膜腔种植、淋巴结转移、腹水等表现。

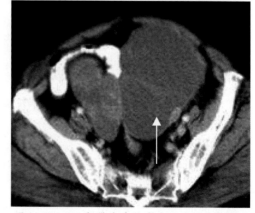

图9-3-5　卵巢多房性囊实性占位(箭头),以囊性为主

【鉴别诊断】

转移性肿瘤:Krukenberg瘤占卵巢转移瘤的50%,也称"黏液细胞癌",其组织学特征——分

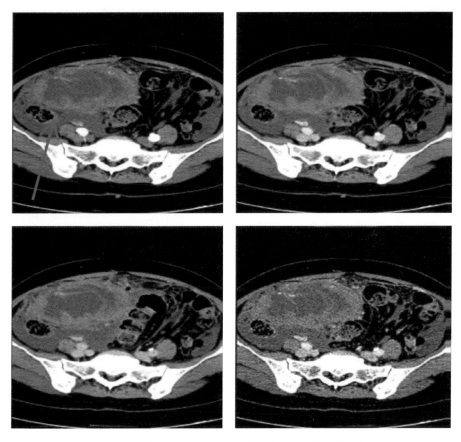

图9-3-6　图示细箭头,右侧附件区囊实性肿块,囊壁厚薄不均,强化明显

泌黏蛋白的"印戒"细胞。常来源于胃、结肠,其次是乳腺、肺部及对侧卵巢明显不均匀强化,囊变坏死区不强化,常有间质浸润。

**【比较影像学与临床诊断】**

超声:对卵巢肿瘤有较好的诊断准确性,特别是腔内超声彩超结合CA-125是目前筛选卵巢恶性肿瘤首选方法。但是容易受到肠管气体、腹水影响,对肿瘤形态、内部结构显示及分期的准确性不如CT及MRI。CT:空间分辨力高,对脂肪及钙化成分具有特征性征象而对早期卵巢病变有良好的鉴别价值。MRI:定位、定性诊断准确,多平面成像,并且不依赖操作者,软组织对比超过超声及CT,价格昂贵及耗时;PET-CT:能够早期发现CT与MRI不易发现的肿瘤,特别是不易定性的软组织影。生物特性方面具有独特优势,可以减少漏诊率,但费用昂贵,可作为补充手段方法。

## 二、男性盆腔疾病

### (一)前列腺增生

**【典型病例】**

患者,男,67岁,因进行性加重尿频、尿急、尿不尽来诊(图9-3-7)。

【CT 诊断要点】

1. CT 显示正常前列腺上界不超过耻骨联合上缘 1.0 cm；如在耻骨联合上方 2.0～3.0 cm 仍可见到前列腺，则可确诊为前列腺增大。

2. 增大的前列腺压迫尿道并突入膀胱，表现为膀胱内密度均匀或不均匀肿块，其内可有小的囊性低密度区及钙化点。

【鉴别诊断】

前列腺癌：起源于前列腺周边包膜下（外周带），大者可替代整个前列腺。前列腺癌常穿破包膜而累及精囊腺，并有淋巴结转移。局限在包膜内的前列腺癌和前列腺增生不易鉴别，定性诊断需要结合临床表现。

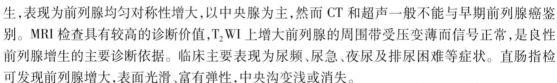

图 9-3-7　前列腺中叶增大，突入膀胱（箭头）

【比较影像学与临床诊断】

CT、超声和 MRI 检查均可发现良性前列腺增生，表现为前列腺均匀对称性增大，以中央腺为主，然而 CT 和超声一般不能与早期前列腺癌鉴别。MRI 检查具有较高的诊断价值，$T_2WI$ 上增大前列腺的周围带受压变薄而信号正常，是良性前列腺增生的主要诊断依据。临床主要表现为尿频、尿急、夜尿及排尿困难等症状。直肠指检可发现前列腺增大，表面光滑，富有弹性，中央沟变浅或消失。

（二）前列腺癌

【典型病例】

患者，男，64 岁，因尿频、尿不尽伴无痛性镜下血尿进行性加重来诊（图 9-3-8）。

【CT 诊断要点】

1. 当癌结节局限于包膜内时，CT 表现为前列腺内局限性低密度区或前列腺外形局限性膨隆。但癌肿和正常前列腺的密度差异较小，常不一定能检出，故应在窄窗条件下观察。

2. 癌肿穿破包膜，表现为前列腺明显增大，包膜不完整，密度不均匀。

3. 癌肿累及精囊腺和膀胱，膀胱精囊腺三角消失是肿瘤向外侵袭的重要征象。

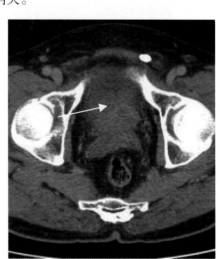

图 9-3-8　前列腺增大，边缘不规则（细箭），其内密度不均

4. 前列腺癌累及精囊腺时常有盆腔淋巴结转移，前列腺癌经淋巴结转移至附近盆腔淋巴结、髂内和髂外淋巴结、腹主动脉旁淋巴结，甚至还能转移至纵隔、颈部和腋窝淋巴结。常发生骨质样，且以多发性成骨转移为特征。

【比较影像学与临床诊断】

对于早期限于前列腺被膜内的肿瘤，MRI 为首选影像检查方法，$T_2WI$ 上于较高信号周围带内发现低信号结节是诊断的主要依据;对于进展期的前列腺癌,超声、CT、MRI 诊断并不困难,并可根据前述表现均能较为准确地显示肿瘤范围,据此进行肿瘤分期,并可评估各种治疗方法的疗效。临床前列腺癌多发生于老年男性,肛门指检可触及前列腺硬结,表面不规则。

## 三、膀胱疾病

### (一)膀胱炎

【典型病例】

患者,男,41 岁。右侧腰部胀痛不适 1 周余,伴尿频、间断性肉眼血尿(图 9-3-9)。

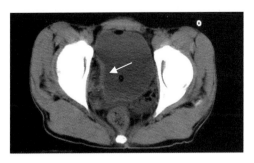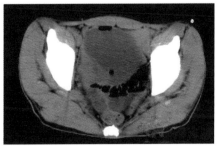

图 9-3-9 膀胱壁局限性增厚(箭头),内壁光滑,其内可见气体密度影

【CT 诊断要点】

1. 膀胱壁增厚,呈均匀性或局限性,内壁光滑。

2. 增强扫描时膀胱内侧壁呈环状强化,此为膀胱黏膜充血所致。

3. 囊肿性膀胱炎,表现为膀胱壁直径为 1.0~10 mm 薄壁水样密度囊肿。

4. 结核性膀胱炎亦可见钙化。

【鉴别诊断】

1. **膀胱淀粉样变** 为全身淀粉样变的一部分或仅为膀胱单发病变,形成单发或多发的广基底浸润性赘生物。

2. **膀胱癌** 多有软组织结节,增厚的膀胱壁表面不光滑,有时局限性膀胱炎因缺少特征性易误诊为膀胱癌。

【比较影像学与临床诊断】

检查方法有:CT、MRI、造影、超声。CT 可作为辅助检查手段。主要表现为尿路刺激症状、脓尿和血尿。急性期症状重,慢性期症状轻。可反复发作,时轻时重。

### (二)膀胱结石

【典型病例】

患者,男,45 岁,因尿痛、血尿、排尿突然中断 3 天来诊(图 9-3-10)。

【CT 诊断要点】

1. 常表现为高密度影,边缘锐利、光滑,中央为低密度呈层状表现,CT 值常大于 100 HU。

2. 改变体位结石可移动,但输尿管膀胱入口处结石位置较固定。

3. 可引起输尿管、肾盂积水。

【鉴别诊断】

1.膀胱炎所致的膀胱壁钙化 位于膀胱内侧壁,为条状、弧形或不规则形,位置固定,不随体位改变而移动。

2.膀胱肿瘤壁钙化 可见膀胱内软组织肿块钙化,位于肿瘤表面,改变体位虽可以随肿瘤移动,但移动的范围较为局限。

【比较影像学与临床诊断】

膀胱结石的诊断主要依赖于X线平片、膀胱造影和超声检查,根据其位置和表现特征,不难诊断,但对于不典型的阳性结石则需要CT检查以确诊。临床主要表现为尿痛、血尿、排尿中断及膀胱刺激症状。

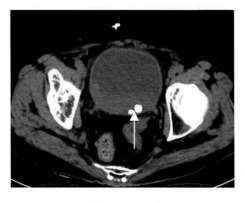

图9-3-10 膀胱后壁增厚,局部可见结石影(箭头)

（三）膀胱癌

【典型病例】

患者,女,62岁,因无痛性血尿1周来诊(图9-3-11)。

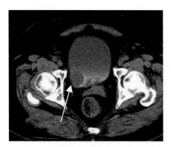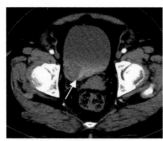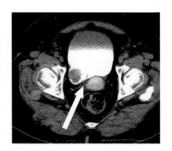

图9-3-11 膀胱右侧三角区可见软组织团块(细箭头),增强后明显强化,膀胱后壁亦可见两小软组织结节(粗箭头)

【CT诊断要点】

1.平扫可见由膀胱壁突向腔内的结节、分叶或菜花状软组织密度肿块,大小不等,表面可有点状钙化,常位于膀胱侧壁和三角区。部分肿瘤仅见局部膀胱壁不规则增厚。

2.增强检查,早期肿块有强化,延迟扫描呈腔内低密度充盈缺损。

3.盆腔内可出现肿大的淋巴结。

【鉴别诊断】

膀胱乳头状瘤:一般较小,肿瘤表面光滑,膀胱壁无浸润。表面有溃疡形成时应考虑乳头状瘤的可能,但病变早期,二者仅凭CT表现尚难以鉴别,膀胱镜检查并活检可明确诊断。

【比较影像学与临床诊断】

当前,CT和USG是主要检查方法,不但能确切地显示膀胱肿瘤,并有助于和其他病变鉴别,如膀胱血块、阴性结石等,还能较为准确地显示肿瘤范围。本病好发于40岁以上男性。临床表现主要是无痛性肉眼血尿,部分病人有尿频、尿急和尿痛等膀胱刺激症状。膀胱区疼痛,排尿时加重常为癌肿的晚期症状。

# 第四节　临床误诊案例精选

男,47 岁,体检 B 超发现左肾上腺结节。实验室检查无异常。CT 扫描如图 9 - 4 - 1。

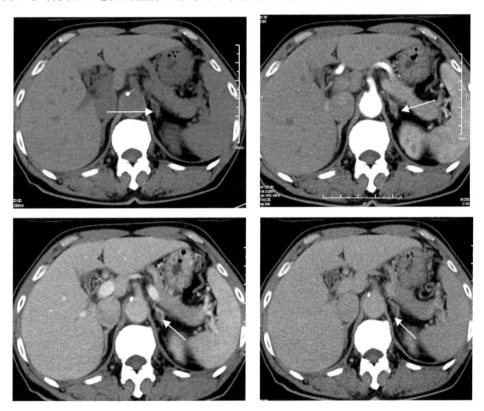

图 9 - 4 - 1　左肾上腺 CT 平扫可见一类圆形低密度结节影,密度较均匀,CT 值约 28 HU,边缘清晰,增强扫描后动脉期明显强化,迅速廓清,静脉期及延迟期呈低密度影(箭头),诊为左肾上腺腺瘤。术后病理为肾上腺结节增生

误诊原因:肾上腺低密度小结节,增强后明显强化,迅速廓清,边缘清晰,无临床症状,符合无功能肾上腺腺瘤诊断(常见病)。由于同影异病考虑不全,没能想到结节样增生。

正确诊疗思路:对于无临床症状的肾上腺小结节,增强后有明显强化,迅速廓清,基本可以定性为良性病变,最常见的为腺瘤,但要排除转移瘤的可能,也要考虑结节样增生等少见病,加做 MRI 扫描有助于鉴别诊断。

# 第五节　泌尿生殖系统 CT 诊断报告示范

## 一、泌尿生殖系统 CT 诊断报告模板

1. **左/右/双侧输尿管上/中/下段结石并肾盂输尿管积水**　平扫示左/右/双侧输尿管上/中/下段平面可见一类圆形致密高密度影,直径约为 cm,此平面以上左/右/双侧输尿管及肾盂轻/中/重度扩张积水。双肾实质未见异常密度影,腹膜后未见肿大淋巴结。

2. **左/右肾肾囊肿**　左/右侧肾上/中/下极肾实质内可见一类圆形囊性低密度灶,直径约为 cm,边界清楚锐利,平扫呈水样均匀低密度,增强扫描病灶无强化,病灶边界更清楚。肾盂肾盏无异常。所见肝脏、脾脏及胰腺形态及密度未见异常。

3. **肾细胞癌**　左/右侧肾体积增大,表面不规则隆起,内可见一类圆形占位性病变,边界欠清,大小约为 cm,病灶不规则,平扫呈低/等密度,密度欠均匀,其内可见更低密度囊变坏死区,增强扫描后动脉期病灶明显强化,迅速廓清。左/右肾内未见异常密度影,腹膜后未见明显肿大淋巴结。

4. **肾盂癌**　左/右肾盂内可见一类圆形软组织块影,大小约为 cm,病灶不规则,密度欠均匀,增强扫描后病灶轻度强化,肾盏受压变形。左/右肾内未见异常密度影,腹膜后未见明显肿大淋巴结。

5. **卵巢癌**　左/右侧附件区可见一不规则形病灶,大小约为 cm,其内密度不均匀,大部分呈囊性低密度,部分呈实性等密度;增强扫描后病灶实性部分呈不均匀强化,囊壁强化,病灶与周围组织分界不清楚,子宫、膀胱明显受压移位,盆腔内及下腹部可见少/大量积液。

   意见:①左/右侧附件区囊实性占位性病变,考虑为卵巢癌,建议结合超声检查诊断。
   　　　②腹水及盆腔积液。

6. **前列腺增大**　前列腺体积增大,大小为:左右径 cm,上下径 cm,前后径 cm,部分突入膀胱内,前列腺外形尚正常,边界清楚,密度均匀/不均匀,双侧膀胱精囊角对称、正常,盆腔内未见肿大淋巴结。

   意见:前列腺增大,建议 MRI 检查。

7. **双侧肾上腺 CT 平扫未见明显异常**　扫描示双侧肾上腺形态正常,其大小属正常范围,未超过同平面膈肌脚厚度,双侧肾上腺区未见异常密度影,腹膜后未见肿大淋巴结。

8. **肾上腺腺瘤**　左/右侧肾上腺区可见一直径约 cm 类圆形肿块,边缘光滑,界线清楚,平扫呈等密度,密度均匀,增强扫描后病灶呈中度均匀强化。同侧正常肾上腺显示不清,对侧肾上腺未见明显异常。

   意见:左/右侧肾上腺区占位性病变,性质考虑为肾上腺腺瘤。

9. **嗜铬细胞瘤**　左/右侧肾上腺区可见一直径约 cm 类圆形较大肿块,边界尚清楚,平扫呈等密度,密度欠均匀,其内可见更低密度液化坏死区,增强扫描后病灶实性部分呈明显强化,液化坏死区不强化。同侧正常肾上腺显示不清,对侧肾上腺未见明显异常。

10. **肾上腺转移瘤**　左/右侧/双侧肾上腺区可见结节/肿块影,边界尚清楚,平扫呈等密度,密度欠均匀,其内可见更低密度液化坏死区,增强扫描后病灶实性部分中度强化。同侧正常肾

上腺显示不清,对侧肾上腺未见明显异常。

## 二、诊断报告示范

左肾上腺腺瘤(图 9 - 5 - 1)。

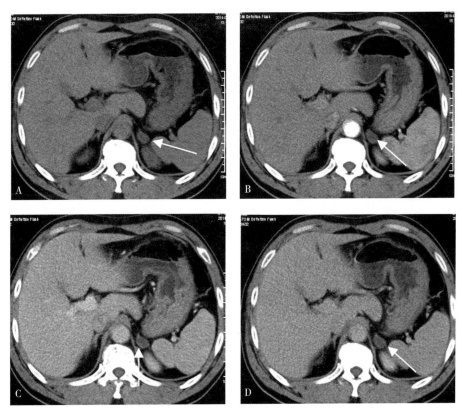

图 9 - 5 - 1 肾上腺 CT 平扫 + 增强扫描
A. 平扫;B. 动脉期;C. 静脉期;D. 延迟期

肾上腺 CT 平扫 + 增强扫描:左侧肾上腺区可见一大小约 1.8 cm × 1.2 cm 椭圆形肿块,边缘光滑,界线清楚,平扫呈等密度,密度均匀,增强扫描后病灶呈中度均匀强化,同侧正常肾上腺显示不清。对侧肾上腺未见明显异常。

意见:左肾上腺占位病变,考虑肾上腺腺瘤。

报告医师:签字　　审核医师:签字

×××× 年 ×× 月 ×× 日

## 第十章 运动系统

# 第一节　正常断面解剖

## 一、膝关节 （图 10 – 1 – 1 至图 10 – 1 – 3）

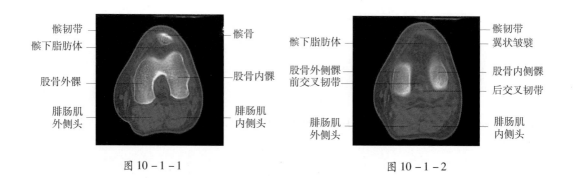

图 10 – 1 – 1

图 10 – 1 – 2

## 二、髋关节（图 10 – 1 – 4）

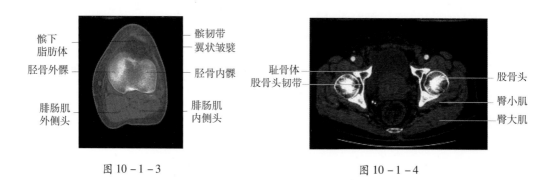

图 10 – 1 – 3

图 10 – 1 – 4

# 第二节　骨与关节创伤

## 一、髋关节创伤

【典型病例】

患者,男性,34 岁,因车祸外伤致股骨头骨折(图 10 – 2 – 1)。

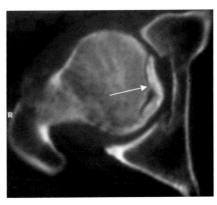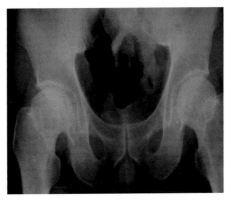

图 10 - 2 - 1　右侧股骨头可见小骨折片(箭头),X 线片未见异常

### 【CT 诊断要点】

1. CT 轴位上,髋臼呈半圆形,部分包绕股骨头。

2. CT 不仅能发现髋臼骨折,还可对骨折的类型、损伤程度和骨折片移位程度进行评价。

3. 骨折的 CT 检查,最好应用薄层扫描技术和三维重建。CT 三维重建能显示股骨近端骨折的髋内翻或髋外翻畸形。

### 【比较影像学及临床诊断】

该病的影像学检查方法:X 线平片、CT 检查、MRI 检查。常规骨折 X 线平片即可诊断,小碎骨片 CT 效果较好,平片容易漏诊,CT 对髋臼骨折的诊断优于平片;对于骨挫伤以 MRI 检查最好。髋关节创伤发病率占全身骨关节创伤的第 8 位。髋关节是人体中最大最稳定的关节,但由于它是承重关节,活动度大,遭受创伤的机会也较多。临床上少年时髋关节创伤,容易发生股骨头或大小粗隆的骨骺分离;中年人受创伤时,好发生脱位;老年人受到创伤时,多发生粗隆间或股骨颈骨折。患者常外伤后出现髋部疼痛,活动障碍。

## 二、膝关节创伤

### 【典型病例】

患者,女,25 岁,骑自行车摔倒后感左侧膝关节疼痛伴活动稍受限(图 10 - 2 - 2)。

### 【CT 诊断要点】

1. 骨髁间骨折为严重的关节内骨折,股骨髁纵行劈裂为内外两块,有时分离。

2. 多合并髁上骨折,骨折线为"T"或"Y"形。

3. CT 不仅能发现骨折线,确定骨折线走行和移位方向,还可发现关节内大量积血或出现的关节积脂血症,可见到关节内脂肪 - 血液平面。

4. CT 对半月板损伤也有一定的诊断价值。

图 10 - 2 - 2　右侧胫骨平台后方小片撕脱骨折(粗箭头)

### 【比较影像学及临床诊断】

X 线平片不能显示的韧带和半月板损伤,现可用螺旋 CT、MRI 检查清晰显示隐性骨折和半月板、韧带等损伤。膝关节外伤后,除骨折脱位外,关节囊韧带和半月板的损伤比较常见,临床上常有绞锁症状,物理检查出现活动障碍。

### 三、其他骨骨折

【典型病例】

患者,男,18 岁,施工时不慎从脚手架上掉落,右侧脚跟不能着地(图 10 - 2 - 3)。

【CT 诊断要点】

1. 判定骨折是损伤性或病理性;骨折是否移位,如何移位;对位对线是否满意,是否需要整复;骨折是新鲜的还是陈旧的;有否邻近关节或骨损伤。

2. 骨折的 CT 检查,最好应用薄层扫描技术和三维重建。

【比较影像学与临床诊断】

关节以外的骨折以 X 线平片为最常见的检查方法,但对于对位较好的骨折以局部 CT 扫描为好,骨小梁的骨折以 MRI 检查为好。骨折系指由于外伤或病理等原因致使骨质部分或完全断裂的一种疾病。临床上多有明

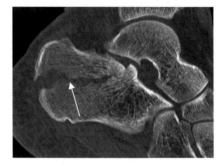

图 10 - 2 - 3　右侧跟骨断裂(箭头),周围软组织肿胀

显外伤史,骨折部有局限性疼痛和压痛,局部肿胀和出现瘀斑,肢体功能部分或完全丧失,完全性骨折可出现肢体畸形及异常活动。结合影像学检查多能够诊断。

# 第三节　骨关节肿瘤及肿瘤样变

### 一、骨软骨瘤

【典型病例】

患者,女,24 岁,自觉右髋关节活动受限(图 10 - 3 - 1)。

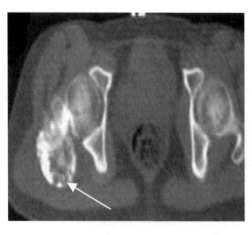
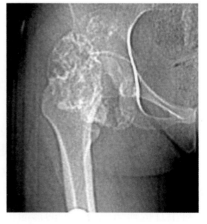

图 10 - 3 - 1　右股骨大转子及其后方外生性肿块,边缘清楚不规则,内见不规则骨化或钙化影(箭头)

【CT诊断要点】

1.大多数外生骨软骨瘤CT可显示为边界清楚的骨性肿块,其中,密度较低,有髓腔和骨质结构,并与正常骨结构相连续。

2.可见较薄的低密度软骨帽。

3.CT易显示带蒂的骨软骨瘤与周围血管的关系。增强扫描病灶性无明显强化。

4.无蒂的骨软骨瘤有时仅从形态和部位上难与软骨肉瘤鉴别,此时CT可有很大帮助。除清楚显示横断面解剖外,并可明确未钙化软骨的数量,向软组织内浸润的程度,以及向骨皮质和髓腔侵犯的范围,可在术前作出正确诊断。

【鉴别诊断】

1.软骨肉瘤　骨软骨瘤骨皮质多保持完整,无肿瘤性软组织肿块。骨软骨瘤为附着于干骺端的骨性突起,形态多样,软骨帽厚者亦可见肿瘤端部有菜花样钙化阴影。而继发于骨软骨瘤的软骨肉瘤,软骨帽增厚更明显,并形成软组织肿块,其内可见多量不规则的絮状钙化点。

2.骨梗死　表现为松质骨内匍行的、周边为带状硬化缘的骨质吸收区,中间可见死骨或钙化,也可表现为松质骨内呈地图状分布的圈状或斑片状高密度区。

【比较影像学及临床诊断】

X线平片常能显示骨软骨瘤的钙化,但对肿瘤的范围及来源等的诊断价值有限,有的病例可无明显异常。而CT是显示该类肿瘤大小、范围的最佳方法,可以判断肿瘤的生长情况,有无恶变。骨软骨瘤是最常见的良性骨肿瘤,占良性骨肿瘤的36% ~ 40%,大多数发生在长骨干骺端。骨软骨瘤由骨皮质和骨小梁组成,其表面有不同厚度的软骨帽覆盖。肿瘤在儿童期增大缓慢,但青春期可迅速增大。大部分病人为20岁左右的青年人,少数可为中老年人。病变本身无症状,多因压迫周围组织如肌腱、神经、血管等影响功能而就医。多发性骨软骨瘤可妨碍正常长骨生长发育,以致患肢有短缩弯曲畸形。

## 二、内生软骨瘤

【典型病例】

患者,女,49岁,患者无明显诱因出现右膝关节疼痛,多为活动、负重时明显,不剧烈,伴夜间休息时疼痛,持续时间约为1小时,用手揉捏后疼痛缓解。无膝关节红肿,无放射痛,无行走障碍,到当地乡镇医院就诊,口服止痛药物,疼痛无明显好转(图10-3-2)。

【CT诊断要点】

1.在骨干内有一个椭圆形骨疏松阴影,很少波及骨骺。

2.病损处于骨干中央时,骨皮质膨胀不明显,若处于一侧,则可使皮质变薄而明显膨胀。骨疏松区呈云雾状,其间可出现间隔或点状钙质密度。

3.用于肿瘤内部无明显钙化、骨皮质的完整性不明确或不规则的进一步评估。

【鉴别诊断】

1.骨囊肿　好发于长骨干骺端,少见于短管状骨,少见偏心性生长,骨破坏区无钙化影。

2.骨的巨细胞瘤　长骨端的内生软骨瘤有时会被误认为骨的巨细胞瘤,尤其是没有钙化或骨化的病例。内生软骨瘤一般很少有极度膨胀,同时病损比较局限。在诊断困难时,须依靠组织检查才能作出鉴别。

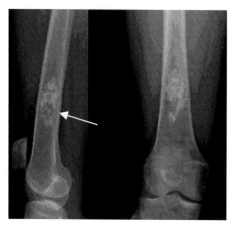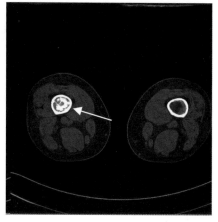

图 10 - 3 - 2　右侧股骨远端可见不规则高密度团块,CT可见骨髓腔密度增高,呈明显高密度(箭头)。活检证实为内生软骨瘤

3. 骨梗死　表现为松质骨内匍行的、周边为带状硬化缘的骨质吸收区,中间可见死骨或钙化,也可表现为松质骨内呈地图状分布的圈状或斑片状高密度区。

【比较影像学与临床诊断】

主要影像学诊断有:X线平片、CT、MRI。X线平片结合临床表现一般都可以诊断软骨瘤;CT用于肿瘤内部无明显钙化、骨皮质的完整性不明确或不规则的进一步估价;MRI的作用是显示肿瘤内部的非钙化软骨、病灶范围、骨皮质有无穿破和肿瘤对软组织的侵犯。内生软骨瘤病程较慢,一般无临床症状。好发于四肢短骨,尤以指骨和掌骨、跖骨多见,指骨病变多发于近节和中节,肿瘤呈中心性生长,骨皮质呈梭形膨胀、变薄,周围可有骨质增生硬化现象,其内可有多数间隔和散在沙砾状钙化影,肿瘤可增大延及大部分或整个骨干。

## 三、骨巨细胞瘤

【典型病例】

患者,男性,36岁,左膝关节间歇性疼痛3个月,近1周来疼痛加重。查体左侧膝关节有压痛,左膝关节活动受限(图 10 - 3 - 3)。

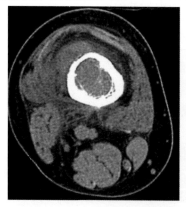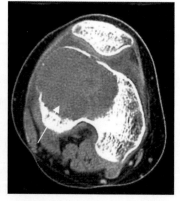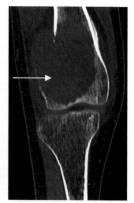

图 10 - 3 - 3　股骨远端呈囊状膨胀性破坏(箭头),骨皮质膨胀变薄呈虫蚀状,周围软组织肿胀

**【CT 诊断要点】**

1. 病变呈膨胀性破坏,有骨性包壳包绕,边界清楚。

2. 肿瘤组织 CT 值较软组织密度稍高,32 ~ 110 HU 不等,多数无钙化。还可显示肿瘤内液化、坏死。

3. 增强后有中度强化,CT 值自 40 ~ 54 HU 增至 80 HU 左右。亦有强化不明显处为肿瘤坏死区。

4. 术后复发者,不仅可见骨质破坏,且见骨外软组织瘤块,或肿瘤呈结节状多层生长,外面环绕不完整的骨壳。

**【鉴别诊断】**

1. 骨囊肿　好发于儿童及青年,病变常位于干骺端,向纵径发展为著,骨端膨胀不如骨巨细胞瘤明显。多房性骨囊肿内可有残余的呈条状的骨小梁,但不易看到肥皂泡样征象。

2. 甲状旁腺功能亢进症骨质改变　常为多发,局部骨质膨胀较少,易发生弯曲畸形,并具有全身性骨质疏松、骨皮质变薄及骨骼的其他改变。实验室检查血钙及血碱性磷酸酶增高。

**【比较影像学及临床诊断】**

多应用 X 线平片诊断,CT 扫描有利于观察肿瘤向骨外侵犯和侵入关节的情况,尤其是骨巨细胞瘤术后复发或恶变。MRI 对肿瘤成分的判定较好。巨细胞瘤很可能起源于骨髓结缔组织间充质细胞,以基质细胞核和多核巨细胞为主要结构,是一种潜在恶性或介于良恶之间的溶骨性肿瘤。好发年龄 20 ~ 40 岁,性别差异不大,好发部位为股骨下端和胫骨上端。主要症状为疼痛和肿胀,与病情的发展相关,局部包块压之有乒乓球样感觉,病变的关节活动受限。

## 四、骨肉瘤

**【典型病例】**

患者,男,18 岁,右下肢疼痛 1 周(图 10 - 3 - 4)。

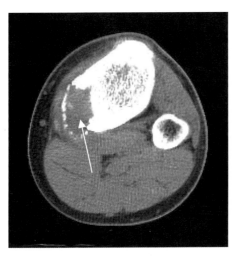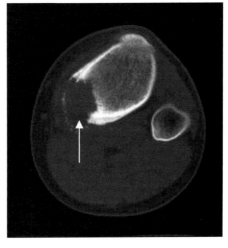

图 10 - 3 - 4　左侧胫骨近段干骺端可见一不规则骨质破坏区(箭头),骨皮质不连续,可见周围葱皮样骨膜反应,周围软组织轻度肿胀

**【CT 诊断要点】**

1. 肿瘤部位不规则溶骨破坏。骨皮质变薄或中断、残缺不全,呈膨胀性或非膨胀性破坏。

2. 有骨内和骨外肿瘤骨代替了脂肪密度的骨髓组织,明确显示肿瘤在髓内的浸润范围。肿瘤内还可见到形态各异的瘤骨团块,或瘤软骨的环形钙化。常有液化坏死灶形成囊腔,故测量 CT 值差别较大。

3. 骨外肿块可以形成不完整的包壳和自皮质向外垂直伸展的针状瘤骨。

4. 生长在骨端的肿瘤易侵犯关节,在关节软骨层面可见到肿瘤骨,并突出关节软骨面形成关节内肿块。

5. 发生于椎体的,以成骨为主的骨肉瘤可明确显示所累及的椎弓及其附件;显示椎体的膨胀、压缩;破坏椎管及突入椎管的肿块和突向椎体外生长的肿块,并显示肿块与椎体附近血管肌肉的关系。

6. CT 扫描显示髓内病变清楚,但对骺板软骨的破坏,因扫描层面与骺板平行,使显示欠佳。

**【鉴别诊断】**

1. 慢性化脓性骨髓炎 髓腔弥漫性密度增高,皮质增厚,但无骨质大块破坏或肿瘤骨形成,软组织肿胀亦不明显。若见死骨存在,骨髓炎的诊断更明确。

2. 尤文肉瘤 表现为髓腔内斑点状、鼠咬状溶骨破坏,范围较广,多见葱皮样骨膜反应。

3. 转移性肿瘤 较少侵犯膝关节附近的骨骼,好发于骨盆及脊柱等,骨质改变多为溶骨性,大多无骨膜反应和软组织肿块。

**【比较影像学及临床诊断】**

主要靠 X 线、CT 作出初步诊断,CT 扫描可清楚显示软组织肿块的边缘,以及肿瘤与大血管的关系,并可了解肿瘤的血供情况,这些对手术治疗非常有帮助,最后其要依靠病理活检才能确定。骨肉瘤由肿瘤性成骨细胞、骨样组织所组成,为起源于成骨组织的恶性肿瘤。该瘤恶性程度甚高,预后极差,可于数月内出现肺部转移,多发于 15 ~ 25 岁青少年,多发于股骨下端及胫骨上端。主要症状是局部疼痛,初为间歇性隐痛,迅速转为持续性剧痛,夜间尤甚;局部皮温高,静脉怒张,肿块生长迅速,压痛,可出现震颤和血管杂音,可有病理性骨折,关节功能障碍;全身毒性反应,食欲不振,体重减轻,最后衰竭,出现恶液质;贫血,白细胞增高,红细胞沉降率快,碱性磷酸酶增高。

## 五、软骨肉瘤

**【典型病例】**

1. 女,22 岁,主因右侧骶髂部疼痛 1 个月,以夜间明显,近日感到消瘦、无力就诊(图10 - 3 - 5)。

2. 男,19 岁,因左侧髋关节疼痛,走路跛行月余,发现左侧臀部肌肉萎缩 2 周就诊(图 10 - 3 - 6)。

3. 男性,22 岁,右肩疼痛 3 个月。既往无明显外伤史(图 10 - 3 - 7)。

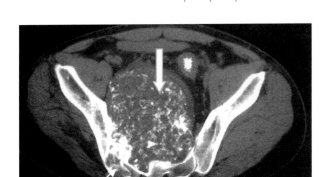

图 10 - 3 - 5　右侧骶髂关节处骨质破坏(细箭头),骶前可见巨大肿块(粗箭头),其内可见弥漫钙化

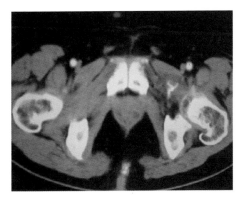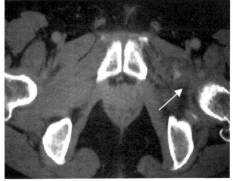

图 10 - 3 - 6　左侧髋臼结构紊乱,局部骨质破坏(箭头)

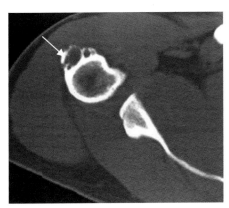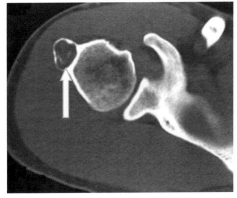

图 10 - 3 - 7　右肱骨干骺端外侧皮质骨损害(细箭头),肿块边缘有钙化或硬化边(粗箭头),无明显软组织肿块

## 【CT诊断要点】

1.发生于髓腔的软骨肉瘤可出现斑片状、虫蚀状和囊状溶骨性破坏。

2.骨皮质变薄、膨胀,有时候可见骨膜下新生骨或皮质旁有针状骨。

3.肿瘤软骨钙化是最基本且具有特征性的表现,瘤软骨钙化呈环状、半环状、屑状以至点状。

4.软组织肿块,其中可见密度不等的钙化。

5.继发性软骨肉瘤可出现象牙质样瘤骨。

【鉴别诊断】

1.软骨瘤　其内常有散在沙砾样钙化点,但较软骨肉瘤少而小,骨皮质多保持完整,无肿瘤性软组织肿块。

2.骨软骨瘤　为附着于干骺端的骨性突起,形态多样,软骨帽盖厚者亦可见肿瘤端部有菜花样钙化阴影。而继发于骨软骨瘤的软骨肉瘤,软骨帽增厚更明显,并形成软组织肿块,其内可见多量不规则絮状钙化点。

3.骨肉瘤　易与中央型软骨肉瘤混淆,特别当软骨肉瘤内并无钙化时颇与溶骨性骨肉瘤相似,但若见骨肉瘤具有的特征性肿瘤骨化,以及骨膜反应显著者可区别。

【比较影像学及临床诊断】

典型的软骨肉瘤 X 线诊断并不难,CT 扫描可清楚显示肿瘤大小、形态,其内的钙化灶等。软骨肉瘤是常见的恶性骨肿瘤,其发生率仅次于骨肉瘤,排在第 2 位。多发生于成人及老年人,>50 岁的患者占大多数,高峰为 40～70 岁,骨盆及肩关节为其好发部位。原发性软骨肉瘤以钝性疼痛为主要症状,由间歇性逐渐转为持续性,邻近关节者常可引起关节活动受限。局部可扪及肿块,无明显压痛,周围皮肤伴有红热现象。继发性软骨肉瘤一般为 30 岁以上成年人,男性多见。好发于骨盆,其次为肩胛骨、股骨及肱骨。出现肿块为主要表现,病程缓慢,疼痛不明显,周围皮肤无红热现象,临近关节时,可引起关节肿胀、活动受限,如刺激压迫神经则可引起放射性疼痛、麻木等。

## 六、脊索瘤

【典型病例】

男,17 岁,骶尾部肿物 3 个月,骶尾部及左腿疼痛 20 天,4 个月前骶尾部有外伤史(图10-3-8)。

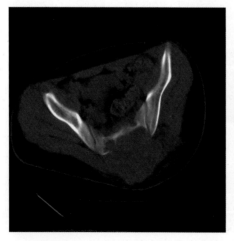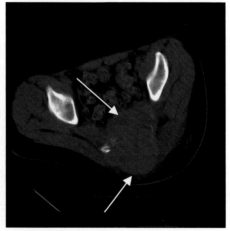

图 10-3-8　骶骨向前后突的类圆形软组织肿块(箭头),密度不均,可见钙化

【CT诊断要点】

1.骶尾部或颅底膨胀性溶骨破坏,破坏区边缘不规则。

2.肿瘤在骨内生长并向骨外突破,形成软组织肿块。软组织肿块一般边界清楚,增强后边缘强化明显,中心轻度强化。

3.肿瘤内部密度不均匀,有残存骨或钙化斑。

4.肿瘤破坏或侵犯骶髂关节,在CT上可清楚显示。

【鉴别诊断】

1.位于骶尾骨的骨巨细胞瘤  与脊索瘤较难鉴别,但骨巨细胞瘤肿瘤阴影内可有肥皂泡沫样改变,有包壳,无散在钙化点。

2.转移  多出现在骨盆及腰椎松质骨内,一般多发,呈边界不很清楚的结节状、片状或索状致密影,骨皮质一般完整。40~50岁以上的患者呈恶性骨肿瘤征象,应多考虑转移瘤。

【比较影像学及临床诊断】

本病首选CT,其次为X线、MRI。CT可明确病变部位、范围、与周围组织关系。好发于中老年人。脊索瘤是起源于胚胎脊索结构的残余组织的先天性良性肿瘤,是一种破坏性肿瘤,属低度恶性,生长缓慢,疼痛为最早症状,多系由肿瘤扩大侵犯或压迫邻近重要组织或器官所引起。

# 七、转移瘤

【典型病例】

1.患者,女,28岁。右髋部剧痛2天,活动受限。查体:右侧直腿抬高加强试验阳性,右侧"4"征阳性,屈膝屈髋试验阳性。患者于2年前因宫颈癌(病理结果:腺、鳞癌)行子宫切除术(图10-3-9)。

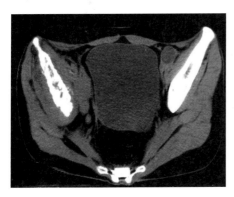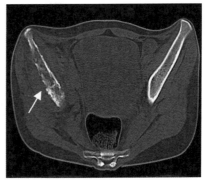

图10-3-9  右侧髋骨呈溶骨性、虫蚀样骨质破坏(箭头),周围软组织肿胀

2.男,21岁,主因左肩部疼痛就诊,CT发现左肺下叶周围型肺癌,ECT骨扫描全身多处浓聚灶(图10-3-10)。

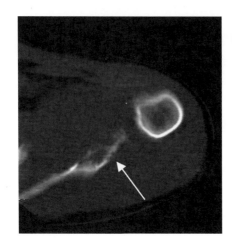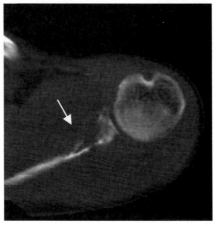

图 10 - 3 - 10　左侧肩胛骨可见溶骨性破坏(箭头),周围软组织团块包绕

【CT 诊断要点】

1. 溶骨性　表现为不规则多发片状、大片状低密度影。边缘呈虫蚀状,无硬化现象,与邻近组织分界模糊。骨皮质穿破后可出现软组织肿块。除非合并病理性骨折,一般很少发生骨膜反应。病理性骨折较常见。发生于脊柱者,以附件转移多见,常以椎弓根为中心,向周围发展。

2. 成骨性　表现为斑点状、结节状、棉团状硬化影,边界较清楚。骨小梁增粗,间隙变窄。弥漫性分布呈均匀性硬化时,可似石骨症表现。有效治疗后,高密度病灶可持续、长期存在。一般无软组织肿块,也很少有骨膜反应。

3. 混合性　兼有成骨性及溶骨性的表现。

【鉴别诊断】

老年骨质疏松:全身弥漫性骨小梁稀疏,无溶骨性破坏。

【比较影像学及临床诊断】

一般行 X 线平片检查可发现病变,必要时可行 CT、MRI 检查。患者多有其他脏器恶性肿瘤病史,一旦出现局部剧烈疼痛,夜间为主,应考虑到本病。

## 八、骨髓瘤

【典型病例】

患者,女,44 岁。头痛、头晕 1 个月余,伴乏力。查体:神志清楚,精神差,贫血貌,生命体征稳定(图 10 - 3 - 11)。

【CT 诊断要点】

1. 在病骨松质骨内可见多数以破坏为主、大小不一的透亮区,边缘较清楚,周围一般无增生反应。

2. 脊柱和肋骨的病变常可引起病理性骨折。

3. 在颅骨产生的多发破坏区一般更为清楚,有时可致穿凿样骨缺损。早期病变只限于板障,继续发展可侵犯颅骨内外板。

4. 脊柱多发性骨髓瘤可产生广泛骨质疏松。

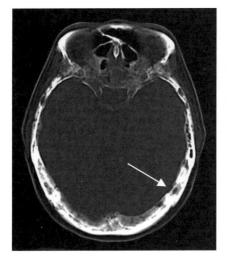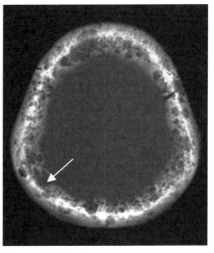

图 10 - 3 - 11 颅骨广泛穿凿样骨质破坏(箭头)

5. 硬化性骨髓瘤虽很少见,但应引起注意,可见于肋骨、肩胛骨、骨盆、脊椎、颅骨。分为两型:一型为膨胀较慢的泡沫样透明区,周边有硬化环;另一型为散在的骨硬化。偶有在颅骨或长骨发生较为整齐的放射状骨针者。

【鉴别诊断】

老年性骨质疏松:与早期骨髓瘤相似,但一般以女性多见,无临床症状,尿中无本 – 周蛋白出现,X 线随访检查无进行性骨质破坏现象。

【比较影像学及临床诊断】

当 X 线检查阴性时,CT 可在骨痛部位发现早期病变。骨髓瘤是起源于骨髓中浆细胞的恶性肿瘤。有单发性和多发性之分,以后者多见。易累及软组织,晚期可有广泛性转移,但少有肺转移。好发年龄多在 40 岁以上,男性与女性之比约 2:1。主要症状是持续的脊柱疼痛,呈进行性加重。多发者疼痛范围很广。40% ~ 50% 的患者伴有病理性骨折。易出现截瘫和神经根受压症状。

## 九、非骨化性纤维瘤

【典型病例】

1. 女性,10 岁。患者于 10 余天前触摸左小腿时发现局部隆起,少许压痛,行走活动不受影响。经检查拍片诊为"左侧胫骨近段骨良性肿瘤",遂入住我院。体检:左小腿中上段前内侧隆起一包块,约 7 cm × 3 cm × 4 cm 范围大小,质硬,局部皮肤稍高,未见皮肤发红及血管怒张,轻压痛(图 10 – 3 – 12)。

2. 女,18 岁,高考完后,偶感左侧下肢酸胀就诊(图 10 – 3 – 13)。

【CT 诊断要点】

1. 肿瘤好发于胫骨上端和股骨下端。

2. 病灶呈偏心生长,界限清晰,开始距骨骺板不远,随着骨的生长而移向骨干。

3. 病灶呈分叶状疏松阴影,呈椭圆形,病变处皮质可变得很薄,呈膨胀性。

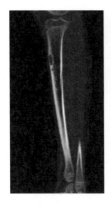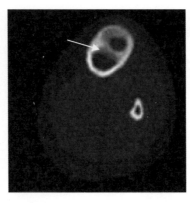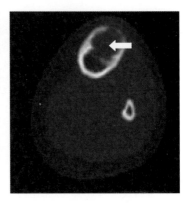

图 10-3-12　左侧胫骨可见不规则低密度影(粗箭头),边界清楚,其内可见分隔(细箭头),诊断为非骨化性纤维瘤

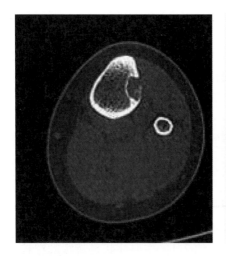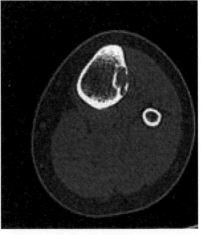

图 10-3-13　左侧胫骨外侧可见局限性骨质缺损,骨皮质断裂

## 【鉴别诊断】

1. 骨巨细胞瘤　结缔组织细胞较大,巨细胞亦较大,数量亦多,而非骨化性纤维瘤则相反。该病的特点是年龄一般在 8~20 岁,部位以干骺端和骨干为主,有可能自愈,复发率低。

2. 黄色肉芽肿　由于该病在愈合阶段可吸收脂肪,成为泡沫细胞,故有人怀疑为黄色肉芽肿,故应予以注意。

## 【比较影像学及临床诊断】

最常用的检查方法为 X 线平片、CT,一般 X 线平片即可明确诊断。该病好发于儿童和青少年,无性别差异,无特殊的临床症状有助于该病诊断,一般经 X 线检查后发现。病灶发展缓慢、潜在,且要在数年之后,才会感到局部疼痛和肿胀,主要表现在踝关节、膝关节和腕关节,而且往往会被误认为由轻微创伤所引起,偶然也可在病理骨折后发现。

## 九、骨囊肿

**【典型病例】**

1. 女,45 岁。左髋部疼痛,行走时加重(图 10-3-14)。

2. 男性,16 岁。3 天前发现左跟部外侧有一肿物,质较硬,固定不移,大小约 3 cm×4 cm,轻微压痛,皮色如常,肤温不高,行走时不觉不适,左踝关节活动好(图 10-3-15)。

**【CT 诊断要点】**

1. 长骨干骺端或骨干部位有椭圆形溶骨破坏,边界清楚,其周围可见薄层硬化带。

2. 骨皮质可有轻度膨胀变薄。

**【比较影像学及临床诊断】**

影像学检查方法以 X 线为主,CT、MRI 检查作为补充和进一步检查的诊断方法,临床上多见于 5~15 岁儿童。好发于股骨颈、股骨上端和肱骨上端。随着年龄的增长,囊肿逐渐向骨干方向移动。一般无明显症状,多数因病理性骨折,出现疼痛、肿胀、功能障碍而就诊,X 线摄片才发现此病。

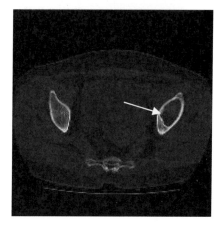

图 10-3-14　左侧髂骨体囊状膨胀性低密度区(箭头),境界清晰,边缘有硬化边

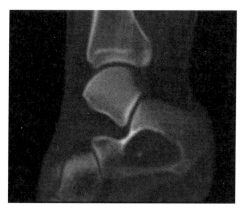
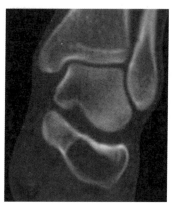

图 10-3-15　左侧跟骨可见不规则低密度区,周边可见硬化骨

# 第四节　股骨头缺血性坏死

**【典型病例】**

患者,男性,42 岁,主因右侧髋关节疼痛 1 年余,活动时加剧,夜间休息后症状缓解,近日加重就诊(图 10-4-1)。

**【CT 诊断要点】**

1. 早期　主要征象为股骨头内单纯或交织存在的簇状、条带状和/或斑片状高密度硬化,边缘较模糊。条带状硬化粗细不均,可自股骨头中心向周围延伸,也可与正常股骨头呈星芒状结构交叉走行,伴行于股骨头边缘皮质下或表现为皮质增厚;斑片状高密度硬化则多呈扇形或地

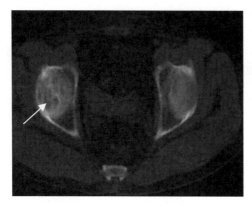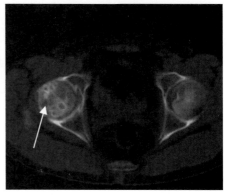

图 10 - 4 - 1　右侧股骨头塌陷,关节间隙变窄,股骨头多个囊变区(箭头)

图形,呈磨玻璃样改变。

2.晚期　骨碎裂、囊状改变及关节面塌陷,股骨头失去正常完整结构。

【鉴别诊断】

1.髋关节结核　位于骨骺、干骺端,病灶大都在偏侧产生明显的骨破坏,关节周围软组织肿胀。关节间隙早期可以增宽,晚期一般呈不对称狭窄。

2.退行性骨关节病　多出现在承受体重的大关节部位,关节端骨轮廓清楚,关节面增生硬化,其边缘有骨赘突出。关节面下方伴有囊变区。

【比较影像学及临床诊断】

在股骨头缺血性坏死的诊断方面,对可疑病例必须首先拍摄髋关节正位和蛙式位 X 线片,如无异常,应严密观察或进一步进行 CT、MRI、ECT、骨内压测定、动静脉造影等检查。CT 能观察股骨头骨小梁的细微变化,小面积的骨质疏松及小囊变区,确定有无骨折或塌陷及塌陷程度,可作为股骨头缺血性坏死的早期诊断,可提高诊断的可靠性与正确性,特别是较晚期证实软骨下骨的塌陷非常重要,因为直接关系到手术的制定。股骨头缺血性坏死,又名股骨头无菌性坏死或股骨头骨软骨炎,或股骨头扁平症。多见于 5 ~ 14 岁的男性儿童,成人则多见于 30 ~ 60 岁男性。临床上多有大腿内侧间歇性或持续性疼痛,有时放射到膝部,活动受限。主要表现为:下蹲困难,外展、外旋明显受限;X 线片显示股骨头表面不光滑,髋关节间隙变窄,骨小梁排列混乱,股骨头表面有明显的囊性病变,严重的甚至塌陷;跛行。

# 第五节　软组织病变

## 一、肌肉内血管瘤

【典型病例】

患者,男性,36 岁,自感小腿部略疼痛,触之较硬(图 10 - 5 - 1)。

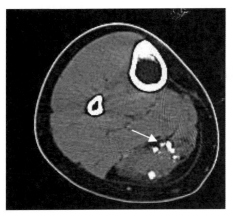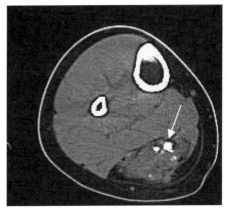

图 10 - 5 - 1　右下肢腓肠肌处可见软组织密度和多发结节样钙化(箭头)

**【CT 诊断要点】**

1. 平扫　形态规则或不规则软组织肿块,密度多不均匀,可见钙化,边界不清。若发现静脉石常有诊断意义。

2. 增强　明显强化,肿瘤较大时尚可见扭曲、紊乱、成团的血管。

**【鉴别诊断】**

1. 脂肪瘤　是软组织内最常见的良性肿瘤。50~60 岁老年人好发。肿瘤形态多规则、圆形或卵圆形,边缘清晰,有包膜。CT 表现为低密度软组织影,CT 值 - 130~- 80 HU,增强扫描无强化。MRI 检查 $T_1WI$ 和 $T_2WI$ 上均呈边界清晰的高信号灶,与皮下组织脂肪相同,其内可有分隔,应用脂肪抑制序列,高信号变成低信号,注射 Gd - DTPA 增强扫描同样无强化。根据以上特点,易与血管瘤相鉴别。

2. 纤维瘤　包括软组织内发生的多种良性纤维增生。肿瘤边界清晰规则,可以有包膜。CT 表现为均匀的等密度肿块,增强扫描中度强化;MR 上 $T_1WI$ 与 $T_2WI$ 均呈低信号,而且所有成像序列均呈低信号是此类肿瘤的特点,不难与血管瘤鉴别。

3. 神经源性肿瘤　好发于 20~40 岁成人,生长缓慢。肿瘤形态规则、边界清晰,多呈卵圆形或梭形。MRI 上 $T_1WI$ 呈低信号或等信号,$T_2WI$ 为高信号,增强扫描有中度强化。单凭肿瘤形态与影像学表现,有时难与肌肉内血管瘤鉴别。肿瘤发生部位与神经血管束关系密切,沿神经干分布以及神经支配肌肉的肌肉萎缩是其特点,有助于鉴别诊断。

4. 软组织恶性肿瘤　肌肉内血管瘤弥漫性生长,手术易复发,是临床上误诊为恶性肿瘤的主要原因。多数软组织恶性肿瘤边界不清,周围软组织有充血水肿,CT 都可以显示这些特点。MR 检查 $T_1WI$ 呈中等信号,$T_2WI$ 呈中高信号,其内部结构常不均匀,可见出血、坏死,周围组织常受侵犯;增强扫描强化不均匀,与正常肌肉、软组织境界不清。仔细检查并结合临床体征,可与肌肉内血管瘤相鉴别。

**【比较影像学与临床诊断】**

肌肉内血管瘤的影像学检查方法有 X 线及造影、超声、CT,对诊断有一定的帮助。CT 扫描可确定肿物的位置、范围及与周围的关系,显示软组织内肿物为不均匀的低密度。MRI 具有良好的软组织分辨率和多方位成像的技术特点,对明确诊断和确定手术范围有重要的价值。肿瘤位于皮下组织的,表现高出皮肤隆起包块,皮肤呈紫色,触之柔软,包块如海绵状或面团的感觉,界限不太清楚或与皮下组织有明显界限,压之有压缩感,包块大小有时随体位改变有变化,增大或缩小。位于深部肌肉组织的海绵状血管瘤,表现为局部肿胀,患肢粗,皮肤色泽正常,触之无明显包块,局部柔软有压缩感。血管瘤患处有酸胀沉重感。有时累及神经受压迫有疼痛感,患处肌肉无力。

## 二、骨化性肌炎

### 【典型病例】

男性,42 岁。2 年前踝部外伤后肿痛,近 3 个月来自觉明显肿大、疼痛,右内踝触及一质地中等肿块(图 10 - 5 - 2)。

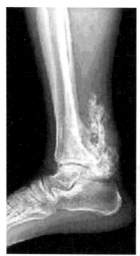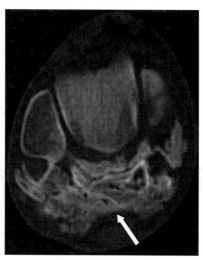

图 10 - 5 - 2　右踝关节组成骨骨质结构完整,未见明显骨质破坏征,
其后方软组织内可见点条状、斑片状、带状、层状致密影(粗箭头)

### 【CT 诊断要点】

1.病变区软组织内 CT 可以显示肿物的钙化和骨化,呈点状或斑片状高密度影,也可表现为环状骨化影。

2.局部骨质结构完整、正常。病变与邻近骨之间有一透亮区。

### 【鉴别诊断】

1.骨旁骨肉瘤　好发于股骨远端屈侧,肿块呈分叶状附着骨皮质表面,基底较宽,并可部分或全部包绕骨干。肿块边界不清,中央部分为小梁骨,周围部分为未成熟骨。

2.骨软骨瘤　一般呈多房状,与骨皮质不能分开。

3.骨髓炎　有皮质和髓腔的破坏,不难鉴别。

### 【比较影像学及临床诊断】

影像学检查方法有 X 线、超声、CT、MRI,以 X 线、CT 扫描最好,CT 可确定肿物的位置、范围及与周围的关系。骨化性肌炎系指肌腱、韧带、腱膜及骨骼肌的胶原性支持组织的异常骨化现象而言。分为三种类型,即外伤性骨化性肌炎和进行性骨化性肌炎、神经性骨化性肌炎,其中外伤性骨化性肌炎最常见。外伤性骨化性肌炎也称局限性骨化性肌炎,只显单一病灶。多见于 30 岁以前。常发生在外伤 2～3 周后,软组织出现钙化及骨化。病变常出现在易受外伤的部位,在邻近长骨的骨干部分沿骨干的方向排列,呈层状骨化,而且于一处或数处可与邻近骨相连。病变很少延伸到骨端及关节的部位。临床上疼痛与肿胀减退后在受累关节前方可以摸到一个界限清楚的硬的肿块。进行性骨化性肌炎为先天性遗传性疾病。男性较多见,常发病于婴儿或小儿。早期症状为受累部疼痛、热、肿胀,而后,常于背、颈、肩部皮下组织内出现硬块,剧烈疼痛或压痛。大约于 30 岁以后,此病就停止进展。本病预后不佳。神经性骨化性肌炎多与截瘫、凝血障碍或慢性感染有关。

## 三、脂肪瘤

【典型病例】

女性,52 岁。负重时左足跟部疼痛 1 年余(图 10 - 5 - 3)。

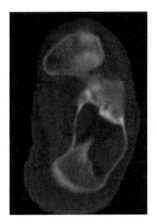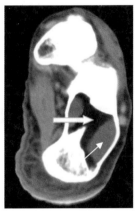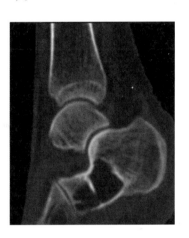

图 10 - 5 - 3　左跟骨前部骨质破坏,其内可见软组织(细箭头)和脂肪样密度(粗箭头)。
手术可见致密的胶原组织和皮质骨、骨小梁的纤维脂肪组织,符合骨纤维脂肪瘤

【CT 诊断要点】

1. 一个或多个、圆形或卵圆形、分叶状、边缘清晰的低密度影,CT 值 - 120 ～ - 80 HU,内有分隔,可有纤维组织和钙化。

2. 肌肉收缩形态可发生改变。

3. 增强后脂肪组织无强化。

【鉴别诊断】

脂肪瘤表现具有特殊性,一般无须与其他疾病鉴别。

【比较影像学及临床诊断】

CT 或 MRI 能对脂肪瘤术前作出特异性诊断,且较 X 线、B 超、同位素扫描、血管造影等方法能早发现肿瘤和精确显示肿瘤的范围。一般患者因局部肿胀、不适就诊,有的伴有肌肉萎缩,CT 扫描可确定肿物的位置、范围及与周围的关系。

### 四、纤维肉瘤

【典型病例】

患者,男,35 岁,左肩胛周围软组织肿胀 1 周,无发热(图 10 – 5 – 4)。

【CT 诊断要点】

1. 圆形或分叶状软组织肿块,边界清楚或不清楚,密度不均匀,钙化少见。

2. 发生于四肢的肿瘤,易向近侧沿神经血管束扩展。

【鉴别诊断】

本病与其他软组织恶性肿瘤不易鉴别,需要通过病理活检才能确诊。

1. 恶性纤维组织细胞瘤 发病年龄较大,其组织学特征为螺环式的组织结构,伴有巨大的多核肿瘤细胞,透明蛋白物质。

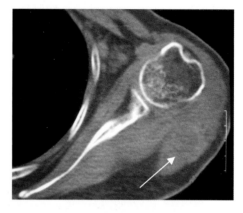

图 10 – 5 – 4 左侧肩胛周围软组织团块(箭头)

2. 恶性神经鞘瘤 临床上,恶性神经鞘瘤常有源自神经干或与特征性神经纤维瘤病同时存在的剧烈疼痛。在组织学方面,细胞很少排列为清晰的"人"字形纤维束,而更多地成为螺旋状或栅栏状。

【比较影像学及临床诊断】

X 线、超声、CT、MRI 是该病常用的影像学检查方法。以 CT、MRI 最为常用;MRI 具有良好的软组织分辨率和多方位成像的技术特点,对明确诊断和确定手术范围有重要的价值。纤维肉瘤是由成纤维细胞和胶原纤维形成的肿瘤。可在任何性别及年龄中发病,最常发病的部位为大腿。肿瘤绝大多数位于浅筋膜的深层,表现为单一的球形肿块,有时呈分叶状。通常生长较快(但并非都很快)。有时,肿瘤在几周内倍增。某些属于先天性类型的肿瘤在出生时其形体即已相当大。质地较硬,边缘相当清楚。在晚期,可能与骨骼粘连,也可使皮肤溃烂向外呈蘑菇状生长。

# 第六节 临床误诊案例精选

男,32 岁,2 年前发现左小腿前方包块(图 10 – 6 – 1)。

病理结果:胫骨中段骨性纤维结构不良(骨化性纤维瘤)。

误诊原因:本例病变范围较大,但仍局限在骨皮质内。

正确诊断思路:骨性纤维结构不良是一种良性的纤维骨皮质病变,最常累及胫骨骨干中段。病理上,主要表现为纤维基质内可见网状松质骨成分。本例相对比较典型。

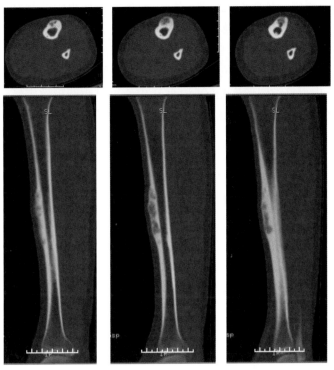

图 10-6-1 病变位于胫骨中段皮质内,透亮或磨玻璃密度,边缘移行区较窄,可见硬化边,病灶内可见假性骨小梁,无骨膜反应,受累骨向前弯曲畸形

# 第七节 病例诊断报告书写规范

## 一、报告模板

1. 肩关节骨折/脱位 平扫示双侧肩关节对称/不对称,左/右盂肱关节正常解剖结构存在/消失,肩胛盂/肱骨头/关节盂/关节面骨质/肩胛颈/肩胛体/肩胛冈/肩峰/喙突/骨质断裂,断端错位、重叠,骨折块移位/无移位,肱骨头向前脱位/后脱位/上脱位/下脱位。关节囊周围软组织无肿胀/肿胀,肌肉间脂肪界限清楚/模糊。三维重建所见同平扫,清晰展现骨折块的立体形态及表面骨折线的位置、类型、走向、形状、尺寸范围和骨折移位、脱位的情况。

2. 髋关节外伤骨折/脱位 平扫示双侧膝关节对称/不对称,左/右膝关节正常解剖结构/存在/消失,股骨内、外侧髁/胫骨内、外侧髁/髁间隆起/胫骨平台关节面构成骨/髌骨骨质断裂/粉碎性断裂,断端错位、重叠,骨折块移位/无移位。关节囊周围软组织无肿胀/肿胀,肌肉间脂肪界限清楚/模糊。双侧骶髂关节对称/不对称,关节间隙清晰/不清晰,骶骨/髂骨耳状面骨质结构正常/不正常。三维重建所见同平扫,清晰展现骨折块的立体形态及表面骨折线的位置、类型、走向、形状、尺寸范围和骨折移位、脱位的情况。

3. 肘关节骨折/脱位 平扫示双侧肘关节对称/不对称,左/右肱尺关节/肱桡关节/桡尺近侧关节正常解剖结构存在/消失,肱骨小头/髁上/经髁/髁间/髁部(内髁或外髁)/关节面/桡骨头/尺骨骨质断裂/粉碎性断裂,断端错位、重叠,骨折块移位/无移位,肱骨头向前脱位/后脱位/

上脱位/下脱位。关节囊周围软组织无肿胀/肿胀,肌肉间脂肪界限清楚/模糊。三位重建所见同平扫,清晰展现骨折块的立体形态及表面骨折线的位置、类型、走向、形状、尺寸范围和骨折移位、脱位的情况。

4. 骨样骨瘤　左股骨 CT 平扫及三维成像显示:左股骨上段小转子下方内前侧骨皮质不规则增厚,骨干增粗,其内可见类圆形透光区(瘤巢),中心可见小圆形致密钙化影,邻近髓腔密度增高,呈毛玻璃样改变,周围骨质明显增生硬化。意见:左股骨上段骨样骨瘤

5. 骨软骨瘤　左股骨 CT 平扫及三维成像显示:左股骨下段干骺端内侧可见骨性隆起影,呈宽基底,肿瘤骨皮质及骨松质与母骨相应结构相连续,顶部呈半环形致密影,尖端背向关节,顶部软组织内可见弧形钙化影,周围软组织未见异常。意见:左股骨下段骨软骨瘤

6. 软骨瘤　左肱骨 CT 平扫及三维成像显示:左肱骨上段骨干略弯曲,皮质旁可见类圆形软组织密度肿块影,密度略低于周围肌肉,边界清晰,内可见多发斑点状高密度钙化影,部分融合成团,肱骨骨干受压变扁呈蝶状缺损,边缘骨质轻度增生硬化。意见:左肱骨上段皮质旁软骨瘤

7. 骨巨细胞瘤　胸椎 CT 平扫及三维成像显示:胸 11 椎体可见囊性膨胀性骨破坏,骨皮质变薄,其内呈软组织密度影,并可见粗大骨嵴影,部分骨皮质残缺,部分骨质错位、不连续,左侧椎弓及横突受累,也呈囊性膨胀性改变,周围未见软组织肿块及骨膜反应。意见:胸 11 椎体骨巨细胞瘤

8. 骨肉瘤(溶骨型)　右胫骨 CT 平扫及三维成像显示:右胫骨近端可见不规则溶骨性破坏区,边界不清,髓腔内呈软组织密度影,皮质骨及松质骨均可见破坏消失,破坏区内可见致密肿瘤骨影,周围可见软组织肿块,骨膜反应明显,并可见骨膜三角。意见:右胫骨骨肉瘤(溶骨型)

9. 骨肉瘤(混合型)　左股骨 CT 平扫、增强及三维成像显示:左侧股骨下段干骺端内侧骨皮质及骨髓腔不规则骨质破坏,边缘硬化增生,上下相邻破坏边缘的骨膜增生,局部肿块形成向软组织内隆起,边缘不清,最大层面约 6 cm×5 cm,肿块密度不均匀(CT 值 ~ HU),可见散在片状骨样高密度钙化,注射对比剂后肿块不均强化,股骨内侧肌群肿胀隆起,脂肪间隙模糊。意见:左侧股骨下段骨肉瘤(混合型)

10. 股骨头缺血坏死　双侧髋关节 CT 平扫及三维成像显示:右侧股骨头变扁,边缘可见唇样骨质增生,"星芒征"消失,表现为大小不等的囊状透光区,周围骨质增生硬化。髋臼骨质可见增生硬化,边缘模糊,关节间隙稍变窄。左侧股骨头及髋臼形态、密度未见异常,关节间隙正常。意见:右侧股骨头缺血坏死

## 二、典型报告示例规范

患者,男性,42 岁,主因右侧髋关节疼痛 1 年余,活动时加剧,夜间休息后症状缓解,近日加重(图 10 - 7 - 1)。

双侧髋关节 CT 平扫及三维成像扫描所见:右侧股骨头变扁,边缘可见唇样骨质增生,"星芒征"消失,表现为大小不等的囊状透光区,周围骨质增生硬化。髋臼骨质可见增生硬化,边缘模糊,关节间隙稍变窄。左侧股骨头及髋臼形态、密度未见异常,关节间隙正常。

意见:右侧股骨头缺血坏死。

报告医师:签字　　审核医师:签字

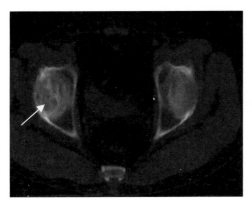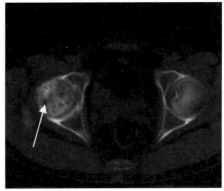

图 10 - 7 - 1　右侧股骨头塌陷,关节间隙变窄,股骨头多个囊变区(箭头)

×××× 年 ×× 月 ×× 日

# 第十一章 血管病变

## 第一节 血管病变

### 一、急性主动脉综合征

主动脉夹层(aortic dissection,AD)、壁内血肿(intramural hematoma,IMH)和穿透性粥样硬化溃疡(penetrating atherosclerotic ulcer,PAU)三种主动脉病变的病理生理学形成机制不同,但临床表现极为相似,而且有些患者可能同时出现其中的两种或三种,很难区分是哪种病变引起的症状,因此统称为急性主动脉综合征(acute aortic syndrome,AAS)。

AAS临床表现以急性的、剧烈的、烧灼样或撕裂样的胸痛和(或)后背痛为特征。AAS还可出现呼吸困难、无脉、肺水肿、晕厥和神经系统症状等,均不具有特异性。因此,AAS的临床诊断和鉴别诊断困难。影像学的发展,尤其是CT和MRI的飞速进步,确定了其在AAS诊断中的重要价值,可对AAS迅速进行诊断和鉴别诊断,并指导治疗计划的制订。

1. 主动脉夹层

【概述】

主动脉夹层是主动脉内膜撕裂,血液进入并蓄积于主动脉中膜,使中膜发生分离,主动脉出现环形扩张,撕裂的内膜和部分中膜向腔内移位形成内膜片,并将主动脉管腔分隔为真腔和假腔。

主动脉夹层的分型方法有两种:DeBakey分型和Stanford分型。

DeBakey分型包括三型:①Ⅰ型:内膜的破裂口位于升主动脉,夹层累及升主动脉、主动脉弓、不同长度的降主动脉;②Ⅱ型:内膜的破裂口位于升主动脉,夹层局限于升主动脉;③Ⅲ型:内膜的破裂口和夹层均位于左锁骨下动脉以远的降主动脉。Stanford分型则将主动脉夹层分为两型:①A型:指夹层累及升主动脉,有或没有主动脉弓及降主动脉的受累;②B型:指夹层位于左锁骨下动脉以远的降主动脉。Stanford分型有助于指导治疗,临床应用更为广泛。A型夹层一旦确诊应立刻手术,B型夹层则多采用覆膜支架腔内修复术或药物保守治疗。

主动脉夹层是最常见的急性主动脉病变,且致死率最高。主动脉夹层的病情急、重、危,如不能得到及时的诊断和治疗,早期死亡率将以每小时1%~2%的速率递增。

临床对影像学的需求包括:①是否有内膜片将主动脉分隔为真腔和假腔,即明确主动脉夹层的诊断;②主动脉夹层累及的范围及破裂口的位置,即进行主动脉夹层的分型;③真腔和假腔鉴别;④真腔和假腔的形态、大小,假腔内有无血栓形成;⑤主要分支血管受累情况,如冠状动脉、主动脉弓三大分支、腹腔干、肠系膜动脉、肾动脉等;⑥主动脉瓣是否受累;⑦左心功能情况;

⑧有无其他并发症,如心包积液、胸腔积液、纵隔血肿等。

【典型病例】

1. 患者,男,28 岁,主因饮酒后突发撕裂样胸痛、大汗淋漓 2 小时就诊(图 11 – 1 – 1)。

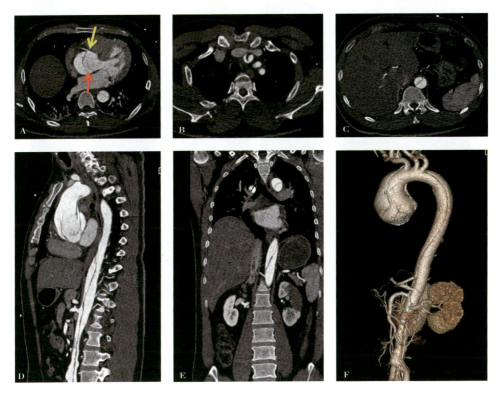

图 11 – 1 – 1　A ~ C. 轴位主动脉 CTA 图像,主动脉根窦部增宽,内膜片将管腔分为真腔和假腔,主动脉窦部见破口(红箭头)并累及冠状动脉开口(黄箭头),头臂干、左颈总动脉受累。D ~ F. 内膜片范围和破口位置表明分型为 Stanford A 型

2. 患者,男,56 岁,胸闷、突发撕裂样胸痛 6 小时(图 11 – 1 – 2)。

【CT 诊断要点】

CT 目前是评价急性主动脉夹层应用最广泛的、首选的影像学检查方法。

CT 平扫可发现向腔内移位的钙化,一般认为移位超过 5mm 的钙化具有诊断价值。对于严重贫血的患者,有时可能因血液密度的降低而直接显示内膜片。CT 平扫还可显示一些间接征象,包括主动脉增宽、纵隔血肿、心包积液、胸腔积液等,但均不具特异性。CT 平扫诊断主动脉夹层的敏感性差,阴性结果不能排除诊断。

CT 血管成像(CTA)是诊断主动脉夹层的重要方法,敏感度和特异性均达到 100%。特征性表现是内膜片将主动脉管腔分为真腔和假腔;破裂口表现为内膜片的连续性中断。通过观察主动脉夹层的累及范围及破裂口的位置,可对主动脉夹层进行分型。CTA 对 Stanford B 型夹层破裂口的显示率可达 100%,对 Stanford A 型夹层破裂口的显示则受心脏搏动和主动脉瓣运动伪影影响大,心电门控扫描非常有帮助。

主动脉夹层可通过如下征象可鉴别真腔和假腔:①内膜片通常突向假腔,因此假腔与真腔

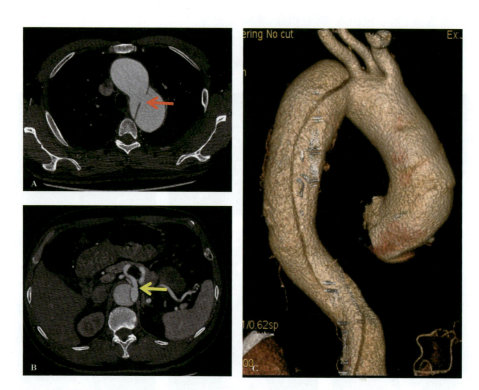

图 11 - 1 - 2　A～B. 轴位主动脉 CTA 图像,主动脉弓部增宽,内膜片将管腔分为真腔和假腔,主动脉窦部见破口(红箭头),腹腔干起自真腔(黄箭头),头臂干动脉未受累。
C. 主动脉 VR 图像可见内膜片螺旋状走行,Stanford B 型

相接处的假腔侧一般呈鸟嘴状(锐角),而真腔侧则一般呈圆形(钝角)。②假腔内有时可见到低密度细线影,称为蜘蛛网征(cobweb sign),代表不完全撕裂的中膜残余是识别假腔的一个特异性征象。③真腔一般较小,对比剂充盈速度较快且密度较高;假腔一般较大,对比剂充盈速度较慢且密度较低,有时假腔内可有血栓形成。④内膜片一般呈螺旋状撕裂,假腔在升主动脉常位于左前方,在主动脉弓常位于上后方,在降主动脉常位于左后方。⑤连续层面观察,真腔直接与未受累的正常主动脉管腔相延续,假腔则不与之相延续。上述征象综合观察,通常可对真腔和假腔作出准确的鉴别,这对于拟行腔内介入治疗的患者具有非常重要的意义。

　　CTA 检查除了对主动脉夹层进行诊断和分型外,还可以对主动脉直径、真腔和假腔直径、重要血管分支是否受累、破裂口与重要血管分支的关系等,提供准确的测量和分析,以指导治疗计划的制订。分支血管受累表现为内膜片延伸至血管的开口或进入其管腔内,引起血管的狭窄和(或)闭塞;对于起自假腔的分支血管,其血流也会减少。如果血管支配的相应脏器在扫描范围内,则还可观察到相应脏器或组织的灌注减低,提示脏器或组织的缺血、梗死。主动脉夹层的内膜片可顺行撕裂,延续至双侧髂动脉和股动脉,也可逆行撕裂累及冠状动脉,因此所有主动脉分支均可能受累。

　　主动脉破裂是主动脉夹层的最严重并发症,预后差,死亡率高。CTA 可显示主动脉破裂所致的心包积血、胸腔积血、纵隔血肿、腹膜后出血等,甚至可见到对比剂外溢到主动脉管腔外。CTA 还有助于评价其他并发症,如主动脉瓣撕裂和关闭不全、夹层延伸进入重要血管分支或血

管分支起源于假腔、相关脏器的灌注情况等。对于主动脉根部,包括主动脉瓣膜和冠状动脉受累情况的评价,必须采用心电门控扫描。

**【鉴别诊断】**

1. 撕裂的内膜片与伪影鉴别 前者为一层薄而略微弯曲的线样结构,延续于多层面,而条形伪影则表现为较粗的直线结构,随层面不同,其方向不一致,呈辐射状。

2. 假腔内充满血栓时须与动脉瘤的血栓形成鉴别 真性主动脉瘤表现为单个显影和扩张的管腔被一层薄的主动脉壁所环绕,加上沿主动脉壁的周围性钙化。而主动脉夹层则表现为两个显影的腔被一层薄的内膜片隔开或两腔的显影时间和速度不同。

**【比较影像学与临床诊断】**

急性主动脉夹层的病因尚不完全清楚,大多数情况下与主动脉退变有关,尤其是中膜病变伴随平滑肌和弹性纤维的退变更为常见。大多数主动脉夹层有高血压病史,高血压增加了主动脉壁的机械应力和剪切力。长期高血压还使主动脉内膜硬度增加,使内膜和中膜之间的层间剪切应力随之增加。动脉粥样硬化曾经被认为是主动脉夹层的主要原因,但现在观点认为主要是与穿透性粥样硬化溃疡有关,而严重粥样硬化的纤维化和钙化则有限制夹层的趋势。其他主动脉夹层的危险因素还包括:结缔组织病、Ehlers – Danlos 综合征、主动脉二瓣畸形、主动脉缩窄等。主动脉夹层也可发生于外伤和医源性创伤,如先前的主动脉切口、导管插入处等。

破裂口最常发生的两个位置是升主动脉近端的右侧壁和左锁骨下动脉开口以远动脉韧带处的降主动脉,均为由于弯曲造成最大力学损伤的区域。内膜片通常为螺旋状的,假腔在升主动脉常位于左前方,在主动脉弓靠上和稍靠后方;在降主动脉位于左后方。真腔一般较小,血流速度较快;而假腔则较大,血流缓慢并形成湍流。假腔可能压迫真腔。破口一般位于主动脉远段,在真腔和假腔之间形成另一个交通。

夹层可累及主动脉的主要分支,如冠状动脉、主动脉弓三大分支、脊髓动脉、腹腔干、肠系膜动脉、肾动脉等,致使受累动脉支配的器官出现缺血,甚至梗死。夹层累及主动脉瓣环可引起急性主动脉瓣关闭不全。夹层导致主动脉破裂则可引起心包压塞、胸腔积血、纵隔血肿、腹膜后出血等。此外,如果假腔入口大而出口小时,假腔压力明显大于真腔压力,压迫真腔导致其塌陷,血液不能进入起自真腔的动脉分支,则出现所谓的灌注不良综合征,该综合征不常见,但致死率很高。

上述并发症的出现会导致主动脉夹层患者在胸痛的基础上出现心率加快、呼吸困难、晕厥、无脉、急性心包填塞征象等,严重者可发生休克、充血性心力衰竭、脑血管意外、截瘫、猝死等。

2. 主动脉壁内血肿

**【概述】**

主动脉壁中膜的滋养血管破裂出血或穿透性粥样硬化溃疡破入中膜,血液渗入中膜并蔓延形成主动脉壁内血肿(intramural hematoma,IMH),占急性主动脉综合征的 10% ~25%。

主动脉壁内血肿也可通过 Stanford 分型方法进行分型,并指导治疗方案制订。A 型壁内血肿占 30% ~40%,一般需要手术处理,否则可进展为夹层、主动脉破裂、心包积血、胸腔积血、纵隔血肿等,出现症状 30 天内上述并发症的发生率为 50%。B 型壁内血肿占 60% ~70%,病情一般比较稳定,部分通过药物保守治疗可逐渐恢复,但有时也可进展为夹层或动脉瘤。药物保守治疗的壁内血肿患者推荐在出现症状的 30 天内密切进行影像学随访,观察主动脉受累程度是否进展,如进展,则需考虑手术和(或)腔内修复术。

主动脉壁内血肿多见于老年人,平均发病年龄约为 66 岁,男女比例差别不大。通常有高血压的病史。壁内血肿的病因包括:滋养血管破裂、穿透性粥样硬化溃疡、钝性胸部创伤及医源性创伤造成的主动脉损伤等。

临床对影像学的需求包括:①壁内血肿的范围,包括厚度和纵向范围,并进行 Stanford 分型;②有无伴发溃疡样病变;③有无伴发动脉瘤形成;④有无其他并发症,如心包积液、胸腔积液、纵隔血肿等。

【典型病例】

患者,男,63 岁,胸闷、呼吸困难、背痛 3 小时(图 11 − 1 − 3)。

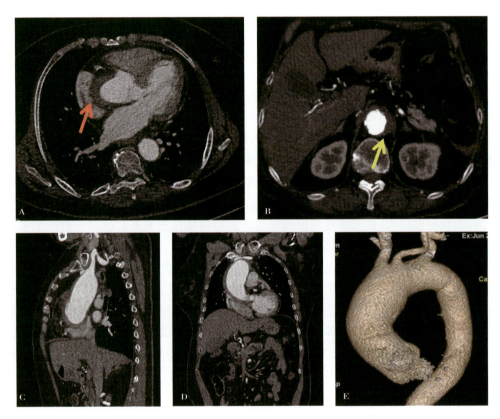

图 11 − 1 − 3　A ~ B. 轴位主动脉 CTA 图像,升主动脉、腹主动脉壁增厚(红箭头),内膜钙化并内移(黄箭头)。C ~ E. 矢状位、冠状位 MRP 及 VR 图像显示升主动脉瘤样扩张,管壁增厚。分型为 Stanford A 型

【影像学表现】

CT 平扫和 CTA 联合诊断主动脉 IMH 的敏感度高达 100%,被认为是金标准。

CT 平扫是诊断 IMH 的关键,其特征表现是主动脉壁增厚,呈新月形或环形,并纵向延伸,其范围可为局限性或弥漫性,甚至为主动脉全程。急性期的 IMH 呈高密度,CT 值为 60 ~ 70 HU;随时间推移,约在 1 周后可呈等密度,在中、晚期则常常呈低密度。有时 CT 平扫也可发现内膜片钙化向腔内移位。

注射对比剂行 CTA 检查时,主动脉管腔内充盈对比剂而呈高密度,而增厚的管壁无强化,而显示得更为清楚。主动脉管腔内缘光滑,一般不变形,且主动脉腔内无撕裂的内膜片,分支血管一般不受累。

对于保守治疗的壁内血肿患者,CT 是非常重要的监测手段。提示壁内血肿进展的 CT 征象包括:①血肿体积和范围增加,尤其是血肿厚度 =10mm;②血肿呈梭形或双凸形,表明其内张力较大;③主动脉直径 =5cm,或进行性增加;④溃疡形成,尤其是穿透性溃疡;⑤动脉瘤形成;⑥主动脉破裂或血液外渗;⑦大量或进行性增加的心包积液、胸腔积液。

【鉴别诊断】

IMH 需要与主动脉粥样硬化造成的主动脉壁增厚、附壁血栓及血栓化 AD 等进行鉴别诊断。动脉粥样硬化造成的主动脉管壁增厚内缘不规整,而 IMH 的内缘光滑。IMH 与附壁血栓的鉴别需要识别内膜:附壁血栓覆盖于内膜上,范围较局限,且多发生于主动脉扩张的部位;而 IMH 一般位于内膜下,纵向延伸距离较长,且多不伴有主动脉的明显扩张。IMH 与血栓化 AD 的鉴别:IMH 为光滑的新月形或同心圆形主动脉管壁增厚,纵向延伸,不伴有主动脉管腔的受压变形;血栓化 AD 为长段新月形主动脉管壁增厚,呈螺旋状延伸,伴有管腔变形。

【比较影像学与临床诊断】

主动脉壁内血肿形成的病理生理学过程有两种。一种是无内膜破裂,认为是主动脉壁的滋养血管自发性破裂形成,一般较为稳定,可完全消失且无主动脉形态的改变(约34%)。另一种则是伴发穿透性粥样硬化溃疡,溃疡破入主动脉中膜而形成,血肿致使主动脉壁变薄弱,向外可进展为假性动脉瘤(约54%),甚至主动脉破裂,向内则可造成内膜撕裂,形成主动脉夹层(约12%)。因此,壁内血肿急性期主动脉直径的变化是其重要的预后标志,致命性的并发症是主动脉破裂。

CT 平扫对于诊断壁内血肿最为关键,特征性表现为主动脉管壁增厚,密度增高,呈新月形,纵向而非螺旋状延伸。注射对比剂后,对于壁内血肿的纵向范围和厚度显示更清晰,此外还要重点观察有无溃疡样病变,因为这直接影响患者预后及治疗方案的选择。

3. 主动脉穿透性溃疡

【概述】

在主动脉粥样硬化的基础上,斑块发生溃烂,破坏内部的弹性层,其溃疡向深部穿透主动脉内膜进入中层,即形成穿透性粥样硬化溃疡(penetrating atherosclerotic ulcer,PAU),占急性主动脉综合征的2%~7%。主动脉中层暴露于搏动的动脉血流,会导致血液进入血管壁造成壁内血肿,因此,穿透性溃疡可伴发壁内血肿,血肿往往较为局限或者延伸数厘米,无假腔形成。

穿透性溃疡多见于进展性粥样硬化患者,胸主动脉中、远段是最常见受累部位,约占90%,其次为主动脉弓和腹主动脉,升主动脉很少出现。高血压、年龄偏大、男性、吸烟、慢性阻塞性肺病等是穿透性溃疡的危险因素。

临床对影像学的需求包括:①溃疡的部位;②有无伴发的壁内血肿及其范围;③有无伴发动脉瘤形成;④有无其他并发症,如心包积液、胸腔积液、纵隔血肿等。

【典型病例】

患者,男,68岁,胸闷、前胸后背痛1个月(图11-1-4)。

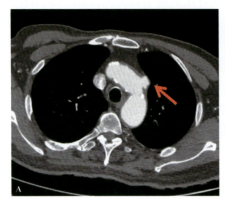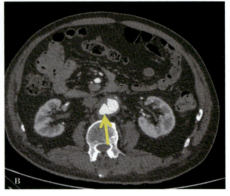

图 11 - 1 - 4　A~B. 同一患者轴位主动脉 CTA 图像,主动脉管壁增厚、钙化,主动脉
弓(红色箭头)、腹主动脉右侧壁(黄箭头)可见局限性凸起为穿透性溃疡

**【影像学表现】**

CT 平扫显示 PAU 较为困难,仅在伴发 IMH 时,可出现 IMH 相应的 CT 表现。

CTA 是诊断穿透性主动脉溃疡的首选方法。局限性的溃疡穿透主动脉内膜突入主动脉壁内,形成囊袋状有对比剂充盈的龛影,为其特征性表现。溃疡邻近主动脉管壁的局限性增厚提示 IMH 的出现(详见 IMH 的 CT 表现)。PAU 多伴有弥漫的动脉粥样硬化病变,表现为主动脉不规则增厚、钙化。PAU 一般位于胸主动脉中段和远段;可单发,也可多发。

提示穿透性溃疡进展的 CT 征象包括:①溃疡直径=20mm 或深度=10mm;②溃疡进行性增大;③伴发的壁内血肿进展。

**【诊断要点】**

CT 诊断要点:CT 平扫虽然可以发现伴发的壁内血肿,但是穿透性溃疡必须通过 CTA 进行诊断和观察,特征性表现为囊袋状有对比剂充盈的龛影。

**【比较影像学与临床诊断】**

大多数穿透性溃疡可以保守治疗,但必须在症状出现的前 30 天内密切随访,并且每年随访以观察其是否增大。穿透性溃疡可伴发壁内血肿,有时甚至进展为夹层或主动脉破裂(40%),而且大多数囊状动脉瘤是由穿透性溃疡导致的。因此,对于并发血流动力学不稳定、主动脉破裂、远端血栓化或主动脉迅速增大的穿透性溃疡患者,同样推荐立即手术治疗。

**【鉴别诊断】**

在 CT 和 MRI 确诊急性主动脉综合征时,首先应该对主动脉夹层和壁内血肿进行鉴别。主动脉夹层的管腔内有内膜片存在,且将其分隔为真腔和假腔,两腔之间有破裂口交通。注射对比剂后,两腔内均有对比剂进入,但进入的速度不同。而壁内血肿则没有内膜片存在,主动脉仍为单腔,血肿内亦无对比剂进入。通过上述征象和血流动力学特点,鉴别诊断不难。如果主动脉夹层假腔完全血栓化,假腔内无对比剂进入时,则与壁内血肿鉴别相对困难。前者的内膜片撕裂呈螺旋状的,伴有管腔变形;而后者则为纵向延伸,通常不伴有管腔变形,且分支一般不受累。

主动脉夹层假腔完全血栓化和壁内血肿还需要与动脉瘤附壁血栓形成相鉴别,尤其是梭形动脉瘤。主动脉夹层假腔完全血栓化和壁内血肿的累及范围一般较长,且内膜片及内膜上的钙化会向腔内移位;而动脉瘤伴附壁血栓形成则范围较为局限,主动脉内膜仍位于主动脉壁,即钙化位于附壁血栓外缘。另外,动脉瘤造成主动脉外径增粗或膨出往往较为明显。

壁内血肿及伴有壁内血肿的穿透性溃疡与动脉粥样硬化鉴别相对容易。动脉粥样硬化的管壁为不规则增厚,边缘不光整,可见斑块,甚至溃疡。对于不伴有壁内血肿的穿透性溃疡,与粥样硬化溃烂但尚未穿透内膜层的病变鉴别困难,因为目前的 CT 和 MRI 尚无法显示内膜层是否被穿破。

壁内血肿应与主动脉炎相鉴别。主动脉炎的主动脉壁增厚,多为同心圆形,病变呈节段性,节段间的管壁可正常,并且在注射对比剂后,管壁有轻度强化,在增强 MRI 上表现较为明显。主动脉炎的管壁增厚一般不伴有钙化,管腔可出现节段性狭窄,甚至闭塞。

## 二、大动脉炎

【概述】

大动脉炎是一种累及动脉全层的慢性非特异性血管炎性疾病,病因不清,好发于年轻女性,主要累及主动脉及其主要分支,以及肺动脉。其中以头臂血管、肾动脉、胸腹主动脉及肠系膜上动脉为好发部位,常呈多发性,可以引起动脉管腔狭窄、闭塞或扩张,甚至形成动脉瘤(图 11-1-5)。

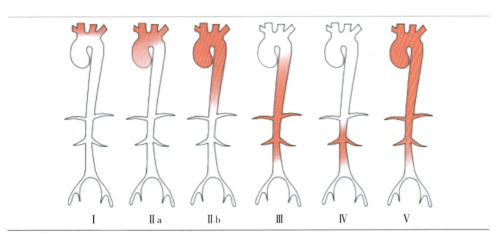

图 11-1-5　大动脉炎分型 Numano 示意图

Type Ⅰ　累及主动脉弓及弓上分支

　　Type Ⅱa　累及升主动脉、主动脉弓及分支

　　Type Ⅱb　累及升主动脉、主动脉弓及分支、胸降主动脉

　　Type Ⅲ　累及胸降主动脉、腹主动脉、和/或肾动脉

　　Type Ⅳ　仅累及腹主动脉或肾动脉

　　Type Ⅴ　合并 Ⅱb+Ⅳ

　　C+*　合并肺动脉、冠状动脉受累

　　P+*　合并肺动脉受累

【典型病例】

患者,女,54 岁,发热、胸闷、呼吸困难,近 1 个月体重下降 5kg,双侧上肢血压差大(图 11-1

−6）。

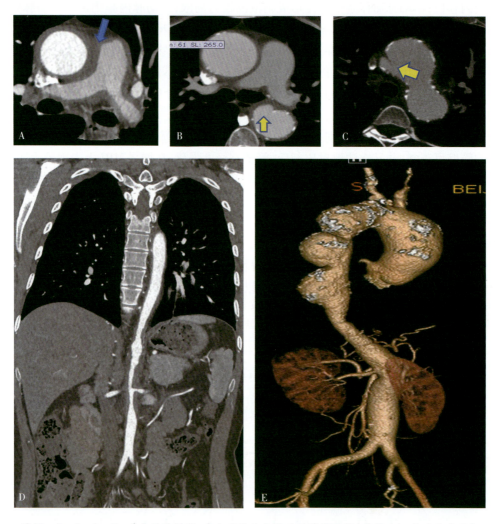

图 11 − 1 − 6　A ~ C：升主动脉扩张，升主动脉及主肺动脉管壁增厚（蓝箭头），主动脉升弓部及弓降部可见溃疡形成（黄箭头）；D. 冠状位 MRP 主动脉弥漫性管壁环形增厚并钙化，腹主动脉管腔重度狭窄；E. VR 图像显示升主动脉瘤样扩张，多发降主动脉多发溃疡样突起，腹主动脉管腔扩张与狭窄并存

**【影像学表现】**

1. X 线平片多表现为正常。X 线血管造影能够显示主动脉及其分支血管受累，周围可伴有丰富的侧支循环形成。

2. CTA 表现

（1）主动脉及其主要分支血管单发（或多发）、局限性（或节段性、弥漫性）受累。

（2）主动脉管壁环形增厚。

（3）受累段管腔狭窄（或扩张）。

（4）可伴真/假性动脉瘤、夹层形成。

（5）可伴有丰富的侧支循环形成。

【比较影像学与临床表现】

大动脉炎的病理学改变主要是累及主动脉全层的慢性非特异性炎症。炎性活动期表现为渗出性炎症，慢性期表现为主要累及动脉中层和外膜的肉芽肿性炎，最终进展为弹力组织破坏、弥漫性或局灶性纤维化。

该病早期症状不典型，包括发热、夜间盗汗、体重下降、关节痛、肌痛及轻度贫血等，随病程进展，可表现出以下特征性表现：脉搏减弱或消失，并伴有患肢无力或不适、双侧血压差增大；听诊有血管杂音；并发高血压、主动脉瓣反流；并发视网膜病变；并发神经症状，主要由高血压或缺血引起；其他症状：呼吸困难、头痛、胸痛、心肌缺血等。

大动脉炎除累及主动脉以外，还可以累及其主要分支以及肺动脉，并且主要临床表现是以分支受累为特点。因此，在进行 CTA 以及 MRI 图像解读时，除关注主动脉以外，还需要详细观察分支血管以及肺动脉情况，以降低漏诊率。

【鉴别诊断】

主要与动脉粥样硬化相鉴别，表现为中老年患者多见，表现为全身动脉多发动脉粥样硬化斑块，可导致动脉管腔的狭窄、闭塞或扩张。该病患者往往伴有动脉粥样硬化临床危险因素。

## 三、主动脉瘤

【典型病例】

1. 患者，男，53 岁，胸部疼痛月余，查体（图 11 - 1 - 7）。

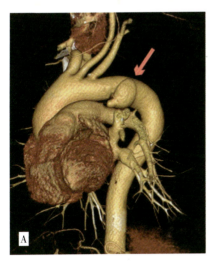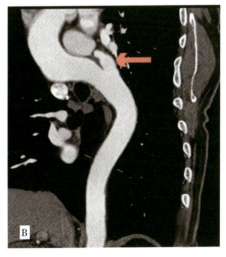

图 11 - 1 - 7 胸主动脉见囊袋状凸起，呈等基底（箭头），囊袋尖端处可见一更小的突起，无附壁血栓。其余大血管未见明显异常

2. 患者，男，71 岁，高血压、高血脂病史多年，间断性腹部疼痛半年（图 11 - 1 - 8）。

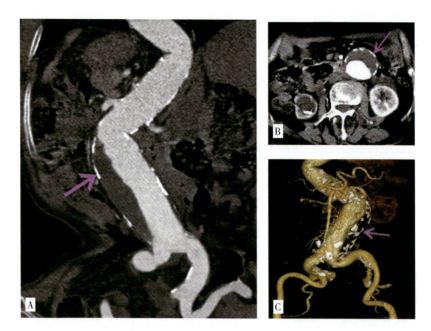

图 11-1-8　腹主动脉梭形增宽,增强后可见对比剂充盈的管腔并无增宽或狭窄,壁可见低密度——血栓(图 A、B 箭头),血栓表面基本规则;钙化的动脉壁无内移,借此与壁间血肿相鉴别;VRT 图像不显示血栓,可见动脉壁钙化"漂浮"(图 C 箭头)

**【CT 诊断要点】**

1. 主动脉扩张直径 >3 cm 或超过瘤体近端主动脉管径的 1/3 以上作为诊断标准。

2. 瘤体可是囊状或梭形,瘤壁可钙化及血栓形成,平扫可见弧形、线状或小斑块状钙化。

3. 增强可见囊袋状影,如囊袋上有尖角或更小囊袋突出,则提示破裂可能,危险度增高。血栓表现为瘤体内环形或新月形低密度影。

4. 主动脉瘤破裂表现为主动脉旁高密度影,并沿筋膜扩展至周围间隙,液/液平面常见。

**【鉴别诊断】**

1. 主动脉扩张迂曲　主动脉斜切层面类似扩大的主动脉直径,CTA 与 MRI 的多平面成像有助于两者鉴别。

2. 假性动脉瘤　一般有外伤或手术史,其破口一般较小;增强,假性动脉瘤瘤内造影剂与主动脉内造影剂到达的时间不一样,排空速度也不一样。

3. 主动脉壁间血肿　急性期临床表现类似主动脉夹层。CT 上因增厚的管壁内面衬有内膜,因而多较光滑,延续较远,且可见内膜钙化内移。

**【比较影像学与临床诊断】**

超声检查对明确诊断极为重要,X 线计算机断层扫描(CT)及 MRI 对诊断也具主要意义。对于诊断不明确者、合并肾动脉病变的高血压患者动脉瘤范围不清楚时、疑有阻塞或瘤样病变的患者及准备手术治疗者主张行主动脉造影。CT 能够明确动脉瘤的范围、管壁有无钙化、是否有血栓形成,CTA 能够显示病变的全貌,现在 64 排螺旋 CT 的 CTA 显像基本上能够代替 DSA,

对管壁显示优于DSA。主动脉瘤好发于老年男性,多无症状,大动脉瘤可出现腹部钝痛或胀痛,伴腹部搏动性包块。动脉瘤破裂时出现剧痛或休克。

## 四、下肢动脉硬化性闭塞症

下肢动脉硬化闭塞症(PAD)是由于下肢动脉粥样硬化斑块形成,并引起下肢动脉狭窄、闭塞,进而导致肢体急、慢性缺血。

【典型病例】

1. 患者,男,61岁,糖尿病20余年,肢体发凉、间歇性跛行2年(图11-1-9)。

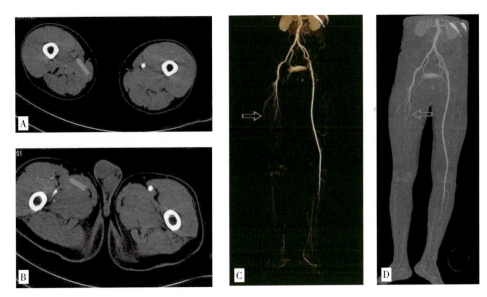

图11-1-9　右侧股浅动脉自起始处即闭塞,腘动脉及以下分支均未见明确显示(图A、B粗箭头),股深动脉粗大,分支增多(图C、D空心箭头)。至足背动脉处可见细小动脉显示

2. 患者男,55岁,双下肢疼痛3个月,行走加重,皮温低,左侧明显(图11-1-10)。

【CT诊断要点】

特征性改变为:股动脉局限性或弥漫性狭窄或闭塞,腹主动脉下端、髂动脉等大中动脉常同时累及。

1. 患者多为老年人,可能存在多种伴随疾病及动脉粥样硬化危险因素。

2. 症状较为典型,动脉搏动细弱、肢体发凉、间歇性跛行等。

3. 起始处多为股动脉起始及分叉处,其他动脉常伴有不同程度的动脉粥样硬化改变。

4. 随狭窄程度加重及病变时间延长,股深动脉及其分支增多、增粗。

5. 胫前动脉、胫后动脉、腓动脉常不同程度受累。

【鉴别诊断】

1. **腰椎管狭窄**　可表现为间歇性跛行症状,易与下肢动脉硬化闭塞症早、中期症状相混淆。但该病的症状与体位明显相关,改变体位可使症状减轻或缓解,同时肢体动脉搏动正常,可资鉴别。

2. 血栓闭塞性脉管炎　多见于青年男性,有吸烟史,伴游走性血栓性浅静脉炎,累及四肢中小动脉,上肢动脉累及较远动脉硬化闭塞症多见。造影的典型表现为中小动脉节段性闭塞,而在病变的动脉之间,可见管壁光滑的正常动脉,并可见许多细小的侧支血管。

3. 动脉栓塞　表现为"5P"征,即突然出现的肢体疼痛、苍白、麻木、运动障碍及动脉搏动减弱或消失,并常具有房颤、瓣膜病等易致动脉栓塞的病史。栓塞一般急性发作,因而无代偿现象。

4. 多发性大动脉炎　多发性大动脉炎的病因尚未明了。多见于年轻女性,病变部位可为多发性,主要累及胸腹主动脉及其分支,一般无伴随其他血管动脉硬化征象。

【比较影像学与临床诊断】

CT 血管成像(CTA)为下肢动脉硬化闭塞症的首选检查方法,可清楚显示动脉病变的部位、范围、程度;明确诊断,并为治疗方案的确定提供帮助。不足之处是由于需使用含碘造影剂,对肾功能可能造成影响,肾功能不全者慎用。磁共振血管成像(MRA)同 CTA,亦可为下肢动脉硬化闭塞症提供明确的影像学诊断,优点是无须

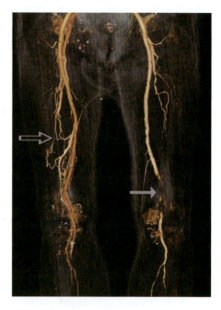

图 11 - 1 - 10　左侧腘动脉段闭塞(灰箭头),邻近可见代偿分支形成,远端血管可见显示;右侧股浅动脉分支可见并发动静脉瘘(空心箭头),股深静脉提前显影,由于"窃血",腘动脉及以下分支显示不佳

使用含碘造影剂,但对钙化的分辨能力差,并可能会高估病变的严重程度。彩色多普勒超声为常用筛查手段,可见动脉硬化斑块,管腔狭窄、闭塞等。该方法无创、方便且花费较低,但对于治疗的指导意义不大。数字减影血管造影(DSA)为诊断下肢动脉硬化闭塞症的"金标准",能确切显示病变部位、范围、程度、侧支循环情况,延迟现象可评价远端流出道情况。DSA 对于病变的评估及手术方式的选择均具有重要意义,在有条件的医院,可在造影的同时行血管腔内治疗,同期解决动脉病变。

下肢动脉硬化闭塞症早期的症状为间歇性跛行、远侧动脉搏动减弱或消失,下肢动脉硬化闭塞症后期可出现静息痛,皮肤温度明显降低、发绀、趾端溃疡、坏疽等。下肢动脉硬化闭塞症症状的有无、轻重受病变进展的速度、侧支循环的多寡、个体的耐受力等多种因素的影响。

## 五、急性脑动脉栓塞

急性脑动脉栓塞是指因异常的固态、液态、气态物体(被称作栓子)沿血循环进入脑动脉系统,引起动脉管腔闭塞,导致该动脉供血区局部脑组织的急性缺血,临床上表现为偏瘫、偏身麻木、讲话不清等突然发生的神经功能缺损症状。

【典型病例】

患者,女,43 岁,房颤 4 年余,突发右侧肢体麻木、言语不能、口角㖞斜 1 小时(图 11 - 1 - 11)。

内科治疗 10 天后,动脉狭窄及脑实质缺血消失(图 11 - 1 - 12)。

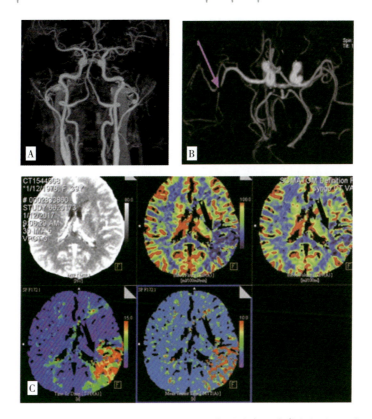

图 11 - 1 - 11　颅颈联合 CTA 及 CTP 显示,颈部动脉未见异常(图 A);颅内 CTA 可见左侧大脑中动脉 M2 段处一局限性闭塞,远端血管显示细弱,其余颅内动脉未见明显异常(图 B 红箭头);CTP 可见左侧狭窄的大脑中动脉供血区呈明显低灌注(图 C 黑箭头),大部分呈脑梗死前期Ⅱ期

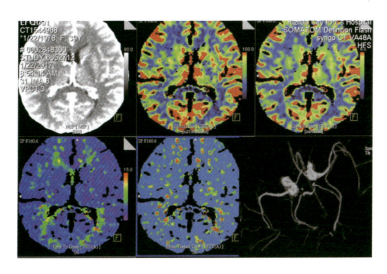

图 11 - 1 - 12

## 【CT 诊断要点】

特征性改变为:突发脑梗死症状,急诊 CTA 发现脑供血动脉局限性狭窄或闭塞,远端分支可

显示或不显示。

1.患者多数有心肌梗死、心内膜炎、心房纤颤、心脏手术等病史。

2.急骤起病是主要特点,是发病最急的疾病之一,大多数患者病前无任何前驱症状,活动中突然起病。

3.脑 CT 扫描表现与脑梗死相似,即发病 24 小时后 CT 可见栓塞部位有低密度梗死灶,边界欠清,往往呈扇形分布,同时累及灰白质,并有一定的占位效应。

4.CTA 可显示栓塞血管,如血管腔狭窄、动脉粥样硬化溃疡、血管内膜粗糙等,如果其他血管无明显狭窄性病变,仅出现某一支血管突然中断,则提示本病可能性极大(如本例)。

5.结合 CTP 检查可超早期确定脑梗死、缺血的范围及程度,确定半暗带,为临床采取合适的治疗措施提供更进一步的指导。

【鉴别诊断】

1.动脉粥样硬化脑梗死　多发生在中年以后,是由于脑血管自身粥样硬化导致的狭窄或闭塞引起相应血管供应区脑组织缺血、坏死、软化而产生偏瘫、失语等神经功能缺损症状,多起病缓慢,常在安静或睡眠状态下发病,发病前可有先兆,如短暂性脑缺血发作等,多伴有高血压、糖尿病、冠心病和动脉硬化等,脑 CT 扫描不易与脑栓塞区别。

2.脑出血　脑出血多有高血压、动脉瘤、动静脉畸形的病史,一般在情绪激动或剧烈活动中起病,病情进展快,可出现头痛、呕吐等颅高压的症状及脑膜刺激征等。脑 CT 扫描可见高密度出血灶,据此可与缺血性脑血管病鉴别。

【比较影像学与临床诊断】

1.脑 CT 扫描　为脑血管病变的常规检查手段,脑 CT 扫描表现与脑梗死相似,单纯平扫价值有限,更多用来排除脑出血,较 MRI 检查缺陷很多。但 CT 扫描更容易获得,尤其是大多数医院,磁共振室不能提供夜间急诊服务。CT 对于本病最大的价值在于结合 CTA 及 CTP,能够在短时间内完成脑实质、脑血管、脑血流动力学评估,在这一点上明显优于其他检查。

2.脑 MRI 检查　为脑血管病变的最有价值的检查手段,能较早发现血管病变、梗死灶及小的栓塞病灶,对脑干及小脑病变脑 MRI 检查明显优于 CT。早期梗死灶在 DWI 上能更清晰显示,是脑梗死诊断的"金标准"。同步结合 MRA 检查及 MR 灌注成像则优势更加明显。但是 MRI 检查时间较长,限制较多,部分患者难以获得满意图像。

3.DSA 检查　准确性高,是血管检查的"金标准"。可提示栓塞血管,如血管腔狭窄、动脉粥样硬化溃疡、血管内膜粗糙等。DSA 能够发现较小的血管病变并及时给予介入治疗。但费用昂贵、风险较高,不能作为常规。

本病诊断主要依靠临床特点及相应的辅助检查。

本病任何年龄均可诱发,以青壮年较多见,病前多有风湿性心脏病、心房颤动及大动脉粥样硬化等病史。临床上有时不容易区分栓子来源,可参考 STAF 评分。脑栓塞患者多起病急,症状常在数秒或数分钟内达高峰,多数患者有神经系统体征,可表现为偏瘫、失语等局灶性神经功能缺损。头颅 CT 在发病 24 小时内可无明显异常,但脑 CT 扫描阴性不能排除脑栓塞,发病 24 ~ 48 小时后可见栓塞部位有低密度梗死灶,边界欠清晰,并可有一定的占位效应;头 MRI 有助于早期发现小的栓塞病灶,对于脑干和小脑病变的显示 MRI 要明显优于 CT。

## 六、下肢深静脉血栓

下肢深静脉血栓( deep venous thrombosis,DVT)是指血液非正常地在下肢深静脉内凝结成块,属于下肢静脉回流障碍性疾病。

【典型病例】

患者,男,55 岁,胫腓骨骨折治疗 3 周后,右下肢肿胀疼痛 1 天(图 11 - 1 - 13)。

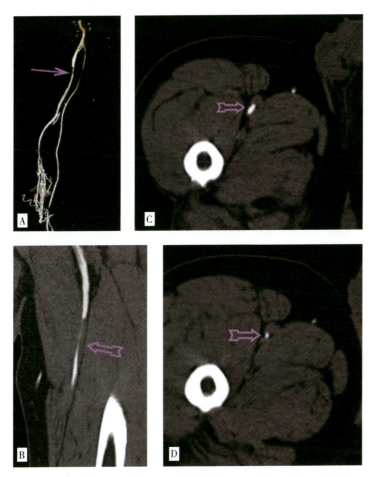

图 11 - 1 - 13　下肢静脉直接成像法:右侧股深静脉上段处可见偏心性充盈缺损,在 VRT 图像(图 A)上可见局限性狭窄;CPR 图像可见局部管腔明显狭窄,腔内见低密度凝血块(图 B);图 C 为病变段以上层面正常管腔,图 D 为血栓形成段处变窄的管腔

【CT 诊断要点】

特征性改变为:股深静脉 CT 造影可见充盈缺损;周围静脉扩张、增多、增粗,股浅静脉增粗。

1. 多见于显著肥胖、产后、术后、外伤、晚期癌症、昏迷和长期卧床的病人。

2. 股深静脉 CT 造影可见充盈缺损或不显示,股浅静脉代偿增粗。

3. CT 一次成像(间接成像)可同时监测肺动脉、下腔静脉、下肢静脉全程,发现低密度充盈缺损为直接征象;直接成像显示充盈缺损,图像清晰(本例)。

4. 应仔细观察静脉分支及下腔静脉、肺动脉等,避免漏诊。

5. 股浅静脉、小腿部静脉迂曲扩张。

【鉴别诊断】

1. 下肢深静脉血栓形成  也常表现为单侧下肢的突发疼痛,与下肢静脉血栓有相似之处,但急性动脉栓塞时肢体无肿胀,主要表现为足及小腿皮温厥冷、剧痛、麻木、自主运动及皮肤感觉丧失,足背动脉、胫后动脉搏动消失,有时股、腘动脉搏动也消失,根据以上特点,鉴别较易。结合病史、CTA、CTV 成像,鉴别较容易。

2. 急性下肢弥散性淋巴管炎  淋巴管炎发病也较快,肢体肿胀,常伴有寒战、高热,皮肤发红,皮温升高,浅静脉不曲张,根据以上特点,可与下肢深静脉血栓相鉴别。

3. 下肢静脉曲张  多无急性发作病史,下肢抬高可立即缓解。

【比较影像学与临床诊断】

CT 肺动脉造影后,无须再次注射造影剂,可同时行肺动脉、腹部、盆腔和下肢深静脉检查,明确有无肺栓塞及下肢深静脉血栓,操作简便,快捷无创,而且与血管多普勒超声检查方法有良好的对比性,敏感性和特异性均在 90% 以上,所以目前已成为诊断 DVT 的常用方法。CT 下肢静脉成像分为直接成像与间接成像。直接成像为足背静脉注射对比剂,表面加压,迫使对比剂进入深静脉,这种方法对比剂浓度较高,对比好,但难以显示汇入的静脉分支,且汇入处容易带来假阳性结果;间接法即一般强化 CT 的静脉期成像,对比剂浓度低,血栓与血液的对比不明显,容易漏诊。与静脉造影及超声检查具有良好的可比性,因此成为近年诊断 DVT 的新方法。MRV 具有非常高的敏感性和特异性,对盆腔静脉和腘静脉的检查均优于血管超声,但检查速度较慢,限制较多,难以获得静脉全程的影像。加压超声成像对诊断近端静脉血栓形成的敏感性在 90% 以上,阳性预测值大于 90%,而且为无创检查,应为首选,但准确性依赖于操作者的经验。静脉造影诊断准确,但属于有创检查,且费用高。

在临床上,只有 10% ~ 17% 的 DVT 患者有明显的症状,包括下肢肿胀,局部深处触痛和足背屈性疼痛。DVT 发展最严重的临床特征和体征即是肺栓塞,死亡率高达 9% ~ 50%,绝大多数死亡病例是在几分钟到几小时内死亡的。有症状和体征的 DVT 多见于术后、外伤、晚期癌症、昏迷和长期卧床的病人。一旦怀疑有深静脉血栓,就应尽早检测血液 D - 二聚体,B 超、CT 等探测深静脉以明确诊断。

## 七、颈内动脉粥样硬化性狭窄

动脉粥样硬化(atherosclerosis,AS)是动脉壁变厚并失去弹性的几种疾病的统称,是动脉硬化中最常见而重要的类型。

【典型病例】

患者,女,67 岁,左侧肢体活动不灵 2 天,有长期高血压病史(图 11 - 1 - 14)。

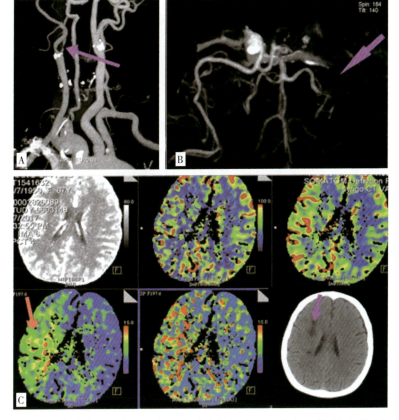

图 11-1-14  全颈部动脉 CTA 提示右侧颈内动脉起始处可见明显狭窄(图 A 箭头),远端管腔明显变细,但管壁规则。颅内成像显示,同侧大脑中动脉闭塞,远端分支均未见显示(图 B 箭头)。脑灌注图像显示,右侧大脑中动脉供血区大面积区域呈明显低灌注,与动脉病变分布区一致。在动脉期原始图像及平扫图像仅见较小的梗死灶(图 C 箭头),周围伴大面积半暗带和缺血区

【CT 诊断要点】

特征性改变为:脑供血动脉狭窄和脑实质梗死及缺血区。

1. CTA 成像可一次性显示自主动脉弓至颅内血管全程,准确发现病变动脉。

2. CTA 可对斑块大小、分布、狭窄程度进行分析,并可对斑块成分进行初步分析,评估病情。

3. CT 平扫可分析动脉病变后引起的脑实质改变,但敏感性差。

4. CTP 不但能显示梗死,也能显示脑梗死前期血流动力学变化,敏感性高,可作为常规使用。

【鉴别诊断】

1. 脑出血  部分脑梗死初发症状与脑出血鉴别困难。脑出血多在活动时或情绪激动时发病,多数有高血压病史而且血压波动较大,起病急,头痛、呕吐,意识障碍较多见,脑 CT 扫描可见高密度出血灶。

2. 脑肿瘤  缓慢进展型脑梗死,注意与脑肿瘤鉴别,原发脑肿瘤发病缓慢,脑转移肿瘤发病有时与急性脑血管病相似,应及时做脑 CT 扫描。如果脑肿瘤与脑梗死不能鉴别,最好做脑 MRI

检查,以明确诊断。

3.脑栓塞  多见于青壮年,常有器质性心脏病,起病急骤,血压多正常。

**【比较影像学与临床诊断】**

CT 作为脑实质病变的常规检查手段,有其特有的优势,简单、快速,实用价值大。近年来随着 CTA 及 CTP 技术的进步,其使用频率大大提高。特别是 CTP 技术,虽然有辐射风险,但成像快速,图像质量好,敏感性、阳性率高,可先一步发现脑缺血病变。随着全球医疗界对脑卒中认识的进步,CTP 技术又重新受到重视。CTA 也凭借图像质量细腻、容易获得,准确性、敏感性高,在颅颈动脉病变中占有重要地位。CTA 的主要缺陷是辐射、对比剂肾病及过敏、骨伪影影响等。超声检查无创,简单易行,实时成像,直观,重复性好,已成为颈动脉疾病首选的检查方法,并能够术前评价颈动脉狭窄治疗方案及效果,但准确性受操作者主观影响较大。MRA 是近年来得到快速发展且比较成熟的血管成像技术,已经成为诊断和排除血管病变的常用手段,在不用任何造影剂的情况下显示动脉瘤、血管狭窄和闭塞、动 – 静脉畸形等多种病变。MRA 是目前唯一的无创伤性、无辐射危害的、快捷、敏感性高的脑血管造影技术。但应用限制也较多,如金属伪影、运动伪影、钙化不能显示等,影响了成像质量。虽然 DSA 仍是目前脑血管疾病诊断的"金标准",但其具有创伤性、风险较大且费用高,不适宜作为脑血管疾病的首选诊断方法,但可作为治疗的首选方法。

# 第二节  血管病变诊断报告示范

## 一、病例报告模板

1.**主动脉夹层**  动脉弓至双侧髂总动脉水平主动脉轻度增宽,其内见螺旋走行之内膜片影,分隔主动脉呈"双腔"改变,真、假腔前后排列其内均见造影剂充盈,真腔较小。内膜破口位于主动脉弓水平,左侧锁骨下动脉受累,肠系膜上动脉及肾动脉起自真腔。动脉壁增厚可见少量钙化斑块,腹主动脉段局部见内膜钙化向内移位。余无异常所见。

2.**颈部血管造影(正常)**  扫描范围内双侧颈动脉及双侧椎动脉未见明显管壁增厚及钙化,管腔未见明显变窄,腔内血流通畅。

结论:扫描范围内双侧颈总动脉、颈内动脉与椎动脉未见明显异常,必要时行进一步检查。

3.**头颅扫描及 CT 血管造影(动脉瘤)**  描述:双侧颈内动脉颅内段、大脑中动脉、大脑前动脉管壁未见明确增厚钙化征象,管腔未见明显局限性狭窄或异常扩张;左侧椎动脉入颅段纤细;右侧椎动脉远端局部管壁钙化,管腔未见明显狭窄,其远端及基底动脉近端管腔呈瘤样扩张,最宽处直径约 9 mm;双侧后大脑动脉管壁未见明确增厚钙化征象,管腔未见明显局限性狭窄或异常扩张。

结论:左侧椎动脉入颅段纤细;右侧椎动脉远端局部管壁钙化,右侧椎动脉远端及基底动脉近端瘤样扩张。请结合临床,必要时行 DSA 进一步检查。

4.**头颅扫描及 CT 血管造影(先天变异)**  描述:双侧颈内动脉虹吸部形态可,管壁未见异常膨出等征象。双侧大脑前动脉、大脑中动脉、双侧椎动脉、基底动脉、左侧大脑后动脉走行自然,管壁光整,管腔未见明显狭窄及异常扩张。右侧大脑后动脉主要血供来自后交通动脉。

颅脑结构对称,增强扫描右侧额部可见一类圆形不均匀密度影,大小约 3.3 cm × 2.3 cm,边界清晰,明显强化,双侧基底节区见少许斑点状低密度影,边界清。侧脑室旁白质密度可见对称性减低,脑室、脑池形态未见异常,中线结构居中。

5. 下肢 CT 血管造影　描述:双侧髂总动脉、髂外动脉管壁多发高密度钙化,并管壁不规则增厚,管腔不均匀狭窄。双侧股动脉造影剂显影良好,未见异常狭窄及扩张,右侧胫前动脉、左腓动脉可见少许钙化,双胫前、右腓动脉中远段显影浅淡或未显影,左腓动脉断续显影。余血管显影满意。

结论:双下肢动脉粥样硬化:双胫前动脉及右腓动脉中下段重度狭窄乃至闭塞,左腓动脉节段性狭窄。与 2011 - 03 - 07 日片所见无显著变化,请结合临床必要时进一步行 DSA 检查。

## 二、典型病例报告示范

患者,男,53 岁,胸部疼痛月余,查体(图 11 - 2 - 1)。

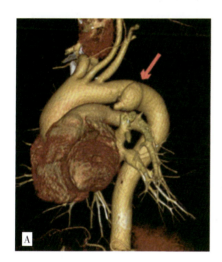 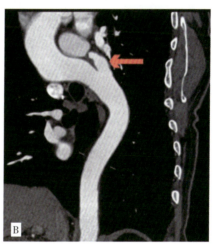

图 11 - 2 - 1　胸主动脉见囊袋状凸起,呈等基底(箭头),囊袋尖端处可见一更小的突起,无附壁血栓。其余大血管未见明显异常

主动脉 CTA 胸主动脉弓远段见一囊袋状突起,呈等基底。最大直径 1.2 cm,其内充盈未见缺损影。余大血管及分支未见明显异常。

报告医师:签字　　审核医师:签字

××××年××月××日

# 心脏冠状动脉 CTA

## 第一节　正常冠状动脉

正常冠状动脉 CTA 见图 12 – 1 – 1 至图 12 – 1 – 6。

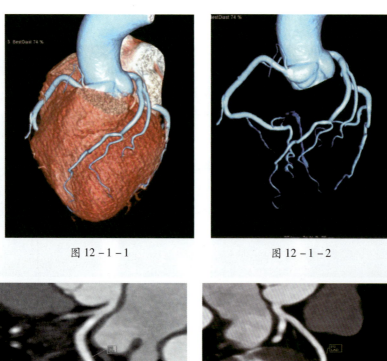

图 12 – 1 – 1　　　　　　　　　　图 12 – 1 – 2

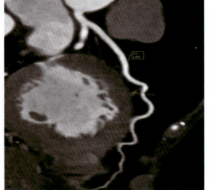

图 12 – 1 – 3　　　　　　　　　　图 12 – 1 – 4

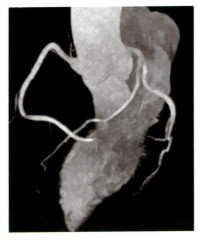

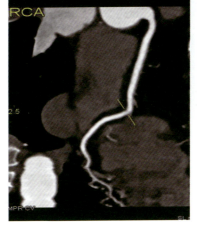

图 12 - 1 - 5                图 12 - 1 - 6

# 第二节　常见先天性冠状动脉发育异常

冠状动脉先天性发育异常属于临床较多见的先天性冠状动脉疾病,大多数患者均无临床症状,属于偶然发现。

CTA 可显示变异血管的走行及与邻近血管及心肌的解剖关系,冠状动脉起源异常对心内科的 CAG 介入治疗和心外科手术均具有重要的临床意义。对于心内科 CAG 介入治疗,冠状动脉开口、走行是否正常,导引钢丝、导管、球囊及支架是否能正常进行操作,心外科心脏移植、搭桥及主动脉瓣置换等手术均十分重要。

据资料报道,冠状动脉起源异常与冠状动脉粥样硬化狭窄之间是否存在相关性目前存在争议。

冠状动脉起源异常的改变,它能够直接显示起源异常的冠状动脉与主动脉的解剖关系,能够评价起源异常冠脉的走行位置与周边相邻的结构关系。如是否对心肌血供造成影响,它与主肺动脉之间走行是否受压、血管急转弯处是否发生扭结。

1. 冠状动脉开口过高,显示左冠状动脉开口于左冠状动脉窦左上方(图 12 - 2 - 1 至图 12 - 2 - 3)。

2. 冠状动脉开口过高,显示右冠状动脉开口于左冠状动脉窦左上方的升主动脉(图12 - 2 - 4至图 12 - 2 - 7)。

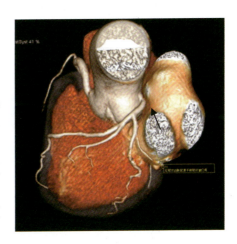

图 12 - 2 - 1

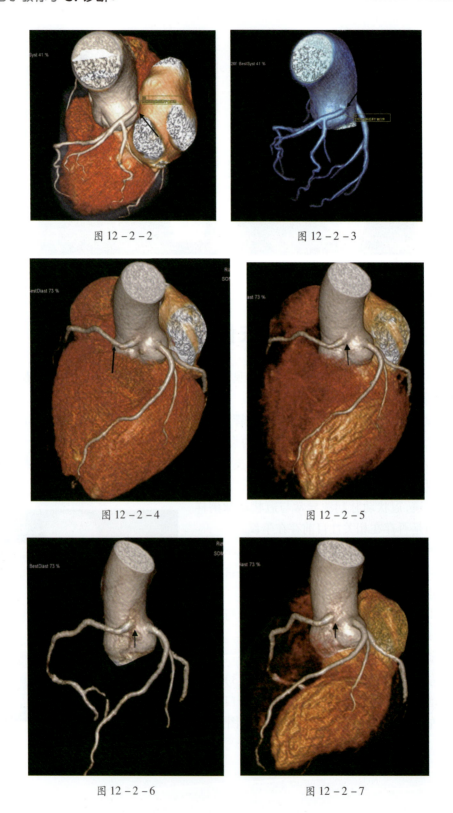

图 12 - 2 - 2

图 12 - 2 - 3

图 12 - 2 - 4

图 12 - 2 - 5

图 12 - 2 - 6

图 12 - 2 - 7

3. 右冠状动脉开口于右冠状动脉窦口上方的升主动脉并发出一只副冠状动脉（图12 - 2 - 8

至图 12 - 2 - 11)。

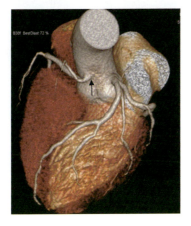

<table>
<tr><td>图 12 - 2 - 8</td><td>图 12 - 2 - 9</td></tr>
</table>

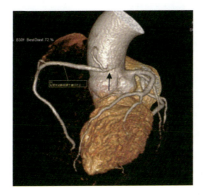
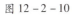
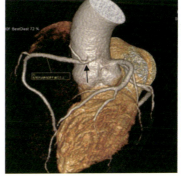

<table>
<tr><td>图 12 - 2 - 10</td><td>图 12 - 2 - 11</td></tr>
</table>

4. 右冠状动脉(图 12 - 2 - 12 至图 12 - 2 - 15)。

5. 单冠畸形:冠状动脉共同一个开口,图显示左右冠状动脉共同开口于左冠窦,右冠开口于左冠状动脉窦,右冠纤细并绕过主动脉后方走行(图 12 - 2 - 16 至图 12 - 2 - 19)。

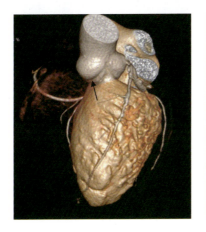
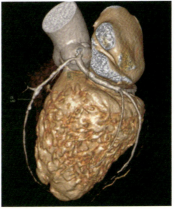

<table>
<tr><td>图 12 - 2 - 12</td><td>图 12 - 2 - 13</td></tr>
</table>

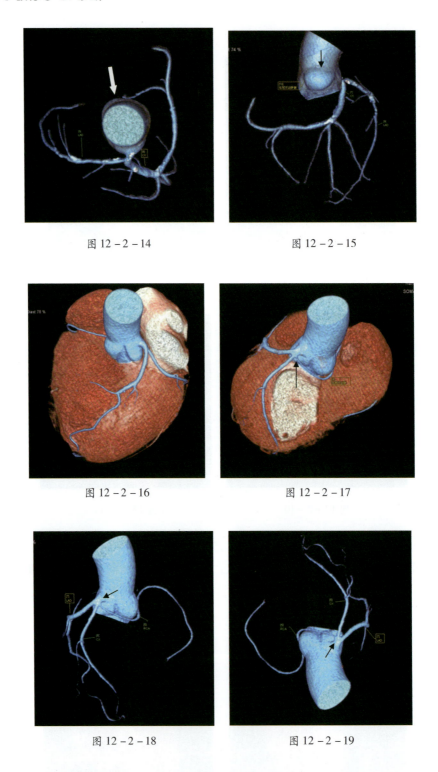

图 12 – 2 – 14　　　　　　　　　图 12 – 2 – 15

图 12 – 2 – 16　　　　　　　　　图 12 – 2 – 17

图 12 – 2 – 18　　　　　　　　　图 12 – 2 – 19

6.左右冠状动脉共同开口于左冠窦,右冠开口于左冠状动脉窦(图 12 – 2 – 20 至图 12 – 2 – 23)。

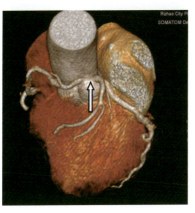

图 12 - 2 - 20　　　　　　　　　　图 12 - 2 - 21

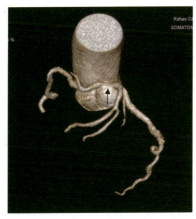
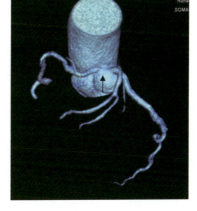

图 12 - 2 - 22　　　　　　　　　　图 12 - 2 - 23

7. 冠状动脉在冠状动脉窦内多开口,见有另一血管共同开口后绕过主动脉后方走行(图 12 - 2 - 24 至图 12 - 2 - 27)。

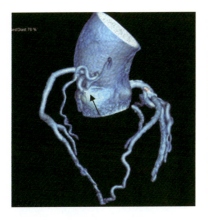
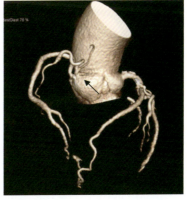

图 12 - 2 - 24　　　　　　　　　　图 12 - 2 - 25

303

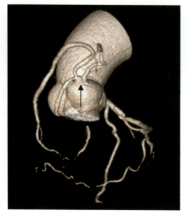
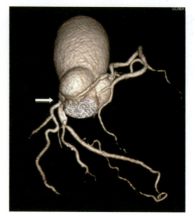

图 12 - 2 - 26          图 12 - 2 - 27

另一病人,多支血管在冠状动脉窦内多开口,见有另一血管共同开口后绕过主动脉后方走行(图 12 - 2 - 28,图 12 - 2 - 29)。

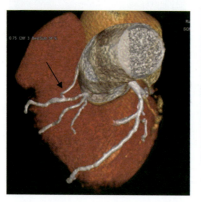
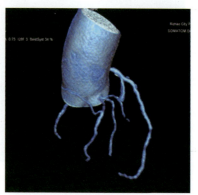

图 12 - 2 - 28          图 12 - 2 - 29

8. 左冠状动脉前降支和回旋支分别单独开口于左冠状窦(图 12 - 2 - 30 至图 12 - 2 - 33)。

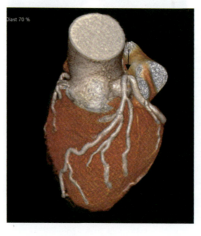
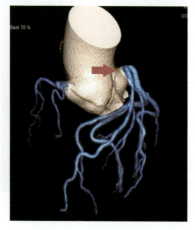

图 12 - 2 - 30          图 12 - 2 - 31

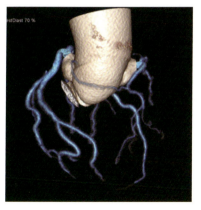
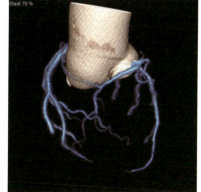

图 12 - 2 - 32        图 12 - 2 - 33

9. 正常迂曲(图 12 - 2 - 34 至图 12 - 2 - 37)。

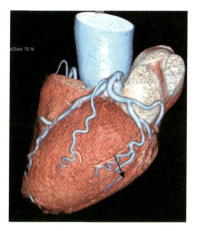
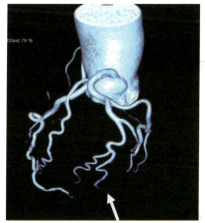

图 12 - 2 - 34        图 12 - 2 - 35

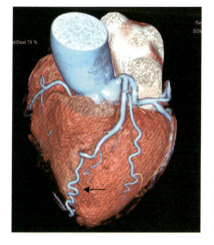
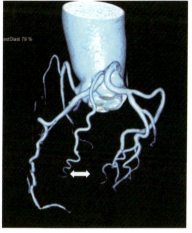

图 12 - 2 - 36        图 12 - 2 - 37

10. 壁冠状动脉属于冠状动脉的先天性发育异常,冠状动脉或分支的某个节段走行于心外膜下室壁的心肌纤维中,包绕覆盖冠状动脉之上的心肌纤维者称为心肌桥,被覆盖的冠状动脉段称为壁冠状动脉。

长期以来,临床诊断壁冠状动脉都是用 CAG 造影方式,但该方式的检出率较低,欠直观。CAG 造影诊断依靠冠状动脉在心脏收缩和舒张期时血管径变化,在 2 个投照位置上冠脉血管的收缩,造成一过性狭窄现象,如冠脉呈线状、串珠状或闭塞样改变,在舒张期(中晚期)冠脉血管完全或部分恢复正常,这种现象被称为"挤奶效应"。

表浅型壁冠状动脉患者易漏诊。血管内超声检查可呈现典型的"半月征",即为冠状动脉和心外膜之间低回声的区域;87% 患者血流有特异性改变,称之为"指尖样现象",即冠脉血流速度在舒张早期突然加速形成高峰,中期则快速下降,随后下降速度逐渐减慢,至中晚期形成一流速平台。心肌桥好发于左前降支中段、对角支和钝缘支,分为不完全型(部分包埋)、浅表型(心肌包埋≤1 mm)、深包埋型(心肌包埋≥1 mm),心肌桥易出现以下问题。

(1)致心肌缺血:心肌收缩时心肌桥会随心肌运动挤压壁冠状动脉,引起心肌缺血致心绞痛。

(2)致冠脉痉挛:壁冠状动脉反复受压,扭曲产生涡流造成血管内细胞功能紊乱、活性物质代谢异常,血栓素 $A_2$ 释放增多,易发生痉挛。

(3)致动脉粥样硬化:心肌桥易导致壁冠状动脉近端血管发生动脉粥样硬化,而远端及冠状动脉不易累及。这是因为近端压力大血流紊乱,切应力低,导致内膜出现内皮功能障碍,这是促使动脉粥样硬化斑块形成的主要因素。心肌桥临床表现为多种多样,差异较大。CTA 可直接在心肌收缩时显示出心肌桥的长度、深度、形态。它无创、快速,图像质量清晰、直观,能直接诊断出心肌桥并提供更多的信息(图 12 – 2 – 38 至图 12 – 2 – 43)。

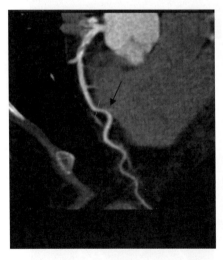
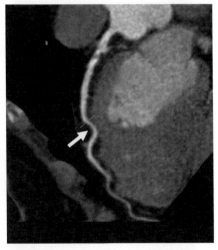

图 12 – 2 – 38          图 12 – 2 – 39

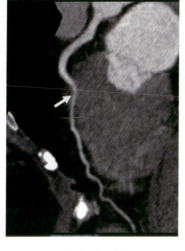

图 12 - 2 - 40

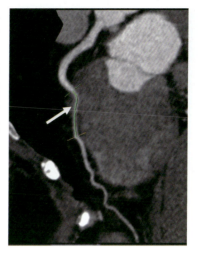

图 12 - 2 - 41

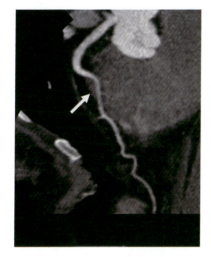

图 12 - 2 - 42

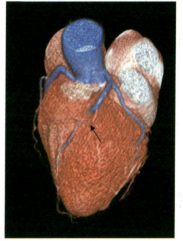

图 12 - 2 - 43

# 第三节　冠状动脉粥样硬化

## 一、钙化斑块

CT 诊断所见：RCA、LAD 多发圆点状及条状钙化影。

钙化性斑块为冠状动脉管壁上 CT 值大于 130 HU，这表明粥样斑块的形成时间长，结构较硬，不易引发急性冠脉综合征（图 12 - 3 - 1 至图 12 - 3 - 9）。

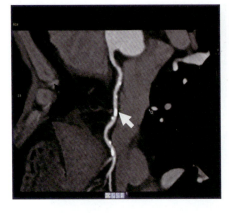

图 12 - 3 - 1

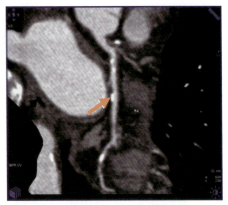

图 12 - 3 - 2

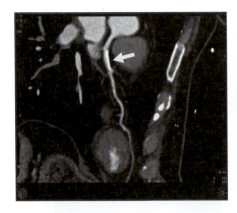

图 12 - 3 - 3

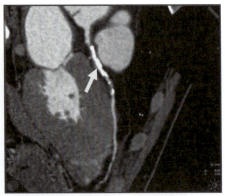

图 12 - 3 - 4

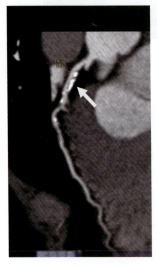

图 12 - 3 - 5

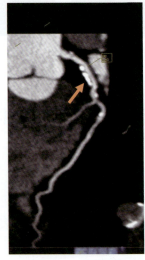

图 12 - 3 - 6

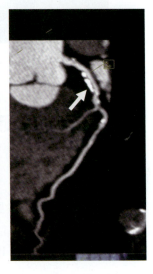

图 12 - 3 - 7

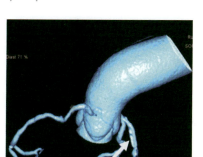

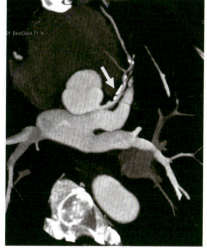

图 12 - 3 - 8　　　　　　　　　　　　　图 12 - 3 - 9

## 二、非钙化性斑块

患者,男,75 岁。2 日来无明显诱因出现胸痛、胸闷,为心前区闷痛,多于活动后发作,每次持续约 1 分钟。2 日来上述症状反复发作,曾爬二楼出现上述症状。

查体:T 36.0℃,P 110 次/分,R 18 次/分,BP 170/90 mmHg。

辅助检查:心电图:窦性心动过速,ST - T 改变。

生化:肝肾功能正常,尿酸:425 μmol/L,三酰甘油、总胆固醇,高、低密度脂蛋白均正常,脂蛋白 308 ng/L(↑)。

CT 诊断所见:①左前降支近段混合性局限性斑块,管腔轻度狭窄;②左前降支中段非钙化性节段性斑块,管腔呈重度狭窄;③左前降支远段壁冠状动脉。

CAG 造影所见:LM( - ),LAD 近中段 90% 管腔狭窄,LCX( - ),RCA 斑块,LAD 支架植入二枚(图 12 - 3 - 10 至图 12 - 3 - 15)。

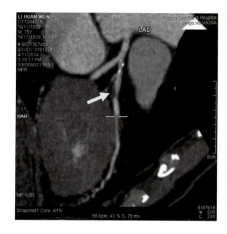

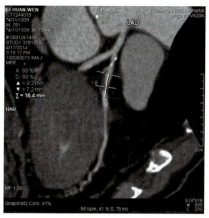

图 12 - 3 - 10　　　　　　　　　　　　图 12 - 3 - 11

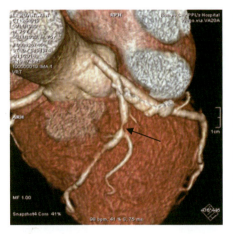

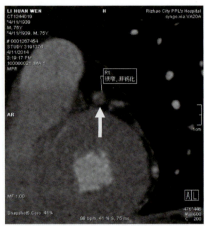

图 12 – 3 – 12 图 12 – 3 – 13

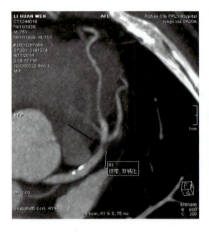

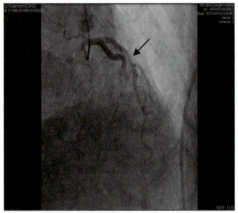

图 12 – 3 – 14 图 12 – 3 – 15

## 三、混合性斑块

患者,女,58 岁,患者 5 天前查体测血压 230/120 mmHg,当地诊所给予降压药治疗,效果欠佳,血压控制不稳。查体:T 36.5℃,P 80 次/分,R 18 次/分,BP 175/127 mmHg。

辅助检查:心电图:窦性心律,ST – T 改变。

生化:尿酸、三酰甘油正常,高密度脂蛋白 4.24 mmol/L(↑),脂蛋白 308 ng/L(↑)。

CT 诊断所见:右冠状动脉、左前降支近中段混合斑块,管腔中度狭窄。

CAG 造影所见:RCA 斑块,LM(-),LAD 中段 50% 管腔狭窄,LCX 远端 50% 管腔狭窄(图 12 – 3 – 16 至图 12 – 3 – 21)。

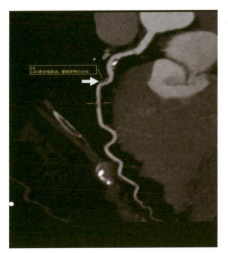

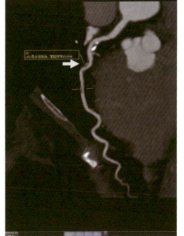

图 12 - 3 - 16

图 12 - 3 - 17

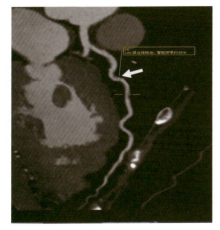

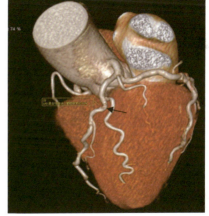

图 12 - 3 - 18

图 12 - 3 - 19

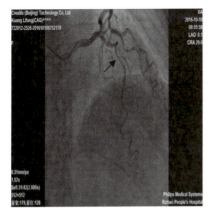

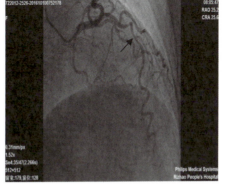

图 12 - 3 - 20

图 12 - 3 - 21

**【比较影像学与临床诊断】**

影像学检查方法有:无创的冠状动脉 CTA 对斑块的成像,目前是最好的,但"金标准"仍然是有创的冠状动脉造影(coronary artery angiography,CAG),还有血管内超声(intravascular ultrasound,VUS)和光学相干断层成像(optical coherence tomography,OCT),但它们都是有创检查。冠状动脉 CTA 能够显示病变血管的狭窄程度,把狭窄程度分为四级,管腔狭窄小于 25% 为轻微狭窄,25%~50% 为轻度狭窄,50%~75% 为中度狭窄,75%~99% 为重度狭窄,100% 为闭塞。冠状动脉钙化对管腔狭窄诊断造成不利因素,易造成假阳性诊断。冠状动脉钙化分为点状钙化、结节状钙化、条状钙化、块状钙化五种分类。应对钙化节段的管腔重点进行横轴位的观察,来判断管腔狭窄与钙化的关系。一般来说,点状钙化多不引起有意义的狭窄。总之,冠状动脉 CTA 的优势是无创、方便、快捷、操作简单又安全,属于一站式检查。较多学者研究表明,对冠心病的阴性预测值很高,几乎达 100%,对阳性预测值也较高,和有创的冠状动脉造影相比,它们的一致性也较高。冠状动脉 CTA 对冠状动脉闭塞(CTO)有较高的诊断价值,PCI 治疗(CTO)具有高风险因素,包括手术时间较长、放射剂量增加、对比剂用量大、成功率低(因导丝不易穿过闭塞段血管),且并发症多,易发生心脏不良事件。CTA 可以对管腔狭窄进行解剖细节的评估,包括长度、走行、钙化、闭塞端形态、侧支循环形成、病变内是否有微循环等。制定好完整方案再做 PCI,这样才能做到胸中有数、按计划执行方案,成功率高。

2011 年《中华放射学杂志》首刊发表了由《中华放射学杂志》心脏冠状动脉多排 CT 临床应用协作组编写的《心脏冠状动脉多排 CT 临床应用专家共识》,其中把扫描后的原始横断面图像进行标准后处理,其方法包括最大密度投影(MIP)、三维容积再现(VRT)、曲面重建(CPR)、多平面重建(MPR)。评价冠状动脉斑块按照 15 节段描述≥2 mm 血管节段,以非钙化斑块为主或以钙化性斑块为主,冠状动脉斑块以左冠状动脉前降支斑块近中段为其好发部位,有混合斑块、非钙化性斑块、钙化性斑块,也有多发钙化灶,部分累及分支开口。病灶较重者以弥漫性病变为著。

钙化性斑块为冠状动脉管壁上 CT 值大于 130 HU,这表明粥样斑块的形成时间长,结构较硬,不易引发急性冠脉综合征。冠状动脉钙化是粥样硬化的结果,钙盐沉积于坏死病灶或纤维帽内,动脉层会变硬变脆。有研究报道,冠状动脉钙化率及程度与年龄呈正相关,年龄越大钙化越严重。多排 CT 通过对钙化积分的方式进行定量分析,通过分析来预测冠心病事件未来发生的可能性。

非钙化性斑块包括脂质斑块和纤维斑块,脂质斑块平均 CT 值为 23 HU,纤维斑块平均 CT 值为 69 HU,在 CT 值上检查有重叠,实际工作中难以准确区分。不稳定性心绞痛的肇事斑块更常见于非钙化斑块,它与非肇事斑块相比密度更低。而稳定性心绞痛更常见于钙化斑块。

混合性斑块主要为脂类和钙化共存的斑块,是在纤维斑块向钙化斑块演变过程中出现的,混合性斑块狭窄程度的判断,冠状动脉 CTA 要高于钙化斑块和非钙化斑块。

## 四、冠状动脉闭塞(CTO)

患者:男,40 岁。头痛,血压高风险。

查体:T 36.3℃,P 60 次/分,R 18 次/分,BP 170/110 mmHg。

辅助检查:心电图:窦性心律,多导联 T 波倒置。

生化:肝肾功能正常,三酰甘油 2.88 mmol/L(高)。

CT 诊断所见:左冠状动脉前降支中段多发非硬化性斑块,管腔闭塞,LCX 中段重度狭窄。

CAG 造影所见:LM( - ),LAD 中段闭塞,LCX 中段狭窄约 90%(图 12 - 3 - 22 至图 12 - 3 - 25)。

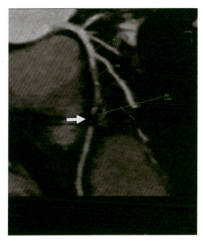

图 12 - 3 - 22

图 12 - 3 - 23

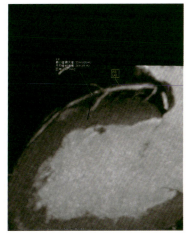

图 12 - 3 - 24

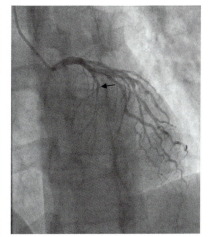

图 12 - 3 - 25

　　CAG 介入治疗 CTO 难点所在:①患者血管闭塞两端的形态;②闭塞段的长度、钙化;③闭塞血管的时间;④闭塞近端血管分支病变。CTA 血管成像对闭塞的判断较好,对闭塞段钙化诊断敏感性、准确率高,能够指导 CAG 为 PCI 治疗制定更完整的方案。

　　CT 诊断要点:CT 诊断 CTO 能够显示如下优点:①可以显示闭塞段近端血管;②可以准确地测量出闭塞血管的长度、走行形态;③准确判断闭塞血管的开口部位、血管分叉及迂曲。

　　【比较影像学与临床诊断】

　　CTA 对该病判断闭塞近端的血管走行优于 CAG,为术者操控导引丝穿过闭塞血供提供路径做好准备,大大提高了导引钢丝通过病变的成功率(如提前判定周密计划,直接可用头端硬度较大的导引钢丝或使用高频旋磨器械）。CTA 可提供 CTO 的详细解剖细节,评估对 CTO 介入治疗的风险,拟定合理的治疗方案及治疗策略。

1. 冠状动脉支架植入( 图 12 - 3 - 26)

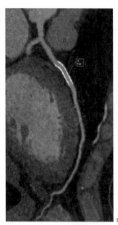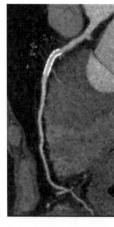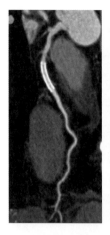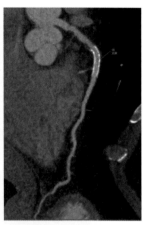

图 12 - 3 - 26

现在临床使用的冠状动脉支架多为金属材料制成( 如铂、镍、不锈钢等) ,CT 值密度较高。有国内外指南及专家共识认为,支架直径 <3.5 mm 对于狭窄的评判受到限制,冠状动脉 CTA 能够对支架进行随访并进行评估,它的价值在于评估支架是否完全闭塞,是否有内膜增生及血栓形成、支架位置不良或假性动脉瘤形成,支架近端、远端是否有新的斑块或斑块是否有进一步发展。CTA 是一种无创、安全而且简便的检查方式,CAG 造影为有创检查,CTA 对于冠状动脉支架植入术的患者进行长期随访支架作用重要,对于患者的预后及治疗方案的选择具有临床指导意义。

2. 冠状动脉搭桥术( 图 12 - 3 - 27)

冠状动脉搭桥术是心外科治疗冠状动脉疾病的常见手术,搭桥手术是利用桥血管( 自身的动脉、静脉) 建立侧支循环及改善心脏的供血。通常利用大隐静脉或内乳动脉作为搭桥血管。CAG 是评价桥血管的"金标准",但属于有创检查且费用较高。

CTA 对于检查桥血管及吻合口是否狭窄或闭塞显示非常直观,对临床有着重要作用。如桥血管及吻合口闭塞时对比剂无法通过,整个搭桥血管 CAG 不显影,而 CTA 能够显示靶桥血管的形态、位置及与周围解剖关系。能够评价桥血管、吻合口的通畅性。

CTA 的优势:①简单、无创,可作为搭桥术后血管的有效评价方法;②一次性大范围扫描可对桥血管、靶血管、吻合口进行评价;③VR 重建图像可直观多角度显示桥、靶血管的走行,吻合口及心脏、纵隔的形态、位置及相互关系。

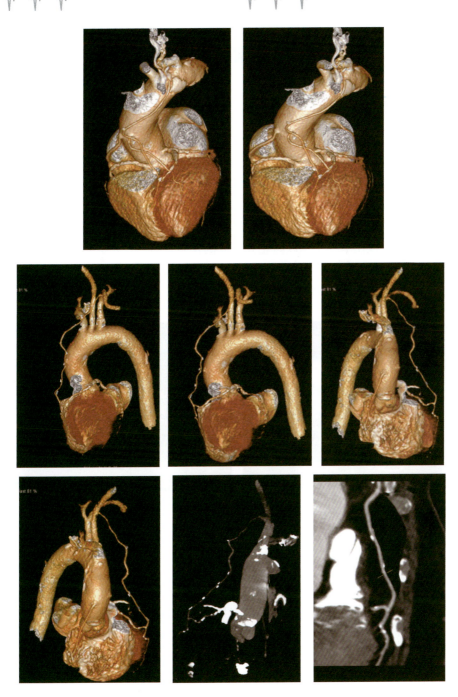

图 12 – 3 – 27

# 第四节　心脏常见病变及先心病

## 一、左心耳血栓

【概述】

房颤最常见的并发症为左心房的血栓形成,而左心耳血栓(left atrial appendage thrombi,LAAT)是最常见形式。据报道,在 90% 以上的非瓣膜性房颤和 50% 以上的瓣膜病性房颤患者中,左心房血栓发生于左心耳内。由于房颤患者血栓不稳定,血栓脱落后可导致动脉栓塞,其中 90% 为脑动脉栓塞,严重影响患者的生活质量及生存率。影像学方法中超声、CT 和 MRI 均可以准确评价左心耳血栓,以便早期干预以防止并发症的发生。

【典型病例】

患者,男,47 岁,心律失常,房颤(图 12 – 4 – 1)。

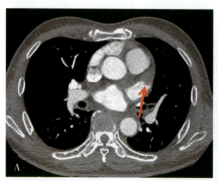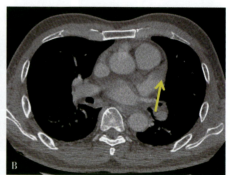

图 12 – 4 – 1　A:主动脉期左房耳尖部充盈缺损(红箭头),B:延迟 1 分钟扫描左房耳充盈缺损依然存在(黄箭头)

【影像学表现】

CT 的空间分辨率高,注射对比剂后可清晰显示左心房的解剖结构,通过三维重建可以测量左心耳开口径、深度、容积等,并能够较敏感地识别出左心耳内的血栓,血栓表现为左心耳内的充盈缺损。CT 在检测左心耳血栓时,由于左心耳的对比剂充盈时间较长,CTA 早期扫描有时显示充盈不良,与血栓不容易鉴别,而延时扫描可以提高对血栓诊断的准确性,其价值可以与 TEE 相当。依据左心耳的形态,在影像解剖学中通常将其分为鸡翅状、仙人掌状、风向袋状和菜花状等几种类型。在一项 CT 对左心耳形态的研究中表明,鸡翅状最多(48%),其次为仙人掌状(30%)、风向袋状(19%),菜花状(3%)最少。四种形态中鸡翅形血栓形成概率最低,菜花型最高,与其解剖结构有关。菜花型左心耳有丰富的梳状肌及肌小梁,容易使左心耳内血液滞留。CT 不仅可以对左心耳血栓进行诊断,在对左心房、左心耳形态及功能进行评估的同时可以进行冠状动脉疾病的诊断。CT 的局限性包括存在电离辐射、不能实时观察左心耳血流动力学变化和不能用于术中监测。

**【比较影像学与临床表现】**

左心耳血栓的形成是多种因素综合作用的结果,目前有研究证实左心耳的形态及分叶与血栓形成有关。另外其内有丰富的梳状肌和肌小梁,容易使左心耳内发生血流动力学紊乱,此为左心耳血栓易形成的解剖基础。房颤发生时,左心房正常的收缩功能丧失,呈不规律舒张和收缩,使血液容易发生滞留而不能有效排空,从而导致血栓形成。此外,血液的高凝状态也是血栓形成的重要因素。左心耳血栓常在房颤、瓣膜病等基础上发生,其本身没有特殊临床表现,但一旦血栓脱落会导致动脉栓塞的表现。

**【鉴别诊断】**

左心房血栓需与黏液瘤鉴别。左心房血栓较黏液瘤更为常见,血栓通常起自心房相对静止的后壁、侧壁或心耳,而黏液瘤常有蒂附着于房间隔,部分附着于其他房壁,随着心房收缩舒张而摆动。左心耳血栓可表现为左心耳内充盈缺损及梳状肌影消失,同时多伴有左心房增大,血栓的 CT 值为 25~35 HU,较软组织密度略低,注射对比剂增强后不强化或轻度强化。出现强化的血栓可能与机化后内部有新生血管有关。而黏液瘤的强化方式呈片絮状强化。

在 CT 上左心耳血栓需要与对比剂的充盈不良鉴别,如果注射对比剂后扫描时间过早,左心耳内没有完全充盈,其表现为左心耳内自心房侧对比剂密度渐进改变,而血栓呈边缘清楚的充盈缺损。延迟 30~60 秒后再次扫描,如果充盈均匀,就可以排除血栓的可能性。

## 二、房间隔缺损

**【概念】**

房间隔缺损(atrial septal defect,ASD)系胚胎发育时期房间隔发育缺陷致房间隔连续性中断,左、右心房间存在穿隔血流,是最常见的先天性心脏病之一,发病率居先天性心脏病的第二位(20%),仅次于室间隔缺损。房间隔缺损绝大多数为单孔型,少数为多孔型、筛孔状。男女发病比例为 1.6:1,单纯 ASD 症状轻,常发现较晚。影像学检查可为临床提供房间隔缺损的位置、大小、数目以及合并的其他常见畸形,为临床掌握手术指征及禁忌证、评估预后提供较全面的诊断信息。

**【典型病例】**

患者,男,25 岁,活动后气促、气短,呼吸道感染(图 12-4-2、图 12-4-3)。

**【影像学表现】**

1. 超声心动图是单纯房间隔缺损的主要检查方法,二维超声心动图可显示房间隔回声中断,同时可显示增大的右心房、右心室。彩色多普勒超声心动图可显示左向右的穿隔血流,晚期出现肺动脉高压时可见双向分流或右向左的穿隔血流。

2. X 线胸片示肺血流量增多,右心房、右心室扩大,肺动脉段隆凸。

3. CT 不作为诊断单纯房间隔缺损的常规检查方法,部分病例在行心脏冠状动脉 CTA 检查时偶然发现;但当 ASD 合并肺静脉异位引流时,CT 是最佳检查方法之一,尤其是对于上腔静脉型 ASD 是否合并肺静脉异位引流具有重要价值。

(1)直接征象:房间隔不连续,多个层面连续观察左、右心房间可见有对比剂相通,可在轴位图像上测量房间隔缺损的前后径,在冠状位图像上测量上下径,同时多方位重建,显示缺损的位置及与周围组织结构的关系,为房间隔缺损的修补提供影像学信息。房间隔中部较薄,受左、右心房内对比浓度的影响,CT 对小的房间隔缺损诊断可靠性较低。

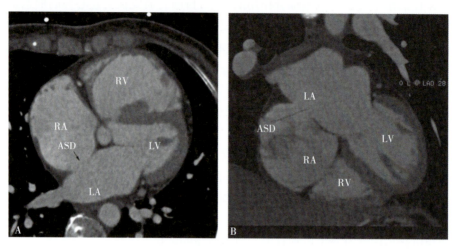

图 12-4-2 A. 中央型房间隔缺损(ASD):房间隔中部层面中央部缺损约 18mm,右心房室增大;B. 矢状位显示房间隔缺损

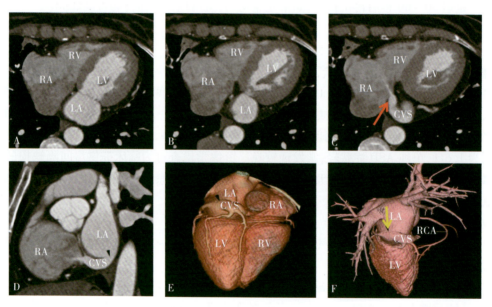

图 12-4-3 无顶冠状静脉窦综合征("冠状静脉窦型"房间隔缺损):横断像心房下部层面显示冠状静脉窦顶部与左房间正常分隔消失(红箭头);曲面重组像和 VR 直观显示冠状静脉窦与左房的异常连通(黄箭头)

(2)间接征象:右心室扩大、室壁肥厚,右心房扩大,肺动脉高压改变,即表现为主肺动脉横径超过同水平升主动脉横径。观察房间隔缺损的同时,还应观察房-室连接及心室-大动脉连接关系,同时应注意有无合并冠状动脉起源和走行异常,有无合并肺静脉异位引流(尤其是上腔静脉型 ASD),主动脉弓、主动脉降部有无缩窄,气管发育情况等。

【比较影像学与临床表现】

根据 2010 年欧洲心脏协会(ESC)成年人先心病治疗指南,ASD 分为以下五个类型:

1. 继发孔型 ASD 最多见,约占 80%,缺损位于房间隔中部,相当于卵圆窝及其周围。

2. 原发孔型 ASD 约占 15%,又称为部分型房室间隔缺损(部分型心内膜垫缺损)、部分型房室通道;缺损位于十字交叉结构附近(房间隔下部),缺损常较大,常伴有房室瓣畸形,可引起不同程度的瓣膜反流。

3. 上腔静脉型缺损约占 5%,缺损位于房间隔后上方上腔静脉入口处附近,常伴有部分型或完全型肺静脉异位引流入上腔静脉或右心房。

4. 下腔静脉型缺损 <1%,缺损位于房间隔后下方下腔静脉入口处附近。

5. 无顶冠状静脉窦 <1%,是冠状静脉窦顶部与左心房后壁之间的间隔部分或完全缺损。

房间隔缺损可单独出现,亦可以合并肺静脉异位引流、永存左上腔静脉、肺动脉瓣狭窄和二尖瓣脱垂等畸形。继发性房间隔缺损亦见于手 – 心畸形综合征(例如:Holt – Oram 综合征、上肢畸形综合征)。

各种类型的房间隔缺损造成的血流动力学变化是一致的,其分流量主要取决于缺损的大小、左右心房压力差及左右心室的顺应性。一般情况下,由于右心室顺应性高于左心室、左心房压力高于右心房,引起左向右的分流,从而导致右心房、右心室及肺血流量增加,导致右心房、右心室扩张、肥厚,晚期可出现肺动脉高压,使左向右分流减少,最终导致心房水平的右向左分流,称之为艾森曼格(Eisenmenger)综合征,临床表现为发绀、右心功能衰竭等症状。

临床表现:缺损小时可无症状,常在体格检查时发现胸骨左缘第 2 ~ 3 肋间收缩期吹风样杂音而引起注意;缺损大、分流量大时,可引起肺充血、体循环血流量不足,主要表现为活动后气促、气短等。因肺循环血流量增多,常容易发生呼吸道感染。

【鉴别诊断】

小的房间隔缺损应与卵圆孔未闭鉴别。小的房间隔缺损是房间隔组织的真实缺损;卵圆孔未闭在超声上表现为原发隔与继发隔两层结构未完全闭合,之间见一缝隙,导致原发隔上端的继发孔与继发隔下端的卵圆孔借此缝隙相通,此缝隙即卵圆孔未闭,故卵圆孔未闭不是房间隔组织的缺损,而是原发隔与继发隔之间的潜在缝隙,是连接继发孔与卵圆孔的通道。

## 三、室间隔缺损

【概述】

室间隔缺损(ventricular septal defect,VSD)是最常见的先天性心脏病,发病率约占先天性心脏病的 25%,居先天性心脏病第一位,系胚胎时期心室间隔各部分发育不全或融合不良引起的心室间血流交通,可单独存在,也可为其他复杂先天性心脏病的组成部分,例如法洛四联症、大动脉转位等。

【典型病例】

患者,男,17 岁,活动后乏力、气急、多汗、反复发生呼吸道感染(图 12 – 4 – 4、图 12 – 4 – 5)。

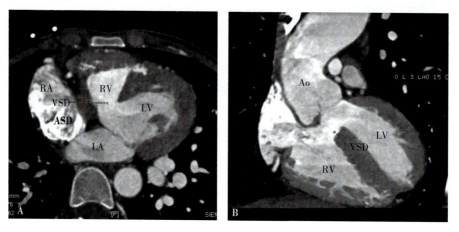

图 12-4-4　A. 膜周部室间隔缺损（VSD）：主动脉瓣下层面室间隔膜周部缺损；B.
矢状位显示室间隔缺损

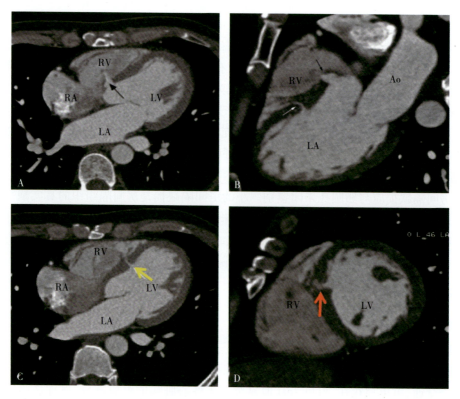

图 12-4-5　室间隔膜部瘤形成并膜部+肌部多发室间隔缺损（黑箭头）：主动脉瓣
下室间隔膜部瘤形成，中段肌部室间隔小缺损（黄箭头），瘤顶小缺损（红箭头）

【影像学表现】

1. 超声心动图

是目前应用最广泛的室间隔缺损检查方法；可显示室间隔缺损的位置、数目、大小、与周围结构关系以及合并的其他畸形,可提供心室容积大小、心肌肥厚程度、心脏射血分数并估测肺动脉压等。

2. X 线

小的室间隔缺损胸部 X 线大致正常;中至大量分流者胸片可见心影增大,肺血增多、肺动脉段凸起,主动脉结正常或缩小等。

3. CT

(1)直接征象:可见室间隔不连续,左、右心室间可见对比剂通过;CTA 可通过多方位重建准确地对室间隔缺损进行分型。

(2)间接征象:左心室增大或者双心室增大,肺动脉增宽,即表现为主肺动脉直径超过同层面升主动脉直径,提示可能存在肺动脉高压可能。晚期发生艾森曼格综合征时,则左心室缩小、右心室肥厚。

**【比较影像学和临床表现】**

室间隔任何部位均可发生缺损,根据 2010 年欧洲心脏协会(ESC)成年人先心病治疗指南,VSD 分为以下四型:

1. 膜周部室间隔缺损最多见,缺损位于室间隔膜部及其周边肌部,缺损可扩展至流入部、小梁部或流出部;又分为单纯膜部型、嵴下型、隔瓣下型;缺损与三尖瓣和主动脉瓣毗邻;室间隔膜部瘤较多见,膜部瘤顶端可为盲端,亦可见缺损。

2. 肌部室间隔缺损占 15% ~ 20%,缺损位于室间隔肌部,多靠近心尖部,缺损边缘均为肌肉组织,常多发,自然闭合发生率较高。

3. 双动脉下室间隔缺损又称为漏斗部缺损、干下型、嵴上型、主动脉下型、肺动脉下型等,缺损位于主动脉及肺动脉下方,缺损顶部由主动脉瓣与肺动脉瓣之间的纤维连续组成;由于合并主动脉瓣脱垂(尤其是右冠瓣),故此型多伴有主动脉瓣反流。

4. 房室通道型室间隔缺损又称为隔瓣下、非膜周室间隔缺损,房室间隔缺损型室间隔缺损,缺损位于三尖瓣隔瓣下方并以三尖瓣环为界,通常唐氏综合征患儿易发。

室间隔缺损的分流量及分流方向取决于肺血管阻力、缺损大小、左右心室压力差以及是否存在右室流出道梗阻等。缺损小于 5mm 者,分流量小,通常不引起肺动脉压升高;缺损为 5 ~ 10mm 者,分流量较大,肺循环血量超过体循环血量,通过肺循环进入左心血量明显增加,引起左心房、左心室扩大;缺损大于 10mm 者,肺循环血流量过多,肺血管阻力增大,肺小动脉管壁内膜增厚,部分管腔变窄,右心室压力增大,当右心室压力等于或者超过左心室压力时,可出现右向左分流,出现艾森曼格综合征,患者即可出现发绀。

临床表现:缺损小者一般无明显症状;缺损大者,左向右分流量多,体循环血流量减少,患者可出现活动乏力、气急、多汗、气短、活动受限,易反复发生呼吸道感染,甚至导致充血性心力衰竭等。晚期发生右向左分流,即可出现发绀。

**【诊断要点及注意事项】**

室间隔连续性中断,可见穿隔血流,影像学检查方法需要明确缺损的部位、大小及与邻近瓣膜的位置关系等,超声检查还需要明确瓣膜有无病变,例如瓣叶脱垂、瓣叶裂等;影像学检查还需要明确分流量大小、肺动脉压力及左心室容量负荷情况等。对于室间隔膜部瘤患者,需要明确膜部瘤顶端是否存在缺损。小的室间隔缺损,需要结合超声检查判断。

**【鉴别诊断】**

主动脉右冠窦瘤破入右室流出道,典型病例不难鉴别,但当窦瘤较大或破口显示不清时,两者表现类似,鉴别点在于主动脉前壁下方不连续,受累主动脉窦扩张呈囊袋状。

## 四、动脉导管未闭

**【概述】**

动脉导管未闭(patent ductus arteriosus,PDA):动脉导管是胎儿时期主动脉与肺动脉间的生理性血流通道,出生后因废用而发生自然闭合,一般在出生后约48小时便可发生功能性关闭,80%在出生后3个月解剖学关闭,退化成动脉导管韧带,如果出生后1年仍然持续开放则形成动脉导管未闭。动脉导管未闭占先天性心脏病的20%。女多于男,比例约为3:1。

**【典型病例】**

患者,男,6岁,心悸、气短、肺动脉高压、反复发生呼吸道感染(图12-4-6)。

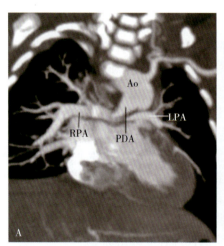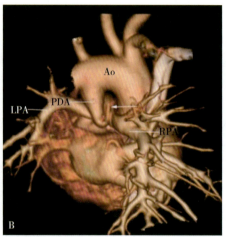

图12-4-6 动脉导管未闭(漏斗型):主动脉峡部动脉导管与主肺动脉远端相连,动脉导管主动脉侧宽,肺动脉侧细,呈漏斗状

**【影像学表现】**

1. 超声心动图二维超声可显示主、肺动脉之间未闭的动脉导管。彩色多普勒血流显像可探到异常血流从降主动脉经未闭导管进入主肺动脉内。

2. X线分流量较大时,X线可见肺动脉增粗、主动脉弓部呈漏斗状膨出、下方降主动脉开始处骤然内缩("漏斗征")、左心室增大等。

3. 心血管造影可见主动脉显影的同时肺动脉也显影,还可显出动脉导管和主动脉弓局部漏斗状膨出、降主动脉骤然内缩征象。

4. CT

(1)直接征象:降主动脉与肺动脉间可见管道相通。CT可分析动脉导管的类型、直径及长度。矢状位是显示导管的最佳体位。

(2)间接征象:左心增大,肺动脉扩张。常合并室间隔缺损、主动脉缩窄、离断等。

5. MRI 轴位、冠状位和状序列均可显示位于主动脉弓降部的未闭动脉导管,表现为降主动脉上段内下壁连续性中断,与主肺动脉或左肺动脉近段之间有管状低或无信号相连。电影序列上可见降主动脉和肺动脉间异常连接的高速血流信号。沿主动脉长轴的斜矢状位是显示动脉导管的最佳位置,对比增强的 MRA(CE-MRA)能够更准确和清楚地显示动脉导管未闭。

**【比较影像学与临床表现】**

动脉导管未闭大致分为五型:管型、漏斗型、窗型、哑铃型、动脉瘤型。

1. 管型导管两端连接的主动脉与肺动脉直径大致相等。

2. 漏斗型最多见,导管近主动脉侧较粗大,至肺动脉侧管径逐渐变细,形似一个漏斗。

3. 窗型导管较短,有时与间隔缺损难以区分,主动脉与肺动脉近乎紧贴,是较为罕见的一种类型。

4. 哑铃型导管形成中间细、两头粗的形态。

5. 动脉瘤型导管呈瘤样扩张。

分流量与导管粗细、主肺动脉脉压有关。一般主动脉压力高于肺动脉,血液经未闭的动脉导管自主动脉向肺动脉分流,肺动脉同时接受主动脉及右心室的血流,导致肺动脉血流量增加,左心负荷增加,使左心扩张、心肌肥厚。长期大量的肺血流量使肺动脉压进行性增高,当肺动脉压力等于或高于主动脉时,可产生双向或以右向左分流为主的分流,此时患儿常常出现差异性发绀(下肢比上肢重)。

临床症状:导管细小者可无明显症状;当导管较粗大时可出现心悸、气短、反复呼吸道感染,严重者可出现左心衰竭;重度肺动脉高压时,患者可出现差异性青紫。

**【鉴别诊断】**

窗型动脉导管未闭与主-肺动脉间隔缺损的鉴别,前者窗型动脉导管的位置多位于主动脉弓降部或降主动脉近段,而后者位于升主动脉,且肺动脉高压较重。

# 第五节　病例诊断报告书写规范

## 一、正常冠脉 CTA 报告模板

描述:冠状动脉分布呈右冠优势型,双侧冠脉起源未见异常。

右冠状动脉主干及分支管腔未见明显狭窄及斑块影。左主干及左前降支管腔充盈良好,未见明显管腔狭窄及充盈缺损影。各对角支充盈良好,未见管腔狭窄及充盈缺损影。左旋支及钝缘支管腔充盈良好,未见明显狭窄及充盈缺损影。

结论:冠状动脉 CTA 未见明显异常。

## 二、心脏 CT 冠状动脉造影(冠脉搭桥术后)

描述:冠状动脉分布呈右冠优势型,双侧冠脉起源未见异常,主动脉根部直径约 4.0 cm。

右冠状动脉起自右窦,右冠状动脉主干多节段管壁增厚,伴近段、远段局部钙化形成,相应层面管腔轻中度狭窄,后侧支远段管壁增厚,管腔中重度狭窄,腔内血流尚通畅。

左冠状动脉起自左窦,左主干未见明显异常。左前降支近中段、第一对角支近段管腔重度狭窄,几近闭塞,局部管壁明显增厚,伴点状钙化;左回旋支近段管壁增厚伴钙化,管腔纤细。

冠脉搭桥术后,AO – RA – PDA,AO – SVG – D1 桥血管均通畅。

结论:心脏搭桥术后,AO – RA – PDA,AO – SVG – D1 桥血管通畅。

冠状动脉粥样硬化改变,三支病变:左前降支近中段、左回旋支近段、对角支近段及右冠全程管壁增厚,多发软斑形成,局部伴钙化,相应层面管腔中重度狭窄,其中左冠前降支近中段、第一对角支近段管腔几近闭塞。

请随诊,必要时进一步检查。

## 三、心脏 CT 冠状动脉造影(冠心病)

描述:主动脉根部直径约 3.7 cm,左右冠状动脉起源未见异常变异,分布呈右冠优势型。右冠状动脉主干局部受心脏搏动影响,出现错层伪影,大致观察:右冠中段局部管壁钙化,管腔未见明显狭窄;右冠远段局部可见点状钙化影,并管壁略增厚,管腔轻度变窄;余右冠后降支、后侧支走行连续,未见明确管壁增厚钙化或低密度软斑块,管腔无明显狭窄,管腔内血流通畅。左冠状动脉主干未见异常。左前降支中段及第二对角支近段局部管壁钙化,管腔轻度狭窄;第二对角支始段管壁可见增厚毛糙,可疑软斑块形成,管腔中度狭窄;左冠回旋支近段受心脏搏动影响,管壁显毛糙,中远段及边缘支走行连续,未见明确管壁增厚钙化或低密度软斑块,管腔无明显狭窄,管腔内血流通畅。

结论:右冠状动脉主干中段局部管壁钙化,管腔未见明显狭窄。右冠远段局部管壁增厚伴点状钙化,相应管腔轻度变窄。

左前降支中段及第二对角支近段局部管壁钙化,管腔轻度狭窄;第二对角支起始段管壁毛糙,可疑软斑块形成,管腔中度狭窄。

请结合临床并随诊,必要时请进一步检查。

## 四、心脏 CT 冠状动脉造影(冠心病合并心肌桥、壁冠状动脉)

描述:主动脉根部直径约为 3.1 cm,左右冠状动脉起源未见明确异常,分布呈右冠优势型。左主干、左前降支、回旋支、右冠及其分支走行正常,右冠中段局部受心脏搏动影响,出现错层伪影,局部管壁毛糙,管腔评价欠准确。左前降支起始部管壁增厚,并可见斑点状钙化灶,管腔轻度狭窄,左前降支中段走行靠近心肌,余管壁未见明确钙化及软斑块形成,管腔未见狭窄,远端管腔内血流通畅。

结论:左前降支起始部混合斑块形成,管腔轻度狭窄。

左前降支中段壁冠状动脉形成可能,请结合临床并随诊。